新看護学

15

精神看護

● 執筆

天賀谷　隆　新潟医療福祉大学教授

林　　直樹　前帝京大学教授

塚田　有美　川中島Fメンタルクリニック

吉川　隆博　東海大学教授

医学書院

新看護学 15　精神看護		
発　　行	2000年1月6日	第1版第1刷
	2005年2月1日	第1版第8刷
	2006年2月1日	第2版第1刷
	2013年2月1日	第2版第13刷
	2014年1月6日	第3版第1刷
	2018年2月1日	第3版第5刷
	2019年1月6日	第4版第1刷Ⓒ
	2024年2月1日	第4版第6刷

著者代表　天賀谷　隆
発行者　株式会社　医学書院
　　　　代表取締役　金原　俊
　　　　〒113-8719　東京都文京区本郷1-28-23
　　　　電話　03-3817-5600(社内案内)
　　　　　　　03-3817-5657(販売部)

印刷・製本　三報社印刷

本書の複製権・翻訳権・上映権・譲渡権・貸与権・公衆送信権(送信可能化権を含む)は株式会社医学書院が保有します.

ISBN978-4-260-03575-0

本書を無断で複製する行為(複写,スキャン,デジタルデータ化など)は,「私的使用のための複製」など著作権法上の限られた例外を除き禁じられています.大学,病院,診療所,企業などにおいて,業務上使用する目的(診療,研究活動を含む)で上記の行為を行うことは,その使用範囲が内部的であっても,私的使用には該当せず,違法です.また私的使用に該当する場合であっても,代行業者等の第三者に依頼して上記の行為を行うことは違法となります.

JCOPY 〈出版者著作権管理機構　委託出版物〉
本書の無断複製は著作権法上での例外を除き禁じられています.複製される場合は,そのつど事前に,出版者著作権管理機構(電話 03-5244-5088, FAX 03-5244-5089, info@jcopy.or.jp)の許諾を得てください.

はしがき

学習にあたって

　私たちの心は身体とともに生涯を通して発達していくが，心の発達は身体以上に経験や環境からの影響を受け，1人ひとり大きく異なっている。そのあり方は外からは見えず，自分自身ですらつかみきれないこともある。しかし，健康と不健康が連続的なものであることは身体と同様であり，心の健康問題は決して特別なことではない。

　現在，わが国においては，精神障害者が地域で生活していくための総合的なしくみづくりが進められている。2006（平成18）年には障害者自立支援法が施行され，それまで分かれていた身体障害・知的障害・精神障害の福祉施策が統合された。2013（平成25）年には，障害者自立支援法が障害者総合支援法へ改正され，また精神保健福祉法の改正もなされ，いわゆる社会的入院の状態にある人が地域で安心して生活していけるよう，さまざまな取り組みがなされている。2017（平成29）年度からは，厚生労働省により精神障害にも対応した地域包括ケアシステムの構築に向けた支援事業もはじまり，精神障害者の地域ケアの将来像が明らかになった。

　精神看護とは，心の健康問題をかかえている人の発達と自立を支えるものである。かつては病院を中心に提供されてきたが，精神医療の場が病院から地域へと広がってきていることに伴い，看護の場が拡大し，その役割も多様化・複雑化している。看護に対する国民のニーズも高まり，専門性の高い看護教育が求められている。

　近年，医学や医療技術の進歩によって，心の疾患の原因や治療法が発見されつつある。しかしその一方で，時代や社会の変化に伴い，新たな心の健康問題も生じている。心の健康問題とその看護についての理解は，精神科に限らず，あらゆる看護の場面で必要とされているのである。

改訂の趣旨

　本書「精神看護」は，2000（平成12）年に初版が，2006（平成18）年には第2版，2014（平成26）年には第3版が刊行され，その後4年が経過した。その間に，精神看護を取り巻く環境は大きく変化している。最新の状況を反映させ，

新たな看護の役割に対応するために今回の改訂にいたった。

第1章では，心の健康，心のしくみ，心の発達と課題，心の健康と環境とのかかわりについて学ぶ。今回の改訂では，世界的なメンタルヘルスへの関心の高まり，世界・日本のメンタルヘルス施策を紹介する項目を設けた。

第2章では，精神看護とはなにか，精神医療・精神看護の動向，患者の権利擁護，援助関係に基づく治療的かかわりといった精神看護の機能と役割について学習する。

第3章では，多彩な精神症状や精神疾患について理解する。

第4章では，さまざまな治療法を概説する。現代精神医療の全容を把握してほしい。

第5章では，精神看護の実際について，症状・疾患・治療・リハビリテーション・看護の場など，さまざまな側面から総合的に学習する。行動制限と人権の確保はとくに重要であるため，何度も読み返し，十分に理解してほしい。今回の改訂では，病期ごとの患者像と入院から退院までの援助の実際が学生にもイメージできるよう，経過別の看護の実際の項目を設けた。

第6章では，精神保健医療福祉の歴史を学ぶ。その歴史的変遷から，患者の人権をまもることの重要性を理解してほしい。また，わが国において1994（平成6）年以降，精神障害者が障害者福祉サービスの対象となってから，現在までの精神保健医療福祉制度の改革の流れも本章で概説した。

第7章では，精神保健福祉法を中心に，発達障害者支援法，障害者総合支援法など，精神保健医療福祉に関連する法律について学習する。

近年，精神障害者の地域生活の支援が重視されるなか，精神看護の目的は，「疾患の治癒」から「患者の回復」に移っている。回復とは，精神疾患がありながらも，その人が地域で自分らしい生活を送ることであり，また人生を取り戻すことである。患者の回復を支えることが，精神看護の役割としてより重要になってきており，今回の改訂で各章にこの視点を盛り込んだ。

なお，編集にあたって，文中での表現の煩雑さを避けるため，特定の場合を除いて看護師・准看護師に共通する事項は「看護師」と表現し，准看護師のみをさす場合には「准看護師」として示した。また保健師・助産師・看護師・准看護師など看護の有資格者をさす場合には看護者あるいは看護職としたので，あらかじめご了解いただきたい。

学習した知識を臨床の場に適用するのはむずかしいことであるが，臨床で困難に直面したときには，もう一度本書を開き，力を高めてほしい。本書は，そのような自己学習にも十分対応できるようにつくられている。

今後とも本書が准看護師教育過程の学習に役だつテキストとなるように努めていきたい。読者の皆様に，ご意見・ご批判をいただければ幸いである。

2018年11月

著者ら

目次

第1章 心の健康
天賀谷隆 … 1

- A．現代社会とメンタルヘルス … 1
  - 1．メンタルヘルスへの関心の高まり … 1
  - 2．世界的な取り組み … 2
  - 3．日本における取り組み … 3
- B．人間の心とはなにか … 4
  - 1．心と意識 … 4
  - 2．心の構造 … 5
  - 3．適応と不適応 … 7
  - 4．防衛機制 … 7
  - 5．ストレスと危機 … 9
    - ① ストレスと対処 … 9
    - ② 脆弱性と心の危機 … 9
    - ③ 危機の予防と対処 … 10
- C．発達と心の課題 … 12
  - 1．発達とは … 12
  - 2．精神の発達 … 12
  - 3．発達の条件 … 12
  - 4．発達段階と発達課題 … 13
    - ① 発達段階 … 13
    - ② 発達課題 … 13
  - 5．各発達段階における発達の特徴と課題 … 14
    - ① 乳幼児期（0〜15か月ごろ） … 15
    - ② 幼児期初期（15〜36か月ごろ） … 16
    - ③ 遊戯期（36か月〜6歳ごろ） … 18
    - ④ 学童期（6〜12歳ごろ） … 19
    - ⑤ 青年期（12〜18歳ごろ） … 21
    - ⑥ 前成人期（18〜22歳ごろ）・成人期（22〜40歳ごろ） … 23
    - ⑦ 成熟期（40〜60歳ごろ） … 25
    - ⑧ 老年期（60歳以上） … 26
- D．心の健康と環境 … 28
  - 1．心の健康と家族 … 28
    - ① 家族がかかえる問題 … 29
      - ・家族の接し方や感情表出（EE） … 30
      - ・共依存 … 30
    - ② 配偶者への暴力（ドメスティックバイオレンス〔DV〕） … 31
    - ③ 児童虐待 … 31
    - ④ 引きこもり … 32
  - 2．心の健康と学校 … 33
    - ① 不登校 … 33
    - ② いじめ … 33
    - ③ スチューデントアパシー … 35
  - 3．心の健康と職場 … 35
    - ① ワーカホリック（仕事依存症） … 35
    - ② 燃え尽き症候群 … 36
    - ③ 職場のメンタルヘルス … 36
  - 4．心の健康と地域社会 … 37
  - 5．心の健康と災害 … 37

第2章 精神看護の特質
天賀谷隆 … 39

- A．精神看護とはなにか … 39
  - 1．精神看護とは … 39
  - 2．看護師に求められるもの … 40
- B．精神看護の動向 … 40
  - 1．精神看護の対象者 … 40

2．精神医療・看護の動向 …………… 42
C．精神看護の機能と役割 ……………… 44
　1．安心できる環境の提供 ……………… 44
　2．観察 ………………………………… 45
　　① 精神看護における観察とは ……… 45
　　② 観察の基本 ………………………… 46
　　　・日常的な観察 ……………………… 46
　　　・言葉や行動の意味を考える ……… 47
　　　・固定観念や決めつけを排除する … 47
　　　・ケアにつなげる …………………… 48
　3．信頼関係の構築 ……………………… 48
　　① 人間対人間の関係 ………………… 49
　　② 信頼関係を構築するための
　　　　基本的要件 ………………………… 49
　　　・関心をもつ ………………………… 49
　　　・信頼される態度 …………………… 50
　4．患者の権利の擁護 …………………… 51
　5．援助関係の構築と治療的かかわり … 54
　　① 患者−看護師関係の発展過程 …… 54
　　② 援助関係の基本となるもの ……… 55
　　　・患者理解の基本姿勢 ……………… 55
　　　・プロセスレコードの活用 ………… 56
　　　・コミュニケーションの基本姿勢 … 57
　　　・距離のとり方 ……………………… 59
　6．精神的安定をはかる援助 …………… 60
　　① 防衛機制の理解 …………………… 60
　　② 転移現象の理解 …………………… 60
　　③ 対人操作性の理解 ………………… 61
　　④ アンビバレンス（両価性）の理解 … 61
　7．セルフケアの拡大をはかる援助 …… 62
　　① セルフケアの拡大 ………………… 62
　　② オレムのセルフケア理論 ………… 62
　8．患者の回復をたすける ……………… 63
　　① リカバリー ………………………… 63
　　② エンパワメント …………………… 64
　9．地域生活に向けた支援 ……………… 65
　10．家族への援助 ……………………… 65

第3章 精神症状と精神障害の理解

林　直樹　　68

A．おもな精神症状と状態像 …………… 68
　1．意識の障害 …………………………… 68
　　① 意識障害の分類 …………………… 68
　　② ジャパン−コーマ−スケールによる
　　　　意識障害の評価 …………………… 69
　　③ 意識変容（意識変化） ……………… 69
　　④ 意識障害の臨床的特徴 …………… 69
　2．知覚の障害 …………………………… 70
　　① 錯覚 ………………………………… 70
　　② 幻覚 ………………………………… 70
　3．思考の障害 …………………………… 70
　　① 思考過程の異常 …………………… 71
　　② 思考内容の異常（妄想と強迫観念）… 71
　4．記憶の障害 …………………………… 72
　　① 記憶の分類 ………………………… 72
　　② 記憶の異常 ………………………… 72
　5．知能の障害 …………………………… 73
　　① 精神遅滞（知的障害） ……………… 73
　　② 認知症 ……………………………… 73
　6．感情（気分）の障害 ………………… 73
　　① 抑うつ気分 ………………………… 74
　　② 爽快気分 …………………………… 74
　　③ 感情の減退 ………………………… 74
　　④ 病的な不安 ………………………… 74
　7．意欲・行動の障害 …………………… 74
　　① 意欲と行動の亢進 ………………… 74
　　② 意欲と行動の減退 ………………… 75
　　③ 緊張病症候群 ……………………… 75
　8．自我意識・現実感覚の障害 ………… 75
　　① 離人感 ……………………………… 76
　　② 精神病性障害にみられる自我意識の
　　　　異常 ………………………………… 76
　9．精神状態像・症状群 ………………… 76
　10．神経心理学的症状（失語・失行・失認）
　　　 ……………………………………… 76

- ① 失語 ……………………………… 76
- ② 失行 ……………………………… 77
- ③ 失認 ……………………………… 77
- ④ 失外套症候群，無動無言症，閉じ込め症候群 ………………… 78

B．**精神科医療における診察と検査** ……… 78
- 1．一般身体医学的診察と検査 ……… 78
- 2．精神科診断に用いられる検査 …… 79
- 3．心理テスト ………………………… 79

C．**おもな精神障害とその分類** …………… 81
- 1．統合失調症，統合失調型障害，妄想性障害，その他の精神病性障害 …… 82
  - ① 統合失調症 ……………………… 82
  - ② 統合失調型障害，妄想性障害，その他の精神病性障害 ………… 86
- 2．気分(感情)障害(うつ病および双極性障害〔躁うつ病〕) ………… 87
- 3．器質性精神障害(症状性を含む器質性精神障害) ………………… 90
  - ① 認知症 …………………………… 90
  - ② せん妄 …………………………… 92
  - ③ 症状精神病 ……………………… 93
  - ④ てんかん ………………………… 93
- 4．精神作用物質使用による精神および行動の障害 ……………………… 95
  - ① アルコール依存 ………………… 95
  - ② その他のアルコール使用障害 …… 97
    - ・アルコール中毒(酩酊) ………… 97
    - ・アルコール離脱による精神障害 …… 98
    - ・アルコールによる認知症 ……… 98
    - ・アルコールによる精神病性障害 …… 98
  - ③ その他の精神作用物質使用障害 …… 99
    - ・アヘン類の依存・乱用 ………… 99
    - ・鎮静薬あるいは睡眠薬の依存・乱用 …………………………………… 99
    - ・覚醒剤(メタンフェタミン)の依存・乱用 …………………………… 99
    - ・有機溶剤(揮発性溶剤)の依存・乱用 …………………………………… 99
- 5．神経症性障害，ストレス関連障害 …… 100
  - ① 神経症性障害 …………………… 100
    - ・パニック障害と広場恐怖 ……… 100
    - ・特定の恐怖症および社会(社交)恐怖(症) …………………………… 100
    - ・強迫性障害 ……………………… 100
    - ・解離性障害 ……………………… 101
    - ・身体表現性障害 ………………… 101
  - ② ストレス関連障害 ……………… 102
    - ・心的外傷後(外傷後)ストレス障害(PTSD) …………………………… 103
    - ・急性ストレス反応 ……………… 104
    - ・適応障害 ………………………… 104
- 6．摂食障害，非器質性の睡眠障害と性機能不全
  - ① 摂食障害 ………………………… 104
    - ・神経性無食欲症(やせ症) ……… 104
    - ・神経性過食(大食)症 …………… 105
  - ② 非器質性の睡眠障害と性機能不全 …………………………………… 105
    - ・非器質性睡眠障害 ……………… 105
    - ・非器質性性機能不全 …………… 106
- 7．パーソナリティおよび行動の障害 …… 106
- 8．知的障害(精神遅滞) ……………… 107
- 9．小児期・青年期の発達障害と行動および情緒の障害(心理的発達の障害，小児期および青年期に発症する行動および情緒の障害) ……………… 107
  - ① 自閉症スペクトラム障害(ASD) …… 107
  - ② 学習障害 ………………………… 108
  - ③ 注意欠如・多動性障害(注意欠如・多動症，ADHD) ………………… 108
  - ④ 素行(行為)障害 ………………… 108
  - ⑤ チック障害 ……………………… 108
- 10．心身症 ……………………………… 109

第4章 精神障害のおもな治療法
林 直樹　112

A．治療の場 ……………………… 112
1．外来治療・訪問看護 ………… 112
2．入院治療 ……………………… 113
3．デイケア・ナイトケア ……… 113

B．身体療法 ……………………… 114
1．薬物療法 ……………………… 115
　① 薬物の種類と特徴 …………… 115
　② 向精神薬の副作用 …………… 117
2．電気痙攣療法（ECT） ……… 118
3．光（刺激）療法 ……………… 119

C．精神療法 ……………………… 119
1．精神療法の形態 ……………… 119
　① 個人精神療法 ………………… 119
　② 集団精神療法 ………………… 119
　③ 家族療法 ……………………… 120
2．さまざまな種類の精神療法 … 120
　① 精神分析的精神療法 ………… 120
　② 支持的精神療法（精神療法的管理） … 120
　③ 認知行動療法（CBT） ……… 121
3．森田療法，内観療法 ………… 122
4．芸術療法 ……………………… 123
5．遊戯療法 ……………………… 123
6．自律訓練法 …………………… 123
7．催眠療法 ……………………… 123

D．精神科リハビリテーション … 123
1．精神科作業療法 ……………… 124
2．レクリエーション療法 ……… 124
3．職業リハビリテーション …… 124

第5章 精神看護の実際
塚田有美　126

A．対象である患者の理解 ……… 126

1．患者の理解とその方法 ……… 126
　① なぜ患者の理解が必要か …… 126
　② 患者を理解するためには …… 127
　③ 患者理解のツール …………… 127
　④ セルフケアという視点による患者の理解 … 128
　⑤ 心理的側面の理解 …………… 128
2．アセスメントの実際 ………… 129
　① 精神状態のアセスメント …… 129
　② セルフケア状況のアセスメント … 130
　③ 社会的側面のアセスメント … 131
　　・心理的支援のアセスメント … 131
　　・物理的支援のアセスメント … 132
　④ 生活全般にわたる機能の評価 … 132
　　・機能の全体的評価尺度（GAF） … 132

B．精神看護における看護過程と記録 … 132
1．精神看護における看護過程 … 132
2．精神看護における記録 ……… 133

C．患者の権利の擁護と行動制限の実際 … 133
1．患者の権利の擁護の実際 …… 133
　① なぜ権利の擁護が必要か …… 133
　② 入院患者の処遇の基本理念 … 134
　③ 入院患者の医療や処遇が適正に行われるためのしくみ … 134
　　・精神保健指定医 ……………… 134
　　・精神医療審査会 ……………… 135
　④ インフォームドコンセントの実践 … 135
　　・インフォームドコンセントとは … 135
　　・精神医療におけるインフォームドコンセント … 135
　　・看護の役割 …………………… 136
　⑤ 患者の自己決定の援助 ……… 136
　⑥ 守秘義務 ……………………… 137
　　・法律による守秘義務規定 …… 137
　　・患者情報の管理 ……………… 137
2．患者の行動制限の実際 ……… 138
　① 入院形態と開放処遇の制限 … 138
　　・開放病棟と閉鎖病棟 ………… 138
　　・入院形態 ……………………… 139

・任意入院患者の開放処遇の制限 ……… 140
② 通信・面会の制限 ……………………… 141
・信書 …………………………………… 141
・電話 …………………………………… 142
・面会 …………………………………… 142
・通信・面会の制限における看護の
　役割 …………………………………… 142
③ 隔離と身体的拘束 ……………………… 143
・隔離 …………………………………… 143
・身体的拘束 …………………………… 144
④ 代理行為 ………………………………… 147

D．精神症状・問題となる行動とその看護
………………………………………………… 147
1．不安 ………………………………………… 147
2．興奮状態 …………………………………… 148
3．攻撃的言動・暴力 ………………………… 149
4．幻覚・妄想 ………………………………… 149
5．抑うつ状態 ………………………………… 151
6．躁状態 ……………………………………… 151
7．無為・自閉 ………………………………… 152
8．拒絶 ………………………………………… 152
9．自傷 ………………………………………… 153
10．痙攣発作 …………………………………… 154
11．パーソナリティ障害 ……………………… 154
12．依存（アルコール） ……………………… 155
13．老年期精神障害 …………………………… 156
14．発達障害および二次障害 ………………… 157

E．治療時の看護 ……………………………… 158
1．薬物療法時の看護 ………………………… 158
① 服薬の必要性を理解するための援助
……………………………………………… 159
② 服薬を継続するための援助 …………… 159
・服薬支援の概念の変化 ……………… 159
・具体的な支援方法 …………………… 160
③ 副作用への看護 ………………………… 160
・代表的な副作用 ……………………… 160
・副作用への援助 ……………………… 161
④ 確実な服薬実施のための援助 ………… 162
2．精神療法時の看護 ………………………… 162
① 一般的な精神療法時の看護 …………… 162

② 認知行動療法（CBT）時の看護 ……… 163
③ 社会生活技能訓練（SST）時の看護 … 164
④ 作業療法時の看護 ……………………… 164
⑤ レクリエーション療法時の看護 ……… 164

F．精神科リハビリテーションと看護 …… 165
1．障害とはなにか …………………………… 165
2．リハビリテーションとはなにか ……… 166
3．精神科リハビリテーションの目的 …… 166
4．精神科リハビリテーション看護 ……… 167
① 短期入院患者のリハビリテーション
　看護 ……………………………………… 167
② 長期入院患者のリハビリテーション
　看護 ……………………………………… 167
・退院促進の支援 ……………………… 167
・看護師の役割 ………………………… 168
③ 地域における精神科
　リハビリテーション …………………… 168

G．入院中の患者の看護 …………………… 169
1．精神科病棟特有の看護 …………………… 169
① 日常生活自立のための援助 …………… 169
② 私物の管理 ……………………………… 169
③ 日用品の購入・金銭の管理 …………… 169
④ 外出・外泊 ……………………………… 170
2．入院中のリスクマネジメント ………… 170
① 転倒・転落 ……………………………… 170
② 生活習慣病 ……………………………… 170
③ 自殺 ……………………………………… 171
④ 外出・外泊で発生する問題 …………… 171
⑤ 離院 ……………………………………… 172
⑥ 隔離・身体的拘束 ……………………… 172
3．経過に応じた看護の実際 ………………… 173
① 急性期の看護の実際 …………………… 173
・症状・状態の特徴 …………………… 173
・援助の実際 …………………………… 174
② 消耗期（休息期）の看護の実際 ……… 175
・症状・状態の特徴 …………………… 175
・援助の実際 …………………………… 176
③ 回復期の看護の実際 …………………… 176
・症状・状態の特徴 …………………… 176
・援助の実際 …………………………… 177

④ 慢性期の看護の実際 …………… 178
　　　　・症状・状態の特徴 ……………… 178
　　　⑤ 援助の実際 …………………… 178
　　4．退院調整 ………………………… 179
H．精神医療におけるチーム医療・
　　リエゾン精神看護 …………………… 180
　　1．精神科入院治療におけるチーム医療
　　　　………………………………… 180
　　　① チーム医療の必要性 …………… 180
　　　② チーム医療にかかわる職種 …… 181
　　　③ チーム医療における看護師の役割 … 181
　　2．リエゾン精神看護 ……………… 182
　　　① リエゾンとは …………………… 182
　　　② リエゾン精神看護とは ………… 182
I．地域で生活する患者の看護 …………… 182
　　1．外来通院患者の看護 …………… 183
　　　① 外来通院患者の特徴 …………… 183
　　　② 精神科外来看護師の役割 ……… 184
　　　③ 看護の実際 ……………………… 184
　　　　・環境の整備 ……………………… 184
　　　　・場面別の看護の実際 …………… 185
　　　　・そのほかの看護 ………………… 185
　　2．通所型サービス利用者の看護 … 186
　　　① デイケア・ナイトケア ………… 186
　　　② 就労支援 ……………………… 187
　　　③ 地域活動支援センター ………… 187
　　3．入所型サービス利用者の看護 … 188
　　　① グループホーム ………………… 188
　　　② 福祉ホーム …………………… 188
　　4．相談支援 ………………………… 188
　　5．精神科訪問看護 ………………… 189
　　6．包括型地域生活支援（ACT）… 190
　　7．アウトリーチ …………………… 191
　　8．その他（セルフヘルプグループ，
　　　　クラブハウス）………………… 192
　　　① セルフヘルプグループ ………… 192
　　　② クラブハウス ………………… 192

第6章 精神保健医療福祉の歴史

吉川隆博　　195

A．世界の精神保健医療福祉の歴史 …… 195
　　1．古代 ……………………………… 195
　　2．中世・近世 ……………………… 196
　　3．近代・現代 ……………………… 196
　　　① 精神病者の解放 ………………… 196
　　　② 人間の心理の科学的探究のはじまり
　　　　………………………………… 198
　　　③ 近代精神医学の発展 …………… 198
　　　④ 精神医療改革への取り組み …… 199
　　　　・アメリカの精神医療改革 ……… 199
　　　　・イタリアの精神医療改革
　　　　　（バザーリア法）………………… 200
　　　⑤ 精神保健に関する世界的取り組み
　　　　………………………………… 200
B．わが国の精神保健医療福祉の歴史 …… 201
　　1．「精神衛生法」制定による私宅監置
　　　　の廃止まで ……………………… 201
　　2．「精神保健法」における「社会復帰
　　　　の促進」まで …………………… 202
　　3．「地域生活中心」をめざす精神保健
　　　　医療福祉制度の改革まで ……… 205
　　　①「医療から福祉へ」……………… 205
　　　② 障害者プラン・新障害者プランに
　　　　よる退院促進と地域移行の推進 … 205
　　　③ 精神保健医療福祉施策の改革ビジョン
　　　　の策定から現在まで …………… 206

第7章 精神保健医療福祉と法律

吉川隆博　　209

A．精神保健及び精神障害者福祉に関する
　　法律（精神保健福祉法）……………… 209
　　1．精神保健福祉法への歩み ……… 209

2．精神保健福祉法の概要 212
　① 目的と対象 212
　② 精神保健福祉センター・
　　　精神医療審査会 213
　　・精神保健福祉センター（第6条） ... 213
　　・精神医療審査会 214
　③ 精神保健指定医・精神科病院・
　　　精神科救急医療 214
　　・精神保健指定医（第18条） 214
　　・精神科病院の設置（第19条の7） ... 214
　　・精神救急医療の確保（第19条の11）
　　　　　　　　　　　　　　　　　　 214
　④ 医療および保護 215
　　・入院 215
　　・精神科病院における処遇・退院請求
　　　　　　　　　　　　　　　　　　 216
　⑤ 保健および福祉 217
　　・精神障害者保健福祉手帳（第45条）
　　　　　　　　　　　　　　　　　　 217
　　・知識の普及・相談・指導 218

B．心神喪失等の状態で重大な他害行為を
　　行った者の医療及び観察等に関する法
　　律（心神喪失者等医療観察法） 218
C．発達障害者支援法 219
D．障害者の日常生活及び社会生活を
　　総合的に支援するための法律（障害者
　　総合支援法） 220
　1．障害者総合支援法への歩み 220
　2．障害者総合支援法の概要 221
　　① 目的・対象 221
　　② サービス体系 221
　　③ 障害支援区分・自治体事業など ... 222
E．障害者基本法 223
F．障害を理由とする差別の解消の推進に
　　関する法律（障害者差別解消法） ... 223
G．障害者虐待の防止，障害者の養護者に
　　対する支援等に関する法律（障害者虐
　　待防止法） 224
H．そのほかの関係法規 225
　① 医療法 225
　② 自殺対策基本法 226
　③ アルコール健康障害対策基本法 ... 226

さくいん 229

第1章 心の健康

学習目標
- この章では，精神看護を学ぶための基礎となる心のはたらきの概要を知り，心の発達，心の健康と環境とのかかわりを学んでいく。
- 「ストレス社会」といわれる現代において，心の病気は誰もがかかる可能性があること，心の健康づくりが大切であることを理解する。
- ストレスとうまく付き合い，その要因を見きわめ，自分なりの対処法を見つけることが心の健康を保つうえで重要であることを理解する。
- 人生の発達段階において，達成あるいは解決すべき発達課題があり，それがうまく達成・解決できないと，人格形成や社会性に大きな影響を与え，心の弱さにもつながるという，発達と心の健康との関係を理解する。

A 現代社会とメンタルヘルス

1 メンタルヘルスへの関心の高まり

メンタルヘルスとは　近年，メンタルヘルスへの関心が高まり，個人あるいは集団の心の健康づくり（メンタルヘルス対策）は，私たちの身近なテーマになっている。**メンタルヘルス** mental health とは，心の健康あるいは精神の健康のことをいう。精神保健や精神衛生とも訳されるが，その場合は精神疾患の予防や回復，健康の保持・増進といった意味が含まれる。本書では，健康と保健・衛生のいずれの意味も含む場合は，基本的にメンタルヘルスという言葉を使うことにする。

世界的な関心の高まり　メンタルヘルスの問題が世界的に広く注目されるようになった最初のきっかけは，1970年代後半のアメリカのベトナム戦争帰還兵における外傷後（心的外傷後）ストレス障害（PTSD→102ページ）の多発である。それまでは感染症が世界における保健対策の関心の中心であり，メンタルヘルスに対する注目度は低かった[1]。その後，1993年に世界銀行が発表した世界開発報告のな

---

1) 喜多悦子：紛争時，紛争後におけるメンタル・ヘルスの役割. p.12, JICA 国際協力総合研修所，2005.

かで，うつ病などの精神疾患が心疾患などの非感染性疾患とならんで世界の人々の健康障害や早期死亡の主要な原因になっていることが報告され[1]，世界の関心がメンタルヘルス対策に注がれる大きな転機となった。とくにインドおよびサハラ砂漠以南のアフリカを除く世界各国で，非感染性疾患による死亡数を上まわること，世界中で自殺による死亡数がきわめて多く，交通事故による死亡数に匹敵することなどが判明し，世界中の人々に衝撃を与えた[2]。

日本における関心の高まり　わが国ではバブル経済崩壊後に金融機関の破綻（はたん）が相ついだ1998（平成10）年に自殺者数が前年より8,000人増えて，いっきに3万人をこえ，それ以来，自殺者数の増加と，国際的にみて非常に高い自殺率が大きな社会的な問題となっていた。世界的なメンタルヘルス対策への関心の高まりを受け，わが国でも自殺対策やうつ病対策と並行して，それまで社会的に誤解や偏見のもとで隔絶されてきた精神疾患について，知識の普及や国民の啓蒙がはかられるようになったのである。

2 世界的な取り組み

WHOによる取り組み　世界保健機関（WHO）は1996年，世界でメンタルヘルスの増進や精神障害の予防を適切に推進するための指針として，「**精神保健ケアに関する法：基本10原則**」を作成した。これは「すべての人は，みずからの精神的健康を増進し，精神障害[3]を予防するため，可能な限り最良の手段を利用し，利益を得られるべきである」「すべての人は，必要なときに，基本的な精神保健ケアを受けることができる」など，各国の文化や法的伝統の影響を受けない，普遍性をもつ精神保健分野の原則を示したものである。この指針は，わが国をはじめ，多くの国の精神保健関連法の制定や改正に影響を与えた。

その後，WHOは2007年，さまざまな定義がなされていたメンタルヘルスについて，「単に精神障害でないということではなく，自身の可能性を実現し，人生におけるストレスに対処ができ，生産的に働くことができ，自身の社会や共同体に貢献することができる状態である」と定義し，多面的なメン

1）この報告書では，各種の疾病や障害によってどれほどの命が失われ，健康的な生活がそこなわれているかをあらわす障害調整生命年（DALY）という概念を用いて，うつ病・アルコール障害・双極性障害・統合失調症などの精神疾患が世界の人々の健康や社会に大きな負荷や苦痛をもたらしていることが明らかにされている。
2）Jenkins, R. et.al, 新福尚隆監訳：精神障害と家族のために政府および政策立案者がなすべきこと．p.2, WHO, 1998.
3）心の病気 mental illness をあらわす学術用語には，精神疾患 mental disease と精神障害 mental disorder がある。ICDやDSMなどの国際的な診断基準では現在，mental disorder が使われている（◯第2章 B-1「精神看護の対象者」41ページ）。両者は同義ではないが，言葉が示す対象はほぼ重なる。身体疾患と同じような「疾患」としての側面をあらわしたい場合に前者を使い，症状や著しい苦痛がもたらす生活機能障害の側面をあらわす場合に後者を使うことが多い。本書も同様の使い分けとする。

タルヘルス対策の推進を促した。

　WHOは現在，人権に配慮し，かつ根拠に基づいた精神保健医療サービスが各国で提供されるよう，世界的な行動計画である「**メンタルヘルスアクションプラン 2013-2020**」を採択し，設定した目標の達成のためにさまざまな取り組みを実施している。

●アンチスティグマキャンペーン

　精神障害者は，精神疾患そのものの苦しみだけでなく，スティグマによって苦しんでいる現状があり，そのような偏見を取り除く努力が続けられている。**スティグマ** stigma とは「汚名」「烙印（らくいん）」などの意味をもち，社会やコミュニティ，他者から，病気や障害の当事者に押しつけられる負のイメージや属性・レッテルをいう。たとえば「精神障害者はこわい」「なにをするかわからない」などはスティグマである。

　精神疾患による社会的な不利益の存在，精神障害者に偏見・差別をもつ人の存在は事実である。しかし社会の大多数の人々は，精神疾患についての情報や知識が不足しており，それによって偏見や差別意識が生じているといえる。彼らに精神疾患についての正しい情報や知識を普及し，啓発する必要があり，1990年代から世界精神医学会（WPA）が中心になって，世界的なアンチスティグマキャンペーンが推進されている。

3 日本における取り組み

●バリアフリー宣言

　わが国では，国民の間で精神疾患に対する理解が不十分であることから，精神疾患の正しい理解を推進するため，2004（平成16）年に「**こころのバリアフリー宣言〜精神疾患を正しく理解し，新しい一歩を踏み出すための指針〜**」を策定した。この指針に基づき，精神保健ケアの提供者，精神障害者とその家族だけでなく，すべての国民に対して，さまざまな普及・啓発の取り組みが行われている。たとえば厚生労働省のウェブサイトには心の健康や病気についての総合サイト「みんなのメンタルヘルス」が設置され，ストレスへの対処方法や，心の不調のサイン，不眠や自傷行為，引きこもりなどの症状やさまざまな精神疾患についての情報提供，早期発見・早期治療の重要性，各種の支援や窓口などの情報提供がなされている（◯図1-1）。

●精神保健福祉普及運動

　また，地域社会における精神保健および精神障害者の福祉に関する理解を深め，精神障害者の社会復帰および自立と社会参加を促進するなどを目的とした精神保健福祉普及運動が，厚生労働省によって展開されており，毎年秋の一定期間を精神保健福祉普及運動期間としている。

　いまだ心の病気をもつ人を「なまけている」という人もいる。精神疾患に対する誤解や偏見はまだまだ大きい。周囲の無理解や過干渉が回復を遅らせてしまう現実がある。人々が心の病気に適切に対処し，当事者が心の病気をかかえながらも安心して暮らしていく社会をつくるためには，すべての人々が心の健康や病気について理解する必要がある。

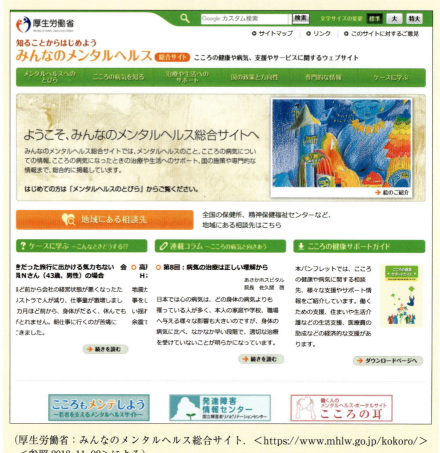

(厚生労働省：みんなのメンタルヘルス総合サイト．<https://www.mhlw.go.jp/kokoro/>
＜参照 2018-11-08＞による)

◯図 1-1　厚生労働省「みんなのメンタルヘルス総合サイト」

B 人間の心とはなにか

　心とは，自分自身のことであっても，どことなく心もとなく，つかみどころのないものである。目に見えない心のしくみとはたらきを理論的に解明したのが，オーストリアの精神科医，**フロイト** S. Freud (1856〜1939) である。フロイトの理論は**精神力動論**とよばれ，精神療法の 1 つである精神分析に用いられているほか，後世の精神医学・心理学に大きな足跡を残している。

1 心と意識

　フロイトは，心のはたらきを意識・前意識・無意識の 3 つの過程に分けた。これらは同列ではなく，まず意識的と無意識的の 2 つの心的過程があり，無意識的な過程はさらに前意識と無意識の 2 つからなると考えたのである。このフロイトが考えた心のはたらきは，しばしば氷山にたとえられる (◯図 1-2)。

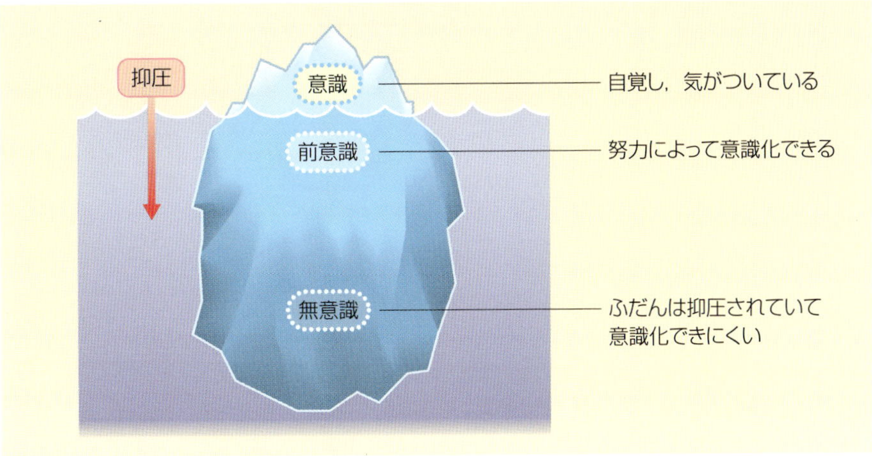

図1-2　意識・前意識・無意識

意識　図1-2で水面上にあらわれている部分が**意識** consciousness である。意識とは，自分がいまとっている行動の目的や理由，どんな感情をもっているのかなどについて，自覚し，気がついている心の部分である。

前意識　図1-2で水面下にある部分が**前意識** preconsciousness である。前意識は意識と無意識の中間にある。ふだんは気がつかないが，努力によって意識化できる心の部分であり，おもに記憶や知識がこれにあたる。

無意識　図1-2で水の奥深く沈んでいるのが**無意識** unconsciousness である。無意識とは，ふだんは抑圧されていて，意識化されにくい心の部分である。容易には思い出すことができず，かつ知ることがむずかしい。フロイトは，無意識には反道徳的・非合理的な本能衝動や願望など，人間にとって都合のわるいものが含まれ，意識・前意識の下に押し隠された領域として存在し，快を求め不快を避けるという快楽原則に従って機能するとした。

ふだんは意識化できない無意識の世界だが，その一部は眠っているときに見る夢の内容にあらわれる。また，幻覚や妄想の内容にも無意識が表現されている。

2 心の構造

フロイトはまた，人間の心には，**イド（エス）・自我・超自我**の3つの部分があるとした。イドは心の基底構造，自我は現実に適応する精神の主体，超自我は良心や道徳が心の内に反映し内在化したものである（図1-3）。フロイトは，自我がイドと超自我の間をコントロールしながら，環境に適応的にはたらくという構造を想定した。

イド　**イド** id（**エス** Es）は，本能的欲求や衝動的な心の部分であり，行動や思考をつき動かす源泉となる。本能的欲求は，性の本能（エロス）と攻撃本能（タナトス）に分けられる。いずれも単独にはたらくことはなく，つねに互いに組

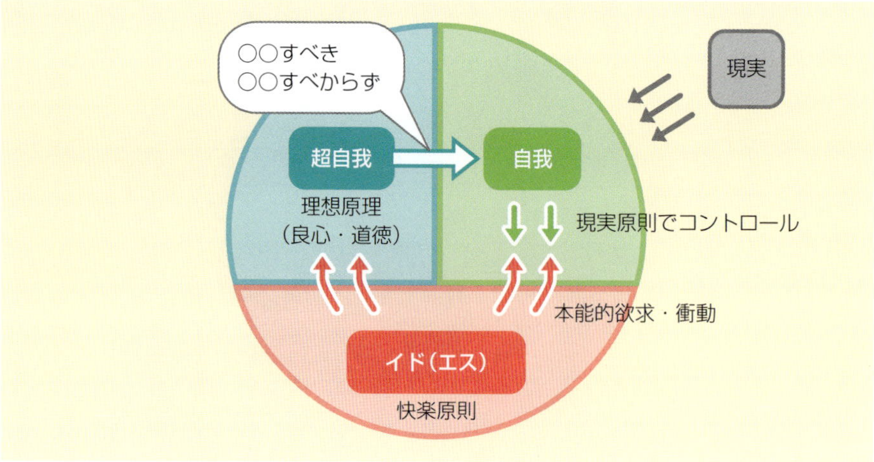

図1-3 心の構造のイメージ

み合わされ，人間の行動のなかに示されるのである。

　①**性の本能**　性の本能は，生の本能である。また，接触の欲望，性欲，他者との融合，結びつきのエネルギーであり，広義には**リビドー**(欲望，性エネルギー)とよばれる。

　②**攻撃本能**　攻撃本能は，死の本能であり，反発の衝動であり，他者を攻撃する。

　イドは無意識の領域で機能する。時間感覚がなく，論理性を欠き，社会的価値や秩序を無視し，快楽原則に従う。

自我　**自我** ego は，成長に伴ってイドから分化した意識的・知性的側面である。自我はイドの欲求を現実原則に従わせ，外界の現実と超自我からの要請を考慮しつつ，イドの欲求も満足させようと調整するはたらきをする。たとえば，状況に応じて欲望の対象をかえたり，一時的にがまんをさせたりする。

　現実に適応するためには，外界を認識して対象を把握し，学習する必要がある。自我の機能は，身体的活動・知覚・認知・記憶・情感・思考・現実検討によって学習し，イドの欲求や衝動と，超自我の道徳・良心・理想自我をコントロールし，外界に適応する現実的な検討を行うのである。

超自我　**超自我** superego とは，良心や道徳的な側面であり，社会的規範や価値観がこれにあたる。自我が形成されたあとに，主として親からのしつけや教育によって，無意識のうちに獲得形成される。超自我は理想原理に従って，イドの本能的欲求を管理し(とくに性的・攻撃的衝動の抑圧)，自我の行動を理想的で道徳的な方向へ向ける役割を果たす。すなわち，「〜すべからず」という抑制の側面と，「〜すべき」という積極的な側面という二重の機能をもっており，人間の成長・変化と並行して機能していくのである。

性格の発達　フロイトは，性格の発達はこの3つの部分の力関係で決定されると考えた。イドのはたらきが優位な人は，いきいきとした開放的な性格だが，自己中

的で幼児的な印象を与える。超自我の優位な人は，倫理的にきびしく抑制的な性格で，責任感や道徳観が発達しているが，おもしろみに欠ける面が目だつ。自我の優位な人は，うまく現実適応できる性格だが，この傾向があまり強くなると，打算的な現実主義者あるいは合理主義者ということになる。

3 適応と不適応

人が環境のなかで生きていくためには，「個人の側の条件」と「環境条件」をうまく適合させる必要がある。この両者は，さまざまな要因によりたえず変化するため，その変化に合わせて適合するように調整していかなければならない。

適応状態・不適応状態 個人の欲求が環境にうまく受け入れられ，また環境の要請にその個人がうまく応じることができているときは，個人と環境の間の均衡は保たれ，調和のとれたよい状態にある。これを**適応状態**という。個人と環境の間に緊張があり，調和の乱れた状態を**不適応状態**とよぶ。

心理的不均衡の解消 人は，心理的な均衡状態をつねに保とうとする傾向をもっている。不適応状態の不均衡を解消しようとしてなんらかの行動をおこした結果，欲求の充足や葛藤の解消，不安の軽減がなされると，緊張は解消されて均衡状態を取り戻し，再び適応状態に戻る。しかし，行動をおこしても不均衡や緊張の解消が望めない事態で，欲求不満（フラストレーション）や葛藤を生じると，自我がおびやかされ不安が高まる。そうしたとき，人は無意識的な心理的防御によって，心の緊張と不均衡をやわらげようとする。

4 防衛機制

自我は，内的な欲求の充足と外界への適応の間の葛藤を調整し，不安感・不快感・恥・罪悪感などの高まりによって心の安定がおびやかされ，危険にさらされることのないようにはたらいている。フロイトは，この自我のはたらきを**防衛機制** defence mechanism と名づけた。

防衛機制は高まった緊張を一時的にせよ解消し，自己を破局からまもる役割を果たすもので，誰にでもおこる，日常的・無意識的なはたらきである。ただし，現実適応的なものだけでなく，使いすぎるとむしろ不適応や精神的な問題を引きおこし，適応障害をまねく可能性のあるものもある。防衛機制には，**抑圧，反動形成，投射（投影），合理化，代償，逃避，退行，否認，同一視（同一化），攻撃，昇華，おきかえ**などがある。

抑圧 抑圧 repression とは，欲求を意識から排除し，「なかったこと」にして，不安や葛藤，あるいは欲求不満を生じないようにすることである。欲求を意識的に抑えてがまんする場合は，抑圧とはよばず**抑制** suppression という。無意識のうちに抑圧された複数の感情のしこりが，**コンプレックス**（心的複合体）となって言動に影響を与えることがある。

反動形成 　反動形成 reaction formation とは，受け入れがたい感情を消すために，正反対の感情でおおってしまうことである。強い憎しみを感じるがゆえに過度に親切にしたり，好きであることを悟られないためにそっけない態度をとるなどがある。わざとらしさや，大げさな印象を与えるのが特徴である。

投射(投影) 　投射(投影) projection とは，自分では認めがたいみずからの考えや欲求を，他者の考えや欲求であると思い込み，他人を批判したり非難したりすることである。責任を転嫁しようとするはたらきで，自信のない人ほど他人の欠点に敏感になる傾向がある。同一視と反対のはたらきである。

合理化 　合理化 rationalization とは，なにかもっともらしい理屈をつけて，自分の失敗や好ましくない体験を正当化しようとすることである。失敗やあやまちを認めずに，口実をつけて正当化したりする。遅刻を乗り物のせいにしたり，失敗を他人のせいにしたりするのは，その例である。

代償 　代償 replacement とは，欲求が実現できないときに，そのかわりに手に入れやすいもので感情を満足させるはたらきをいう。例としては，マンション住まいでペットを飼えないので写真をながめて満足する，好きなスターのコンサートに行くかわりにCDを集めて楽しむなどがある。

逃避 　逃避 escape とは，不安や緊張，葛藤などを感じさせる状況を回避し，自分をまもろうとすることである。職場や家庭への不満をアルコールやギャンブルにのめり込むことで一時的に処理する，嫌いな人に会うことを避けるなども逃避の1つである。

退行 　退行 regression とは，過去の未成熟な発達段階(●13ページ)の反応があらわれることであり，いわゆる幼稚な言動を用いて欲求を満たそうとすることである。弟妹の誕生をきっかけに，夜尿や指しゃぶりが復活する幼児返り(赤ちゃん返り)などがその例である。

否認 　否認 denial とは，現実を直視することを避け，目をつぶるという対処の方法である。「医師の言っていることは間違いだ。私はがんではない」など，受け入れがたい自分自身の怒りや悲しみを意識から排除しようとする。

同一視(同一化) 　同一視(同一化) identification とは，自分の欠点や自分自身への不満を補うために，他人のすぐれた能力や実績を取り込んで安心や欲求を満たそうとすることである。有名人の服装や言動をまねる，ブランド物で身を固める，出身校を自慢するなどは，その例である。

攻撃 　攻撃 attack とは，欲求が阻止されたときに，障害となる対象へあらわす攻撃的態度である。反抗，怒り，泣きわめくなどの直接的な攻撃，また皮肉やいやみなどの間接的な攻撃によって発散する方法である。

昇華 　昇華 sublimation とは，社会的にみとめられない欲求を，ほかのかたちにおきかえて実現することである。攻撃性を，格闘技など社会的にみとめられる方法で発散するのは，その例である。

おきかえ 　おきかえ displacement とは，本来の対象に向けるべき感情を別の対象に向

5 ストレスと危機

① ストレスと対処

　フロイトらの精神力動論とは別に，生理学の立場から人間の心理的な反応を解明したのが，**セリエ** H.Selye（1907〜1982）である。セリエは「ストレス」という言葉を使って，適応や不適応，心の危機や障害などを説明した。この学説はストレス学説とよばれ，現在も心のケアなどさまざまな場面で応用されている。

ストレスとは　ストレスとは，もともとは「負荷」または「ゆがみ」を意味する言葉であり，外部から刺激を受けたときに生じる緊張状態のことである。ストレスによって，個人の欲求と社会環境の間に緊張が生じて不適応な状態となり，精神的な問題を引きおこすことがある。

ストレッサー　ストレスの原因（要因）となるものを，**ストレッサー**という。ストレッサーには，天候や騒音などの環境的ストレッサー，病気や睡眠不足などの身体的ストレッサー，不安や悩みなどの心理的ストレッサー，人間関係がうまくいかない，仕事が忙しいなどの社会的ストレッサーがある。

ストレス反応　ストレッサーにより生じる，身体的・心理的な反応を**ストレス反応**という。同じストレッサーにさらされても，ストレス反応がほとんど生じない人もいれば，強いストレス反応が生じ，多彩な疾患や障害を表出する人もいる。また，ストレッサーと，その人が病気になりやすいかどうかの条件（いわゆる脆弱性）の多い少ないによって，生じる現象や表出する心身の症状が異なる。

ストレスと対処　人は，欲求不満の状況に陥ると，多かれ少なかれ，心の安定を揺り動かされ，緊張し，不安やストレスなど心理的な負担を感じる。そして人は，緊張した状態に長く耐えることができないため，無意識的に心の安定をさまざまな方法を使って取り戻そうとし，心理的な負担を減らすためになんらかの**ストレス対処行動**（ストレスコーピング）をとる（◎図1-4）。

　心理学者のラザルス R.S. Lazarus は，対処行動をその目的や様式により，問題焦点型対処と情動焦点型対処に分けた。問題焦点型対処は直面した問題を解決することによりストレスを解消しようとするもの，情動焦点型対処は問題そのものの解決がむずかしい場合に，自分の見方をかえることによってストレスを解消しようとするものである。

② 脆弱性と心の危機

脆弱性とストレス脆弱性モデル　精神疾患の発症は，病気になりやすいかどうかの**脆弱性**（もろさ）と，病気の発症を促すストレスの組み合せによって生じるとする考え方を，**ストレス**

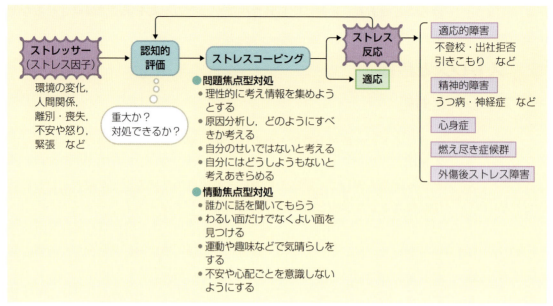

◯ 図 1-4　ストレスコーピングのイメージ

脆弱性モデルという（◯ 図 1-5）。

危機とは　また、精神疾患の発症につながりかねないような、大きな困難や脅威に直面している状態を**危機** crisis という。危機には、発達段階などにおける**発達的危機**と、大災害、親族の死などイベント発生時における**状況的危機**がある。この危機を概念化し、危機状態にある人への介入（危機介入）が精神疾患の発症の防止に重要であるとする危機理論を構築したのがキャプラン G.Caplan（1917〜2008）[1]である。この理論は現在も、地域における精神保健や精神疾患の急性期治療、災害精神医療などで活用されている。

一般に、危機は「よくないもの」「あってはならないもの」としてとらえられることが多い。しかし、危機には、「結果的にわるい状況に陥った」という、できごとの終着点としての意味だけではなく、脅威や困難に対処する新たな方法を学ぶ転換点としての意味もある。

③ 危機の予防と対処

精神保健における3つの予防概念　キャプランは危機への予防的介入として、次の①〜③を示した。これらは**精神保健における3つの予防概念**として知られている。

①**一次予防**　心理社会的サービスやストレスの管理、リラクゼーション方法などの情報提供によって精神障害を防ぐ。

②**二次予防**　精神障害を早期に発見し早期に治療する。

---

1) カプランとも表記される。アメリカの予防精神医学者で、わが国では精神保健における3つの予防概念の提唱者として著名である。

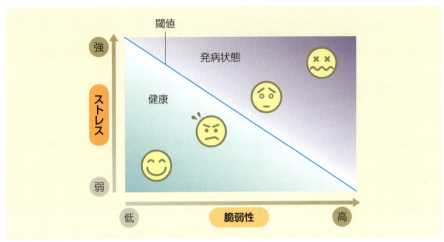

○図1-5　ストレスと脆弱性の関係のイメージ

　③**三次予防**　社会復帰を促進する。
　精神疾患は，早期に発見し，正しく治療・支援を行い，ストレスをやわらげる環境をつくることにより，症状を緩和することができる。

ショック体験●　災害・事故・暴力などの強烈なショック体験によって，恐怖や不眠，食欲不振などが長期化する（外傷後〔心的外傷後〕ストレス障害〔PTSD〕○102ページ）場合は，専門機関に相談する必要がある。
　フィンク S. L. Fink によると，人は急に遭遇した危機的なできごとに混乱してパニックになると（**衝撃**），すぐには現実を受け入れがたいため，否認や現実逃避をする（**防御的退行**）。その後，しだいに現実を受け入れ，憂うつ・悲しみ・怒りを実感する（**承認**）。そして，最後には現実的なレベルで最善の方法を見つけていく（**適応**）。多くの人は，周囲の人や医療スタッフからの支援によって，現実に適応していくという。
　現実への適応は，人々が生活や仕事，学ぶこと，そして地域社会に参加できるようになる過程（**リカバリー**[1]）である。看護職は，この過程において，人の潜在能力を信じ，その潜在能力の発揮を可能にする（**エンパワメント**[2]）という基本的な価値のもと，患者の主体的な取り組みを支援することが必要である。

---

1) リカバリー recovery：直訳すれば「回復」であるが，精神保健医療福祉の分野では，症状や障害の有無にかかわらず，その人が自分の主人公になり，その人らしく生きていくための過程（プロセス）という意味で用いられる。詳しくは63ページを参照。
2) エンパワメント empowerment：患者がもつ夢や希望を実現するために，その人が本来もっている力を十分に発揮できるように援助すること。詳しくは64ページを参照。

C 発達と心の課題

1 発達とは

　人間は，受胎から死にいたるまで，時間の経過とともにその形態や行動を変化させていく。年月の経過とその間の経験によって，しだいに心身の諸機能が整い，生活に適応する能力が成熟していくのである。このように環境に適応し変化することを**発達** development という。発達には上昇的変化だけでなく下降的変化も含まれる。

2 精神の発達

　人間は最も高次の精神機能をもつ動物であるが，はじめから意志をもって行動する力を備えて生まれてくるわけではない。生まれたばかりの乳児は周囲の保護がなくては生存できず，空腹や身体的な苦痛に対する不快は表現するものの，まだ意志という心のはたらきはもっていない。精神の発達は，身体の発達と関連しながら進んでいく。ほかの動物にはないさまざまな能力がひとまず獲得できたといえる（いわゆる大人になる）までには，個人差はあるが誕生から十数年の経過が必要とされる。

　大人になってからも，速度は落ちるものの，精神の発達はさらに続く。大人になってからの精神の発達は，成熟，豊かな感性，円満な情緒とそれをコントロールする力，あたたかな人間関係などを含んだ創造的人格の追求に向けての道であり，発達の新たなステージといえる。それは，単なる知識量の増大や情報の獲得・処理能力の向上といった，それまでの学校での勉強の範囲にとどまるものではない。

　こうした精神の発達の可能性は，老年期にいたってもとどまることなく開かれている。その可能性を早くに断念してしまう人もいれば，自分らしさの味わいが少しずつかわっていくことに楽しみを見いだしつづける人もいる。その人自身の幸福感，老いることに親和関係をもてるかどうか，さらにまわりの人々の評価や態度などが，その違いの要因となる。

3 発達の条件

経験　ある時期に体験するはずの自然な経験ができないまま年齢を重ねていったときに，それが過去にすんだこととして帳消しになるかというと，必ずしもそうはいかない。たとえば，乳児期から幼児期にかけて両親など身近な特定の人への**愛着**を十分に経験できないと，のちの情緒の発達に不安定な面を残し，不安を解消しにくい傾向が生じる。その結果，極端に理屈っぽい，依存的・消極的などといった**適応のかたより**をかかえることとなる。また，探求

心が旺盛な時期に，あれこれとたずねる，のぞくという行動を許されずに過ごすと，しだいに自発性や自主性が失われてしまう可能性がある。それぞれの時期におけるさまざまな経験はその人の脆弱性(もろさ)に関連している。

環境　発達とは，大人が理想とするゴール(目標)を決め，その鋳型にはめるように子どもの行動を操作することではない。子どものなかに備わっていく成熟のめばえを待ちながら，それを支え，阻害しないような環境を整えて達成させていくことが原則である。

ここでいう環境とは，発達に必要な経験を確保する条件であり，養育態度や生活手段などが含まれる。この条件が極端に欠けた，いわば保護・養育義務を果たさず放任する行為のことを**ネグレクト** neglect(◆31ページ)という。子どもに対するネグレクトは，食物を与えない，情緒的なケアをしない，学校へ行かせないなどがあり，適切な親子関係が築かれないため，将来の人格形成などに重大な影響を及ぼす可能性もある。

4 発達段階と発達課題

1 発達段階

発達は連続した過程であるが，心身の変化には時期や年齢による特徴がある。その特徴を明瞭に示す段階を**発達段階**という。発達段階は発達の遅速の目安となり，必要な措置を考えるための参考にもなる。

発達段階の区分は研究者によって若干の違いがあるが，ここでは**エリクソン** E. H. Erikson(1902〜1994)の区分を取り上げる(◆表1-1)。エリクソンは，フロイトの理論を基盤として，発達段階を心理・社会的発達を軸とする8段階に区分した。また，人は生涯にわたって発達するものと考え，その一生のプロセスを**ライフサイクル**(人生周期)とよんだ。

2 発達課題

臨床においては，その人の精神発達がどのような水準に達していれば精神的に健康であるといえるのかが問題になることがある。つまり，各発達段階の精神発達の基準・目安が必要になる。その基準として，それぞれの発達段階において一定の課題を達成・解決することがあげられる。この課題を**発達課題**という。

それぞれの時期の課題が達成できたとき，その人には自信が生まれ，周囲からも評価され，幸福感・充実感をいだく。1つの課題の達成は，次の段階での課題を達成するための基盤ともなる。しかし，達成できなかった場合は，自信をもてず，周囲からも非難されたり軽視されたりするため，劣等感や挫折感をいだく場合がある。また，次の段階の課題の達成が困難になることもある。すなわち，発達課題の達成の失敗は，精神保健上のみならず，のちの

○表1-1　エリクソンの心理・社会的発達の8段階

	発達段階	心理・社会的危機	重要な対人関係の範囲	心理・社会的様態
1	乳児期	信頼　対　不信	母親的人物	得ること お返しすること
2	幼児期初期	自律性　対　恥と疑惑	親的な人物(両親)	つかまえておくこと 手放すこと
3	遊戯期	自主性　対　罪悪感	基本的な家族	思いどおりにすること まねをすること
4	学童期	勤勉　対　劣等感	近隣(学校)	物をつくること 一緒に物をつくること
5	青年期	同一性　対　同一性混乱	仲間集団と外集団指導性のモデル	自分自身であること 自分自身であることの共有
6	前成人期	親密性　対　孤独	友情・生・競争・協力の相手(異性・友人)	他者の中で自分を発見すること 自分を失うこと
7	成人期	生殖性　対　自己停滞	分業と共同の家庭(配偶者・社会)	存在をつくり出すこと 世話をすること
8	老年期	統合　対　絶望	人類とわが種族(親族・人類)	過去から一貫して存在すること 存在しないことに直面すること

(日本精神看護技術協会編：精神看護の専門性をめざして　専門基礎編　上巻．p.67，中央法規出版，1999を参考に作成)

ストレスへの対応力にも好ましくない結果をもたらす場合がある。

エリクソンの発達課題　エリクソンは，人は前段階の発達課題の達成のうえに次の段階に進むという漸成発達 epigenesis の理論を提唱した。またエリクソンは，人の発達はその人を取り巻く環境との相互作用のなかでおこるものとして，心理・社会的側面の発達を強調している(○表1-1)。

　エリクソンの発達課題は，成功と失敗の両面から記述されている。課題達成の過程で経験する葛藤や緊張は，発達段階における心理・社会的な**危機**となるが，その危機の克服によって，新たな，あるいはより確かな自我が構築されるとした。つまり，精神の発達にとって重要なことは，成功・失敗のバランスをほどよく身につけて次の発達段階に進むことといえる。

　また，危機の克服の過程においては，他者との相互作用により獲得するものが多い。たとえば，子どもが親からなにかを得るばかりではなく，親も子どもとのかかわりによってみずからの発達課題を達成していく。

5 各発達段階における発達の特徴と課題

　ここではエリクソンの発達段階区分に基づいて，それぞれの発達課題と心理・社会的危機，およびフロイトの心理・性的発達段階について述べる。ただし，成人期を2つに分け，40～60歳ごろを成熟期とした。また，年齢区分は，遊戯期から前成人期まではわが国の学校教育制度を基準にし，老年期を60歳以上とした。

1 乳幼児期（0〜15か月ごろ）

1 発達の特徴

身体的発達　出生後28日未満の乳児を新生児という。新生児は生活時間の7割程度を睡眠が占めている。誕生直後から，周囲の刺激を受け入れることのできる感覚運動機能を備えている。

乳児は生後約1年の間に，体重は出生時の約3倍，身長は約1.5倍になるという目ざましい発達をとげる。運動面では，寝返りをうつ，座る，はう，つかまり立ちをする，立つ，と連続的に発達し，1歳を過ぎるころには歩行が始まる。行動半径の拡大により探索行動が盛んになり，知的発達も促される。

言語能力の発達　言語発達面では，泣く，喃語（なんご），音声模倣（もほう）が活発になり，言語刺激を豊かに受けることによって1歳前後で有意味語があらわれる。1歳半には有意味語が発達し，「パパ」「ママ」「バイバイ」などの言葉が出てくるようになる。

心理・社会的発達　社会的反応としての微笑（社会的微笑 social smiling）は，生後5か月ごろからみられはじめ，しだいに親密な領域にある人とその外にある人に対する差がみられるようになる。すなわち，母親や家族など日ごろ親しく交わっている人に対しては，ほほえみの頻度が増したり，笑いや興奮を伴うようになるが，それほど親密ではない人に対しては比較的おだやかなほほえみへと変化していく。また，生後8か月ごろになると，人見知りの出現とともに，見知らぬ人に対しては，ほとんどほほえまなくなる。

2 発達の課題

乳児期の発達課題は，心身の発達と，家庭での人間関係やしつけのうえになりたつもので，この2つの要素は相互にからみ合っている。固形食をとる学習，生理的安定の達成などが主要課題となる。

信頼 対 不信　エリクソンは乳児期を「信頼 対 不信」の時期としている。乳児期は，養育者（おもに母親）とのあたたかい交流を通じて養育者に愛着を形成し，信頼感に基づく親密な対人関係を結ぶようになる。愛着の形成は乳児に精神的安定感をもたらし，養育者を心の「安全基地」とすることが，以後の心身発達の重要な基盤となる。

養育者の態度が安心感のある一貫したものであって，乳児が養育者に対して肯定的な像をもつことができれば，その感情が人間への基本的信頼感を形成し，同時にみずからへの信頼もかたちづくることになる。しかし養育者との関係に不快感や不安感が強いと，他者だけではなく自分自身にも不信感をもつようになる。こうした危機的状況を克服することで，人生に対する希望をいだき，自信と可能性を感じるようになる。

愛着行動　イギリスの精神科医ボウルビー J. Bowlby（1907〜1990）は，泣くこと・発声・微笑をシグナル行動，あと追い・抱きつき・接近などを接近行動とし，

これらを**愛着行動** attachment behavior とした。こうした愛着行動は，養育者の養育行動（母性行動）を誘発するはたらきももつ。

スキンシップの重要性　アメリカの心理学者ハーロー H. F. Harlow（1905〜1981）は，養育者への愛着は，単に授乳の有無，すなわち飢えや渇きがいやされることを通して学習するのではなく，養育者のやわらかい肌ざわりやぬくもりを通して学習するものであり，愛着形成における**スキンシップ**が重要であるとした。また，不安や恐怖状況下におけるスキンシップは，不安や恐怖を低減する効果が得られることを示した。

3 フロイトの「口唇期」

フロイトは，この時期を「**口唇期**」としている。乳児の口唇は，本能的に，生存のため，満足を得るために，吸う動作をする。口唇は人が最初に経験する快楽のみなもとである。乳離れが早すぎるなど口唇での欲求が十分に満たされないと，この段階の欲求に異常にこだわるようになる。これを口唇期固着といい，不信感が強く攻撃的な性格が形成されるとした。

2 幼児期初期（15〜36か月ごろ）

1 発達の特徴

2〜3歳にかけて，しだいに生活習慣が形成される。すべての基本的な身体能力はこの時期までに備わるといってよい。

自我のめばえ　この時期の子どもは，自我がめばえ，行動する主体としての自己主張をするようになる。これが**第一反抗期**である。同時に，自己の欲求が必ずしも充足されない状況を認識するようになり，自他の分離，自己意識が明確になる。

社会化　子どもが社会に適応していくためには，社会が要求する適切な行動を身につけなければならない。これを**社会化** socialization とよぶ。この時期の子どもは自己主張を始め，自己の存在を広げようとするが，養育者からのしつけによってそれを規制される。こうして欲求を自己統制する力，自律心が養われ，子どもは社会化されていく。

身体的発達　幼児期には基本的な運動機能がほぼ整う。全身の筋肉が発達し，歩くこと，走ること，スキップ，片足立ち，階段の昇降などが可能になる。脳・神経系の発達によって感覚器官も発達し，感覚と運動の協応動作が成立する。スプーンですくう，箸でつかむ，クレヨンで描く，ボタンをはめるなど，指先の機能の分化や発達も目ざましい。

この時期の子どもたちは集中力が長続きせず，つねに新しいものに興味が移っていく。しかし集中力がないのではなく，非常に高い集中力をもちながら，つねに多種多様な刺激を求めているのである。これは神経回路にさまざまな刺激を与え，その回路をさらにはりめぐらせ，配線をより多様に形成していこうとする自然な欲求のあらわれである。鬼ごっこ，木登り，ボール遊びなど，さまざまな動きの1つひとつが身体にきざまれ，のちの発達の基礎

となる。したがって、この時期は多種多様な動きを経験させることが大切である。

言語能力の発達　この時期には言語の理解と自己表現が可能になる。言語能力の発達は著しく、2歳になると2語文(「パパ、バイバイ」など)が話せるようになる。さらに2歳6か月ごろからは、「なぜ？」と質問を投げかけることが盛んになり、語彙の数も急増する。また個人差はあるが、一般に4～5歳から読み書きもできるようになる。言語能力の発達は近年早まる傾向にある。

2 発達の課題

食事・排泄・衣服の着脱・睡眠などの基本的生活習慣の形成は、この時期の重要な発達課題である。そのほか、話すことや歩行などの学習、性差と性的つつしみの学習、社会的・物理的現実についての単純な概念の形成、両親・兄弟(姉妹)の人間関係の学習、善悪の区別・良心の学習などが課題となる。

生活習慣の学習などにおいては、強化を与えることや、モデリングなどの観察・模倣学習が大きな効果をもたらす。また、それぞれの子どもの成熟度や学習内容の違いにより、学習に適した時期は異なる。学習の準備が整った状態を**レディネス** readiness という。

自律性 対 恥と疑惑　エリクソンは児童前期を「**自律性 対 恥と疑惑**」の葛藤の時期としている。排泄をコントロールすることが可能になり、うまく排泄ができれば親にほめられ、失敗すると恥ずかしい思いを体験する。こうした基本的生活行動を自律的に行うことができるか、あるいはできずに恥ずかしい気持ちをいだくかという葛藤のなかで、意志の力を獲得していく。また、自己主張をしはじめる時期にあるため、排泄の失敗を攻撃の手段として扱うこともみられるようになる。

3 フロイトの「肛門期」

フロイトはこの時期を「**肛門期**」としている。この時期の子どもは自己中心的であり、自分の欲求を早急に満たそうとする。しかし、排泄という、ほかの動物であればときや場所にかまわない行動のタイミングを自分で判断し、適切に行えるようになることで、自信や、ものをあきらめる力や、がまんする力が発達して、自律することができるようになると考えた。この時期に自分の意思で排泄する感覚をしっかりと身につけなければ、のちのちパーソナリティに問題が生じる可能性がある。これを肛門期固着といい、倹約家・がんこ・きちょうめん・神経質・強迫的などの性格を、特徴としてあげている。

4 心理・社会的問題

分離不安　乳幼児が、母親または母親がわりの保育者から引き離されるときに示す不安を**分離不安**という。母親が部屋から離れたときや、保育園や幼稚園に行くときなどにみられ、生後8か月ごろから幼児期全般にわたって続くことが多い。これは正常な反応であり、成長とともに弱化し、子どもに長期的な害を

習癖　この時期には，タオルや毛布，指をしゃぶる，性器いじりなどの行動が見られる。これを**習癖**（しゅうへき）という。ただし，これらの行動は子どもにとって快楽となっているため，画一的に習癖と決めつけ，悪しき習慣としてやめさせるよりも，子どもの興味や関心をほかに向けるようなはたらきかけが望ましい。

発達障害のスクリーニング　1歳6か月，3歳児の乳幼児健康診査の場が，**発達障害**（→107, 157ページ）の早期発見のために活用されている。しかしここでの結果は，発達障害の傾向が強くあるのか，そうでないのかという目安にすぎないことに注意する。発達障害の傾向は，家庭のなかで生活しているとあまり目だたなくても，外出時や保育園など集団のなかにいると目だつことがある。

③ 遊戯期（36か月〜6歳ごろ）

1 発達の特徴

遊戯期は神経系の発達が著しく，脳をはじめとして，体内にさまざまな神経回路が複雑にはりめぐらされていく時期である。神経系は，一度その回路ができあがるとなかなか消えない。いったん自転車に乗れるようになると，その後何年間も乗らなくても，スムーズに乗れることなどがその例である。

この時期には神経回路へ刺激を与え，その回路をはりめぐらせるために多種多様な動きを経験させることが大切である。身体の諸器官や機能はそれぞれ異なる速度で発達していくため，ある1つの課題に対しても，達成しやすい時期と，しにくい時期がある。

幼稚園や保育園など，家族以外の集団への参加により生活体験が拡大する。友だちとの「ごっこ遊び」などを通して対人交流が盛んになる。

2 発達の課題

この時期には親からはじめて分離し，集団に参加することによって，社会規律や集団への適応行動を学習し，自律性を身につける訓練が行われる。

自主性 対 罪悪感　エリクソンは，遊戯期を「**自主性 対 罪悪感**」の葛藤の時期としている。この時期には，自分を主張していく積極性と，それをすると自分は罰せられるのではないかという罪悪感をあわせもつようになる。男児は攻撃によって思いをとげ，女児は自分を魅力的にすることによって対象を引きつけようとする傾向がある。手段に違いはあるが，自分が周囲に対して積極的に取り組める存在であることを認識するようになる。

3 フロイトの「男根期」

フロイトは，この時期を「**男根期**」（エディプス期）としている。この時期は，これまでの母と子の関係（いわゆる2者関係）から父と母と子の関係（いわゆる3者関係）へ移行する。異性への関心がめばえ，男児は母親に，女児は父親に性的な関心をもち，一方で同性の親を憎むようになるといわれる。こうした観念複合体を，**エディプス-コンプレックス**という（女児の場合はエ

レクトラ-コンプレックスともいう）。

4 心理・社会的問題

習癖　この時期に多くみられる習癖には，幼児前期の行動のほか，爪かみ，鼻ほじり，髪抜き，頭を叩きつけるなどがある。これらの習癖は，不安・恐怖・焦燥・緊張などの感情の表現，また，弟妹が生まれたときの退行現象としてみられる場合もある。

児童虐待　児童虐待（→31ページ）の被虐待児のうち，小学校入学前の子どもは，約半数を占めている。虐待は，**愛着形成の不全**を引きおこす可能性がある。

自閉症スペクトラム障害　自閉症スペクトラム障害（自閉スペクトラム症，ASD→107, 157ページ）は，小児自閉症やアスペルガー症候群などの総称であり，この時期から徐々に傾向が強くあらわれてくる。対人関係やコミュニケーション能力に障害があり，ものごとに強いこだわりがある。また，感覚が敏感（または鈍感）であり，柔軟に思考すること，変化に対処することが困難な場合がある。これらは，ほかの幼児とのかかわりで発見されやすい。

4 学童期（6～12歳ごろ）

1 発達の特徴

身体的発達　遊戯期から学童期にかけて，神経系はほとんどの機能が整う。身体が自分の思うように動くことは，自分が有能になっていくという実感を支える。これは，後述するギャングエイジの要因の一部になっている。

　9～12歳ごろになると，神経系の発達がほぼ完成に近づき，形態的にもやや安定した時期に入る。この時期は，動作の習得に対する準備態勢（レディネス）も整い，さらに脳・神経系のやわらかい性質も残しているという，非常に特異な時期である。学童期は，一生に一度だけ訪れる「即座の習得の時期」といわれ，スポーツに必要な技能などの動作習得に最も有利な時期である。ただし「即座の習得」にあたっては，それ以前の段階で多様な動きを経験し，神経回路を形成している必要がある。

知的発達　知的発達面では，直感的思考から論理的思考へと移行する。ジグソーパズル遊びのように，外見上の形態が変化しても，逆操作によってもとに戻すことができる。また，加減乗除の基本的な意味を理解したり，与えられた材料の間のいろいろな関係をさぐって結論を引きだしたりするなど，ものごとを推理することができるようになる。

心理・社会的発達　学童期には，集団行動のなかで役割を果たし，協力し合い集団を維持する経験を通して社会性を身につけていく。そして，しだいに集団のなかでの自分の位置づけや力関係などを認識するようになる。仲間意識が強くなり，友だちと徒党を組んで行動することから，この時期を**ギャングエイジ**ともいう。ここでは，インフォーマルinformalな集団の一員としての認識が行動の規範となる。対人関係においては，親の存在よりも友だちの存在が大きくなり，

子どもどうしの同一化志向になる。友だち関係のなかで自分を位置づけ，自分の行動を決めるようになる。

2 発達の課題

小学校入学とともに，勉強することや集団における役割行動が求められるようになる。この時期の発達課題には，日常の遊びに必要な身体的技能の学習，遊び仲間とうまく付き合うこと，男子・女子としての社会的役割の学習，読み・書き・計算の基礎的能力の発達，日常生活に必要な概念の発達，良心・道徳性・価値観の発達，個人的独立の達成，社会集団や制度に対する態度の発達などがある。集団力動のなかで自制心やフラストレーション，勤勉感，劣等感などを体験して，社会適応に必要な能力を体得していく。

勤勉 対 劣等感 ● エリクソンは，学童期を「**勤勉 対 劣等感**」の葛藤の時期としている。この時期は学校で勉強し，知識や技能を修得することが生活の中心になる。それが成功することによって，ものごとを完成させる力や喜びを感じ，また，周囲から認められ（承認），有能感や自尊心が得られる。しかし十分に成功しない場合，劣等感が生まれる。

3 フロイトの「潜伏期」

性衝動の比較的おだやかな，安定した時期である。フロイトは，この時期を「**潜伏期**」（思春期が始まるまでの時期）とした。男根期において超自我が獲得されたことにより，リビドーが抑圧され，勉強や仲間づくりにエネルギーが注がれ，羞恥，嫌悪，善悪の観念といった自我が形成され，自我機能の発達が促進されていくと考えた。

4 心理・社会的問題

不適応 ● 就学という環境の変化があり，周囲の雰囲気の影響を受けやすい時期でもあることから，**不適応**を生じやすい。さまざまな葛藤をのりこえられず，集団になじめないと，それを負担に感じて身体症状を呈するようになる。微熱・頭痛・腹痛・吐きけ・嘔吐・下痢・円形脱毛症などが出現することがあるが，身体的な疾患との区別はつきにくい。

チック ● 幼児期には，心的葛藤が頭痛・腹痛・下痢・便秘といった自律神経症状としてあらわれやすいのに対して，学童期では運動神経系の症状もあらわれる。これが**チック** tic である。その大半が心因性で，まばたき，首を振る，奇声を発する，空咳，首肩手足をピクピク動かすといった不随意な動作を繰り返す。環境因子としては，親の養育態度が最も多く，しばしば強迫神経症への移行もみられる。

注意欠如・多動性障害（ADHD） ● **注意欠如・多動性障害**[1]（ADHD ⊃ 107, 157 ページ）は，集中力が続かない（不注意），落ち着きがない（多動性），思いついてすぐ行動してしまう（衝動

1）「発達障害者支援法」では「注意欠陥多動性障害」と記されるなど，いくつかの表記があるが，同一のものである。

性）などの症状がみられる発達障害であり，社会的な活動や学業に支障をきたすことがある。小学校にあがるころになると，これらの症状が顕著にあらわれるようになる。

アスペルガー症候群　アスペルガー症候群（⇒108ページ）は，言語障害や知的障害はないが，コミュニケーション能力や社会性，想像力に障害があり，対人関係がうまくいきづらい障害である。なお，DSM-5（⇒81ページ）では自閉症スペクトラム障害（自閉スペクトラム症）に内包された。

学習障害　学習障害（⇒107，157ページ）は，全般的な知的発達に遅れはないが，聞く，話す，読む，書く，計算するなどの特定の能力を要する学習に困難が生じる。

5 青年期（12〜18歳ごろ）

1 発達の特徴

第二次性徴　青年期は**思春期** puberty[1]ともよばれ，家庭・学校を中心とした子どもとしての生活から，一人前の大人へと成長する過渡期にあたる。この時期には生殖系の発達が急激に進んで**第二次性徴**がみられ，急速な身体的変化がおき，内面に大きな影響を及ぼす。ホルモンの変化による情緒不安定など，自分の意識ではコントロールできない場合も多い。そのため，自分自身をもてあます，自己嫌悪に陥るなど，自分自身に向き合う傾向が強くなる。身体の変化と，心にめばえてきた自分らしさの実感とが一致しないために，精神的に不安定になり，不安や動揺・混乱があらわれる時期である。

自我同一性の確立　青年期にはリビドーが自己に向き，自己の内部を見つめるようになる。自分はどこへ向かって生きていくのか，自分になにができるのか，自分がどれほど社会的に認められるのかなどの模索と葛藤が続く時期である。また，自意識が高まり，理想とは異なる現実の自分に劣等感をもち，自己を過小評価する。他人からの評価が気になり，異性への関心や興味が強くなる。この模索と葛藤は，青年期の課題である自我同一性（アイデンティティ）の確立へのステップとなる。

第二反抗期　青年期には周囲の人々を客観的にとらえるようになり，親や教師に対する批判・反抗がおこる。これまでに与えられた価値観を脱ぎ捨て，自己の価値に基づく自我を確立しようとし，親から離れ精神的自立へ向かう意識が強まる。これを青年期の**第二反抗期**という。

2 発達の課題

この時期の課題の多くは，自立した社会人として社会生活に参加するための精神面の発達，社会的な態度や価値観・判断力を養うことにある。両性の友人との新しい，成熟した人間関係をもつこと，男性または女性としての社

---

[1] この語は「pubertas：成年の年齢」「pubescere：毛深くなる，年ごろに達する」に由来するといわれる。

会的役割の達成，自分の身体的変化を受け入れること，両親やほかの大人からの情緒的独立の達成，経済的独立の目安をたてること，職業の選択とそれへの準備，結婚と家庭生活への準備などが具体的な課題となる。

同一性 対 同一性混乱　エリクソンは青年期を「**同一性 対 同一性混乱**」の葛藤の時期とし，**自我同一性**（アイデンティティ identity）確立の過程にあるとしている。自我同一性（アイデンティティ）とは，「自分とはなにか」「自分はどのように生きようとしているのか」という自己への問いかけへの答えを意味する。この時期は，新たに出会う世界や人とかかわりを結ぼうとし，試行錯誤しながら，自分の生き方，価値観，人生観，職業を決定し，自分自身を社会のなかに位置づけていくことになる。しだいに，現在の自分は過去と未来の連続性のなかにあること，主体的な行動とその責任を洞察していく。

　自我同一性の確立は容易なことではないため，ときに確立の危機にみまわれ，不安になり，**同一性危機**（アイデンティティクライシス identity crisis）に陥る。失敗すると**同一性混乱** identity diffusion をまねき，これが青年期の悩みとなる。

■3 フロイトの「性器期」

　この時期をフロイトは「**性器期**」とし，心理・性的発達の最終段階としている。口唇期・肛門期・男根期において，これまで部分的にみられたリビドーが，成熟した身体と統合されて生殖器に戻ってくる。この時期に再び表面化した性欲は，人との接触によって解消され，愛情の対象が異性への愛として完成されるとした。

■4 心理・社会的問題

　青年期は，身体的変化に伴い情緒的に不安定になりやすく，また感受性が強いため，その時代の社会の影響を強く受ける。こうしたことが思春期・青年期の精神障害と深く関係する。漠然とした不安や，焦燥感・衝動を，不登校・引きこもり・自殺・少年犯罪・性非行・薬物乱用・対人恐怖・ヒステリー症状などで表現することがある。また，統合失調症などを発症する時期でもある。

モラトリアム症候群　自我同一性を獲得し，社会的責務を遂行できる安定した社会的適応様式を身につけるためには，ある期間を必要とする。エリクソンはこの期間を青年に不可欠な**モラトリアム**（猶予期間）ととらえ，**心理-社会的モラトリアム** psycho-social moratorium とよんだ。しかし今日では，自我同一性が確立できずに猶予期間を引きのばす青年が増えており，これを**モラトリアム症候群** moratorium syndrome という。社会に出て責任や義務を果たすことを先のばしにし，精神的にも自立できない未熟な状態といえる。

思春期妄想症　**思春期妄想症**の症状は，「自分が相手の目にどのように映っているのか」という，この時期特有の関心ごとを基盤として生じる。「自分の身体に特異な欠陥があるため，他人にいやがられたり，迷惑をかけたりして，スムーズ

な人間関係を結ぶことができない」と悩み，体臭がある，容貌が異様であるなどと訴える。ほとんどの場合は客観的な所見はみとめられないが，それを保障しても本人が納得できないことが特徴である。

摂食障害 神経性無食欲症と神経性過食（大食）症がある。

　①神経性無食欲症　**思春期やせ症**，**拒食症**ともいわれる。青年期の女性に多くみられ，やせる努力をきっかけに発症することが多い。症状は，極度のやせ，月経異常，食欲の異常などである。

　②神経性過食（大食）症　**過食症**ともいわれる。肥満を嫌い，自分の体重・体型に過度の関心をはらう。2～3日に1回以上の過食があり，故意に嘔吐したり，下剤を乱用したりする。

思春期危機 思春期における精神的な危機的状態を**思春期危機**という。第二次性徴の出現による変化の時期であり，大人の仲間入りが認められない不安定さがある。これまでの依存的な存在から自立を志向し，自己とはなにかを問う時期であり，精神的不安定になる。

自傷行為 ネガティブな気分を軽減する，人間関係のストレスを解決することを期待して，みずからを死なない程度に傷つける行為である。10代から20代に多くみられる。例として，リストカット，鉛筆や針を腕に刺す，火のついたタバコを皮膚に押しつけるなどがある。

行為障害（非行） 人や動物に危害を加えたり，うそをついたり盗みを繰り返したりするなどの反社会的・反抗的な行動パターンを特徴とする。これらの行為が反復・持続的であり，年齢相応の規範や規則を逸脱している状態である。

社交不安障害 人前でなにかをすると緊張し，苦痛であるために，そこから逃げてしまい，対人関係や不登校など生活に障害が出ることを**社交不安障害**という。傷つくことや失敗を極度に恐れて，仕事や恋愛などを回避する場合もある。

❻ 前成人期（18～22歳ごろ）・成人期（22～40歳ごろ）

　前成人期は，子どもから大人への過渡期にあたる。家庭・学校の枠から解放され，対人関係や活動範囲が広がり，大きな自由が与えられる。同時に，社会の構成メンバーとしてさまざまな義務・責任を担うことを期待される。

　成人期は，就職，社会的責任を負うこと，配偶者の選択，配偶者との生活の学習，第一子を家族に加えること，子育て，家庭管理などがある。

◨発達の特徴

　前成人期には親離れが始まる。親に対抗し自立する途上で，新しい対象 new object と出会うことが，自立を加速させる。新しい対象は親よりも自分に近く，親とは違った親密さ，依存・同一化をともにする対象である。親との関係には変化が生じ，秘密をもつなど距離をとるようになる。その距離をさびしいと感じ，安心感を求めて親に依存したいが，自分の考えがはっきりしてくるために，親世代へ過度に反発したりする。このように，ある対象に

ついて相反する心的傾向をもつことを、**アンビバレンス(両価性)**な状態という。

成人期は、家庭や職場などにおいて自分自身がこれまでに経験したり深めたりしてきたことを、身近な存在や次世代に指導・伝承する時期である。その過程で、自分を犠牲にしながら人の成長を援助すること、世話することを体験する。

2 発達の課題

前成人期は、これまでの成長過程を総括する時期といえる。過去の発達段階において未解決の心理的問題がある場合には、この時期に大きな問題として再び浮上してくることが多い。また、**自我同一性の確立**という、人間の精神の基盤となる、人生において最も重要である課題をもつ。

成人期は経済的に自立し、仕事や家庭、地域社会において果たすべき役割や責任が重くなる時期であり、それに伴いストレスも増える。仕事における業績達成の重圧や人事評価、昇進・昇格、転勤や配置転換、転居や家族関係の変化、新たな人間関係や社会的役割などが、さらなるストレス増加の要因となる。これらによるメンタルヘルス不調が生じやすい時期でもある。

●親密性 対 孤独　エリクソンは、前成人期を「**親密性 対 孤独**」の葛藤の時期としている。親密性とは、異性と親密な相互関係をもつことである。また、性行為を通して、心身ともに一体感をいだくような、いままでにない親密性を体験する。これに失敗すると孤独がもたらされ、以後の心理的成長が抑制されるとしている。

●生殖性 対 自己停滞　エリクソンは、成人期を「**生殖性 対 自己停滞**」の葛藤の時期としている。この時期における発達課題は、生殖性と生産性である。生殖性とは、次の世代の育成に関心をもつことである。子どもを育てる、仕事で社会的な業績を残す、芸術などの知的財産を創造するなどがある。これに失敗すると、自己停滞という状態になり、自分自身にしか関心がもてずに人格の発達が停滞するようになる。

3 心理・社会的問題

モラトリアムの延長など、現代のわが国の社会は青年の自立に寛容である。この社会的背景は、青年期に好発する統合失調症・境界性型パーソナリティ障害の症状を潜在化させ、それが前成人期に表出することも多い。また社会の一線で仕事をしてきた女性が、子育てのために家庭に入ることによって社会から取り残されたと感じ、アルコールに依存することもある。育児不安や産前・産後うつなどもメンタルヘルスの大きな問題となっている。

●退却神経症　**退却神経症**の主症状は意欲が減退して無気力になることであり、極端な場合は家から一歩も出なくなる。近年、大学生を中心に増加傾向にあり、学生の場合は**スチューデントアパシー**ともいう(→35ページ)。ただし、ほとんどの場合は、無気力になるのは自分が本当にしなければならないこと(たとえ

ば本業である勉強や仕事）に対してだけであり，学校に行かずにアルバイトや趣味に熱中するなどの選択的無気力が特徴である。退却神経症にかかる人は，おとなしくまじめな一方，強情でがんこであり，受動的で，人と対立することを避ける傾向にある。

マタニティブルーズ　マタニティブルーズ maternity blues とは，出産直後に経験する「いつもの自分ではない気分」をいう。通常，分娩後3日間以内に生じて，数日間から数週間続く。一過性の正常反応と考えられ，出産女性の約10〜30％（初産婦では80％ともいわれる）が経験するといわれる。主症状には，涙もろさ，いらいら感，神経質になる，睡眠の問題，食欲低下，自信を失う，どうしてよいかわからない困惑などがある。要因にはさまざまなものがあり，ホルモンの変動，家事・育児の増加，睡眠時間の減少，自由がなくなること，生活スケジュールがたてにくいこと，出産時に生じた身体の痛み，責任の増大などがあげられる。

出社拒否症　自分の能力以上の仕事をかかえ込んで，仕事を完璧にこなさなければならないと思い込んだり，希望と異なる職場配置，出向や人事評価に直面したりするなどの仕事上のストレスから，通勤前や途中に動悸や呼吸困難，過敏性腸症候群など身体の不調が出現し，出勤ができなくなる状態である。

うつ病とアルコール依存症　夫婦関係や子どもの問題などの家庭の問題，職場におけるストレスやライフイベントなどが引きがねとなって，うつ病やアルコール依存症を発症することがある。

❼ 成熟期（40〜60歳ごろ）

　ここでは40〜60歳までを成熟期とする。身体的・社会的・家庭的・心理的に変化の多い時期である。また，安定と不安定，若さと老い，獲得と喪失が共存する時期である。いままで積み重ねてきたものを問い直し，ときには人生の危機に直面する時期でもある。この時期を，スイスの精神科医ユング C. G. Jung（1875〜1961）は「**人生の正午**」とよんだ。

　これまでこの時期は，老いと死，衰えていく時期という否定的なニュアンスでとらえられてきた。しかし人生80年となった現代では，これからはじまる成熟期から老年期の「第2の人生」の出発点でもある。これからは成熟期を，新たな価値観にそって自分自身をつくり上げていく時期ととらえる必要がある。

■ 発達の特徴

身体的側面　身体的には，いわゆる老化が始まる。頭髪が薄くなるなどの外見の変化，老視（老眼），筋力低下，生理機能低下，記憶力低下がおこる。また，生活習慣病などの慢性疾患の罹患率も高くなる。女性では50歳前後に閉経期が訪れ，更年期障害がみられるようになる。

精神的側面　これまで社会の中心的存在であった人が，体力の低下や能力の限界を実感

し，将来の有限性を感じる時期であり，気持ちが動揺して抑うつ状態に陥ることがある。また，家族の病気や死，自分の病気などのできごとに遭遇することが増え，急性ストレス反応や抑うつ・不安・絶望などの悲嘆反応を呈することがある。本人の力（気力・体力・知力）が低下傾向にあるため，こうした危機をうまくのりこえられずに，日常生活に支障をきたす場合もある。かつては安定した時期とされていた成熟期だが，社会・経済的環境の変化などにより，今日ではこれまで考えられていたほど安定した時期ではなくなってきている。

2 発達の課題

成熟期は，社会で中核的な役割を果たす年代でもある。この時期の発達課題は，市民的・社会的責任の達成，経済力の確保と維持，10代の子どもの精神的な成長の援助，年老いた両親への適応，余暇の充実，配偶者と人間として結びつくことなどである。50歳に近づくと，少しずつ心身の老化が進行し，生活習慣病が出現する場合もある。中年の生理的変化の受け入れとその対応も課題となる。

3 心理・社会的問題

●自己像の変化・同一性の再混乱

成熟期には，「いままでの自分の生き方はこれでよかったのか」という疑念がおこり，**自己像の変化**，**同一性の再混乱**による葛藤が生じる場合がある。たとえば，人生の柔軟な軌道修正や適応的な価値観の転換がうまくできない人が，失業，離婚，深刻な病気，子どもの自立，会社や家庭での役割の減少などの経験をした場合には，抑うつなどの気分障害，アルコール依存症，自殺などにいたったり，無力感をいだき社会的不適応の状態になったりすることがある。子どもの経済的自立による空虚感や孤独感から抑うつ的になる**空の巣症候群**も，自己像の変化・同一性の再混乱による。

●中年期危機

このような成熟期に生じやすい心理的危機状態を，**中年期危機**（ミドルクライシスあるいはミッドライフクライシス）とよぶことがある。社会環境や経済情勢の変化が大きい現代社会では，成人期に獲得した社会的アイデンティティを成熟期の終わりまで維持することが困難になっており，心理的危機が生じやすい社会状況が形成されているといえる。

❽ 老年期（60歳以上）

老年期は，定年を迎えるなどして，これまで獲得した社会的・経済的地位が後退し，生活習慣が大きくかわる時期である。また配偶者や友人との死別，体力の急激な衰えなどが生じるため，「**喪失の時代**」ともよばれる。体力や目・耳などの感覚器の衰えなどの身体機能の低下を実感するだけでなく，老いた親の介護や死，同年配の人たちの重い病気や訃報に接する機会が増えるため，死が現実味を帯びはじめる。

1 発達の特徴

身体的側面　身体機能の低下は，日常生活動作（ADL）やQOLの低下をもたらす。閉じこもりがちな生活や，孤立感，生きがいの喪失につながる。知覚・感覚機能の低下はコミュニケーションに影響を及ぼすため，人間関係をもつ機会や社会参加の機会が減少し，精神状態を不安定にさせる要因にもなる。脳の老化も顕著になり，認知症がみられる場合もある。

精神的側面　加齢により情動がコントロールしにくくなり，怒りっぽくなったり涙もろくなったりする。一方，認知機能の低下により情感が薄れる傾向もある。性格面では，易怒性・がんこ・融通がきかない・保守的・自己中心的になる傾向がある。性格の変化には以前からの性格の一部が強調される場合が多いが，反対にやわらかくなり，かたよりがとれる場合もある。心身の機能低下により人の手を借りなければならないことから，依存的になったり，卑屈になったりし，独立自尊の感覚をそこなっていく悪循環も指摘される。

社会的側面　社会的には世代交代の時期にあるため，職場や家庭における権威や影響力が低下し，賞賛を得る機会は減少する。とくに仕事中心の価値観にしばられていた人ほど，定年を迎えて生活にむなしさを感じ，自己のあり方を見つめなおすことを迫られる場合もある。また，子どもの自立や配偶者の死去によって単身での生活が始まり，喪失感を体験することになる。しかし，**英知**あふれる高齢者は，若い世代を支える存在にもなっている。

2 発達の課題

老年期には，肉体の衰えや健康状態の悪化，職業生活からの後退，収入の減少，子どもの自立，配偶者の死など，さまざまな問題をかかえることになる。この時期の発達課題は，こうした問題に適応し，肉体的に満足な生活を送るための準備をすることである。また，同年代の人と明るい親密な関係を結ぶこと，社会的・市民的義務を引き受けることなども重要である。

老年期はともすれば孤独感や抑うつ感にとらわれやすいが，その一方で，義務や責任から解放されて，精神的自由や時間的ゆとりをもてる時期でもある。本来の自分自身を取り戻し，のびやかな気持ちで生活し，生活のなかで少しでも生きがいを見いだそうとする前向きな姿勢や態度が，積極的な生き方につながっていく。

統合 対 絶望　エリクソンは老年期を「**統合 対 絶望**」の葛藤の時期とし，生涯を完結するための重要な時期と位置づけた。いままでの自分の仕事や家庭，ライフワークなどを総合的にふり返ることによって，自分の人生を受け入れて，肯定的に統合しなければならない。**統合**を獲得できれば心理的な安定が得られ，人間的な円熟味やおだやかさが得られる。失敗すると後悔や挫折感をおぼえ，**絶望**を感じることになる。安定した適応性が形成されてきた人にとっては，活動力の低下はそれほど大きなマイナス要因にはならず，むしろ，よい人生に自分を統合していくことに関心が集中する契機にもなる。

3 心理・社会的問題

この時期は，身体・精神のさまざまな変化に社会的要因が加わって，危機状態にいたりやすく，認知症・高齢者のうつ・閉じこもり・社会的孤立・自殺などが生じやすい。

認知症 認知症とは，人が長い時間をかけて積み重ねてきた記憶や知能などの精神的な能力が低下するもので，血管性認知症やアルツハイマー型認知症がある。記憶力や理解力の低下をはじめとし，しだいに感情のコントロールができなくなったり意欲がなくなったりする。さらに進行するに伴って，日常生活に支障をきたすようになるなど，さまざまな問題が発生する。認知症では脳の萎縮（いしゅく）などの器質的な障害がみられ，正常な老化現象としての「もの忘れ」とは異なる。

セルフネグレクト ひとり暮らしの高齢者のなかには，生活に関する能力や意欲が低下し，しだいに自分で身のまわりのことをせずに放置する例がある。これは，「**セルフネグレクト**」(**自己放任**)という。地域から孤立するだけでなく，家族からも阻害されて，孤独死につながる場合もある。

自殺 高齢者は老いを嘆き，病気や死の不安におびえ情緒的に不安定になりやすい。こうした苦悩が原因となって，わが国では老年期の自殺率が高い。

D 心の健康と環境

個人の欲求と社会環境 人が社会生活を送るためには，個人の欲求とそれを取り巻く社会環境の要請をうまく適合させる必要があり，それがうまくいかない場合には心の健康をそこなうことがある。ここでは，家族・学校・職場・地域社会という環境と心の健康との関係について説明する。

「生きにくさ」の拡大 近年の社会状況として，さまざまな領域における「格差」の拡大が指摘されている。とくに非正規雇用の増大や社会保障の縮小などによる経済的格差の深刻さが知られている。また，教育格差や雇用の不安定化，社会の寛容性の低下などにより若者が将来への希望をもちにくい社会になっているといわれている。そのうえ，人間関係の希薄さ，家族の結びつきの脆弱化などがみられており，それが「**生きにくさ**」の拡大につながっている。実際に，収入の低い人，人間関係の希薄な人ほど心理的健康状態がよくなかったという調査結果があり，心の健康をそこないやすい社会状況になっているといえる。

1 心の健康と家族

家族のかたち わが国では，かつては3世代世帯の大家族が多くみられたが，現在では夫婦と子どもからなる世帯，夫婦のみの世帯，1人親と子どもからなる世帯など，少人数の核家族世帯が増えている。家族のかたちは時代とともに変化す

るものであり、そこに決まりはなく、個人がともに生きていこうと決めた人たちが家族の構成員だといえる。血縁関係・婚姻関係だけでなく、内縁関係や同棲関係など、さまざまな関係がある。

家族の多様化の一方で、家族の凝集性(つながり)が弱まっているといわれる。わが国では年々離婚率が上昇しており、とくに若い世代の離婚が多い。また、成熟期以降の離婚も増加している(いわゆる「熟年離婚」)。

離婚による経済的困窮が深刻化しており、経済協力開発機構(OECD)の調査では、わが国のシングルペアレントの貧困率は、OECD加盟国で最も高い[1]。とくにフルタイムでの就業が困難であったり、働いても貧困から抜け出せないワーキングプアの状態であったりすることが大きな原因である。このような貧困が子どもの養育環境の悪化や教育の格差、生きにくさの拡大につながりやすい。

家族の役割と特徴 家族は人間関係の基盤であり、子どもの養育や、病人や高齢者の介護などを行う機能をもつ。また、家族成員にはおのおのの役割があり、父親・母親がいなくなれば、その役割を誰かが肩がわりしなければならない。お互いにたすけ合い、協力して働いたり、ともに苦労したりすることによって、家族のきずなはより緊密になり、信頼関係がつくられていく。ただし、家族は生活をともにしていることが多いがゆえに、精神的な距離が近くなりすぎる場合もある。互いの個性や特徴がかえってわかりにくくなったり、その人がいなくなってから、その存在が必要であることがわかったりする。

① 家族がかかえる問題

家族は一般的に愛情で結ばれた関係とされているが、その一方で、実際には暴力や虐待が発生する家族もある。家族内に生じた緊張や対立は、心の健康に影響を及ぼすことがある。

発達的な危機 家族の成員の成長発達過程において危機が生じることがある。たとえば子どもが思春期・青年期になると、怒りっぽくなったり、口をきかなくなったり、悩みを家族に話さなくなったりする。このようなとき、家族はひととき困ることになるが、うまく距離をとりつつ見まもることによって、子どもはやがて精神的に自立していく。

状況的な危機 子どもの誕生や教育問題、家族の転職などの状況的な危機は、夫婦間や家族内の緊張や対立を生むことになる。教育問題や転職・独立についての意見の違いがあらわれるなど、環境の変化やできごとによって、家族成員の性格の違いや価値観の不一致に気づくこともある。

---

1) OECD:Child poverty. family database. 2014によると、わが国における子どもがいる現役世帯のうち、大人が1人の世帯の相対的貧困率は50.8%で(OECD加盟国平均は31.0%)、データがない韓国を除き最も高い。なお、厚生労働省:平成25年 国民生活基礎調査の概況によれば54.6%と算出されている。

■家族の接し方や感情表出(EE)

家族の感情表出(EE)　家族がその人に接する際の感情表現のしかたを**感情表出** expressed emotion（EE）という。家族の感情表出と精神疾患の関係を調べた研究があり，それによると情緒的な緊張のレベルが高い家族の場合，精神疾患の再発率が高いことがわかっている。

家族の誰かが心の健康を害した場合，ほかの家族が次のような感情表出をすると，本人の回復を遅らせたり，病気にさせてしまったりする。

①**批判的になる**　「なにもしないでぶらぶらしている」「いい歳をしてだらしがない」などのように，本人に対して不満や文句をあらわにする。

②**敵視する・敵意をもつ**　「いっそ，いないほうがいい」「病人のせいで私の一生はだいなしだ」など，本人の存在を否定するような言葉をぶつけたり，敵意をもった存在になる。

③**情緒的に巻き込む**　「この子はなにもできないから私がまもってあげないといけない」などと過保護・過干渉になり，情緒的にがんじがらめにして巻き込む。

家族は，本人が病気のためにできないことがあるという事実を受けとめ，1人でできることは自分でするように励まし，あせらずにあたたかく見まもる姿勢が大切である。

■共依存

共依存とは　家族の一員が病気になったとき，ほかの家族がいつも以上に気づかい，自分のことよりもその家族の回復のために一生懸命になることは，あたり前のことである。しかし健康な家族関係では問題のない「支え合い」が，回復を妨げる人間関係の病になって表出する場合がある。これが**共依存**である。

共依存という概念は，もともとアルコール依存症者とその家族（とくに配偶者）のある種の関係性を示すものである。依存症者が依存対象にとらわれているのと同時に，配偶者は「依存症者をどうにかすること」にとらわれ，結果として依存を助長する状態をいう。わが国では，良妻賢母という言葉に象徴されるように，古くから「相手に尽くす」ことは美徳とされてきたため，自分を犠牲にして相手のためにがんばり，結果として相手の力を奪ってしまうという問題には気づきにくかった。

否認　依存症患者と家族には，依存以外の問題（対人関係，コミュニケーション，内面）をみとめない（**否認**）という特徴がある。事実をみとめなかったり，歪曲・過小評価したり，依存行為に理由をつけて問題をすりかえ，「自分には問題がない」と思ってしまう。「夫（彼，息子など）は，ギャンブルさえしなければいい人（いい子）なんです」などのように，依存さえとめてしまえば問題はないと考えることがその例である。

❷ 配偶者への暴力（ドメスティックバイオレンス〔DV〕）

ドメスティックバイオレンス domestic violence（DV）とは，身体的暴力だけでなく，精神的暴力（人格を否定する暴言を吐く，無視する，「殺してやる」といった言動でおどすなど），性的暴力（性行為の強要，見たくないポルノビデオを見せる，避妊に協力しないなど），社会的隔離（通信手段を奪うなど）などの行為をさす。男女いずれもが被害者になりうるが，女性が被害者となる場合が多い。DVによる心身の健康への影響としては，身体的な受傷はもちろんのこと，うつ病や外傷後（心的外傷後）ストレス障害（PTSD），自尊感情の低下など，心の健康の障害も大きな問題となる。また，その子どもの心身の健康への影響も問題である。

一般的には「暴力はわるいもの」と認識されているが，夫婦間においては「理由によってはゆるされる」「これぐらいはだいじょうぶだろう」と思われることがある。人を力で支配することは間違ったことであり，暴力は相手を傷つけ家族を崩壊させることを十分に認識することが重要である。2001（平成13）年に「**配偶者からの暴力の防止及び被害者の保護に関する法律**」（**DV防止法**）が施行され，行政での配偶者間暴力相談支援センターの設置や被害者の保護命令が定められた。

❸ 児童虐待

定義・実態　**児童虐待**とは，満18歳に満たない者に対して，親または親にかわる保護者によって，非偶発的に（単なる事故ではない，故意を含む），児童に加えられた，①身体的虐待，②性的虐待，③ネグレクト（養育の放棄・拒否・怠慢），④心理的（情緒的・精神的）虐待などをいう。このうち，2種類以上の虐待が重複して行われることが多い。児童相談所によせられる児童虐待相談の対応件数は，「児童虐待防止法」施行直前の1999（平成11）年度には年間11,631件であったが，2018（平成30）年度には159,850件に上り，心中を除くと52人の子どもが虐待により死亡している（●図1-6）[1]。

虐待であるかどうかの判断はむずかしい場合があるが，子ども・保護者の状況や生活環境などから総合的に判断する必要がある。また，「しつけのつもりだった」などの親の意図ではなく，子どもの側にたって身体的・精神的結果の有害度を判断することが重要である。

対策　2000（平成12）年に「**児童虐待の防止等に関する法律**」（**児童虐待防止法**）が施行されて以降，さまざまな施策が推進されている。2005（平成17）年，厚

---

[1] 厚生労働省：2019年8月 報道発表資料．子ども虐待による死亡事例等の検証結果等について（第15次報告）及び児童相談所での児童虐待相談対応件数＜https://www.mhlw.go.jp/stf/houdou/0000190801_00001.html＞＜参照 2020-11-11＞による．

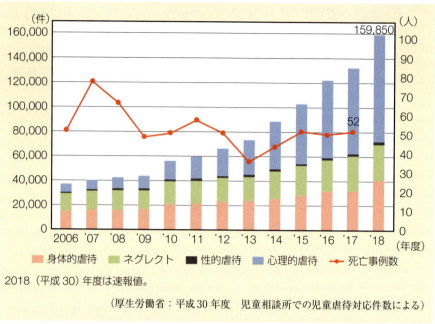

◯ 図1-6　児童相談所での児童虐待相談対応件数と死亡事例数の推移

生労働省は児童虐待などへの取り組みを強化するために，子どものあざや傷の有無，成育状況，栄養状態などから総合的に虐待の兆候や発達上の問題点を見抜き，適切な援助と自立支援につなげられるよう，はじめてのガイドラインである「子ども虐待対応の手引き」を作成した。2013(平成25)年には，民法の改正による親権停止制度の新設などに合わせて改正した。

2018(平成30)年には，3月に東京都目黒区で虐待死事件が発生したのを受け，7月に子どもの安全確認の徹底や児童相談所と警察との情報共有の強化などを盛り込んだ「児童虐待防止対策の強化に向けた緊急総合対策」が取りまとめられ，2018年12月に，新たに市町村の体制強化を盛り込んだ「児童虐待防止対策体制総合強化プラン」が策定された。

❹ 引きこもり

引きこもりとは，仕事や学校に行かず，家族以外の人と接することがほとんどなく，6か月以上続けて家に引きこもっている状態をいう。病気や家庭環境・成長過程・人間関係の問題などがきっかけや原因になっていることが多い。外界からの遮断によって，本人にとって安全な環境を維持しようとしている状態ともいえる。家族が世間体を気にして誰にも相談せずにかかえ込み，一層引きこもりが悪化することがある。食事の拒否，器物破損や自傷行為などと，行動がエスカレートする例もみられる。

第三者への相談にあたっては，本人をむりやり外に連れ出すのではなく，まず家族が精神科医・スクールカウンセラー・学校の担任などに相談し，本

人の意志で相談に来ることができるような方策(動機づけなど)を一緒に考えていく必要がある。

近年,引きこもりの長期化などの結果,40歳以上の中高年の当事者が多数存在することが注視されている。とくに親が80代で当事者が50代以上の例については,生活破綻や孤立死などの問題が多く発生しており,「8050(ハチマルゴーマル)問題」として,実態把握と対策が急がれている。

2 心の健康と学校

学校は,人が人格を形成し,社会生活に必要なことがらなどを学ぶ場所であり,子どもたちはそこで社会性を身につけるための重要な時間を過ごす。現在,わが国における高等学校への進学率は97%をこえており,多くの子どもが十数年以上,1日の多くの時間を学校で過ごしている。

① 不登校

不登校とは「なんらかの心理的,情緒的,身体的あるいは社会的要因・背景により,登校しない,あるいはしたくともできない状況にあるため年間30日以上欠席した者のうち,病気や経済的な理由による者を除いたもの」と定義される(文部科学省)。2018(平成30)年度の不登校の小・中学生は164,528人に上り,これは小学生の0.7%(144人に1人),中学生の3.6%(27人に1人)を占める(図1-7)[1]。不登校のきっかけは,友人関係をめぐる問題,学業の不振,教師との関係をめぐる問題など,学校生活にかかわるものが多い。

不登校の児童・生徒への支援としては,学習指導,進路相談,スクールカウンセラーの配置,教育支援センター(適応指導教室)の整備,就業を含めた技術指導,民間のフリースクールなどがある。保健室登校,特別教室および一部のフリースクールへの通学を,小学校および中学校が出席扱いとしている場合もある。なお,これまで不登校という表現は小・中学生を対象に使われていたが,現在では高校生・大学生についても使われるようになってきている。

② いじめ

定義 学童期・思春期における精神保健上の大きな問題にいじめがある。いじめには不明確な点が多く,定義することはなかなかむずかしい。子どもが仲間になんらかの加害行為を加えた場合,性急にそれがいじめととられてしまうことがある。単なるふざけ合いがいじめとみなされたり,よくあるけんかが

---

1) 文部科学省:「児童生徒の問題行動等生徒指導上の諸問題に関する調査」平成30年度.2019.

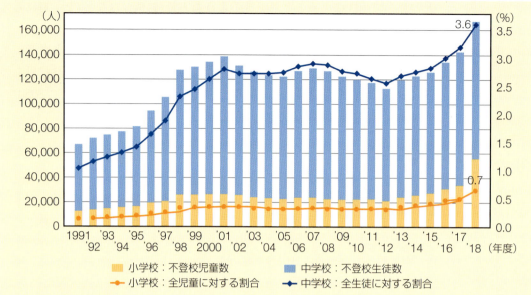

◯ 図 1-7　不登校児童生徒数の推移

疑わしい目でみられたりする。反対に，真実のいじめが遊びと誤認されたり，友だちどうしにつきものの仲たがいと間違えられたりもする。可視的でありながら，認識の目からたやすくこぼれ落ちてしまうのがいじめの実像であるといえよう。

内容・要因　今日，問題となっているいじめは，過去のいじめと質的に違うといわれている。その特徴は，①日常化とゲーム化，②構造化と集団化，③巧妙化と陰湿化，④長期化，⑤正当化などである。また，最も大きな問題は，いじめの早期発見が困難なことである。

1975（昭和 50）年ごろから少年非行の急増に並行して，公立中学校では校内暴力が目だっていた。その後，学校側の管理生活指導体制が強化された結果，校内暴力は急激に沈静化したものの，1985（昭和 60）年ごろからいじめの問題がクローズアップされるようになった。教師への暴力が抑止された結果，暴力は次の被害者である弱い生徒に移行したのである。それ以降，いじめの被害者たちの登校拒否や自殺などが急増した。

いじめは被害児童への明らかな人権侵害である。加害者への指導，被害者への援助など，事態への適切な対策・対応が求められている。

発達障害児と　発達障害児は，他人との意思疎通や対人関係の形成，社会生活への適応が
いじめ　困難である。強引にほかの子どもたちと一緒の集団活動に参加させると，人

とのかかわりの困難さが顕著になってしまいがちであり，その結果，いじめにつながってしまうことがある。実際に，いじめられている児童が発達障害児であるケースがめずらしくないと報告されている。これには，学校の教師が発達障害について十分な理解や知識をもっていないため，発達障害児に適切な対応ができていないという背景がある。

③ スチューデントアパシー

思春期・青年期は，身体的な成熟や友人・異性との人間関係，将来の進路選択の悩みなどで不安定な落ち着かない気持ちになりやすい時期である。また，この時期の人の一部にみられる傾向として，無気力・無関心・無感動の「三無主義」がある。こうしたことから，**退却神経症**（◎24ページ）が生じることがあり，学生の場合は**スチューデントアパシー**とよぶ。意欲が減退して無気力になり，極端な場合は社会から引きこもってしまい，家から一歩も出なくなる。しかし，無気力になるのは自分が本当にしなければならないことに対してであるという，いわば選択的無気力が多いのが特徴である。

③ 心の健康と職場

第二次世界大戦後のわが国においては，復興のために経済発展をとげることが社会から個人に求められた。仕事に邁進する人々が高度経済成長期以降のわが国の原動力となってきたのである。

しかし高度経済成長期からバブル経済期になったころ，仕事に没頭した結果，健康を害したり過労死したりする人の存在に社会の目が向けられるようになった。仕事に没入することの危険性が指摘され，健康をそこなってまで就労することの是非が問われるなど，社会問題となった。近年では，不安定な雇用状況や過労を原因とする，うつ病などの精神疾患が，職場における大きな健康問題となっている。

私生活を犠牲にする労働は過労死や自殺，精神疾患の発症などの悲劇につながりやすいことから，2007（平成19）年，内閣府によって**ワーク-ライフ-バランス**（仕事と生活の調和）を目ざす取り組みが始まった。多くの企業で育児休業制度など仕事と育児を両立しやすくする制度の設置や，有給休暇の取得励行，定時退社励行などの取り組みが行われている。

① ワーカホリック（仕事依存症）

ワーカホリック workaholic（仕事依存症）とは，仕事 work とアルコール依存 alcoholic の2つの言葉の合成語である。生活場面で生じるストレスを仕事において解消しようとし，社会生活でのさまざまな葛藤を仕事によって回避しようとするなど，仕事を生きがいにしている状態をいう。

ワーカホリックに陥りやすい人は，仕事にかわるほかの活動をもち合わせ

ていないため,仕事に重心が傾き,社会生活とのバランスを保つことがむずかしい。また,アルコール依存を併発していることも多く,家庭崩壊をまねく可能性が高い。失業や退職により仕事がなくなったときには強いストレスを感じ,抑うつ状態に陥りやすい。この場合は家族関係の修復や調整,仕事を失った心のすきまを埋める新しい生活への学習支援などが必要になる。

2 燃え尽き症候群

燃え尽き症候群 burnout syndrome(バーンアウト)[1]とは,仕事において精神的ストレスの強い状況が長期間続き,しかも思うような成果があがらず,葛藤を繰り返したのち生じやすい,自信や気力の喪失状態をいう。対人専門職や,仕事優先でがむしゃらに働く,いわゆる「会社人間」で,挫折を経験せずに順調に出世した人が突然に燃え尽きるというケースも多い。気力の糸が切れたようになり,これまでとは別人のように精気を失う。不眠症状が強くなり,仕事にもミスが目だつようになる。過労死や突然死,自殺の危険性もある。息抜きの習慣を身につけることや,仕事以外にも人生の意義を見つけることが大切である。

3 職場のメンタルヘルス

メンタルヘルス不調の現状●「平成28年度 労働安全衛生調査」によると,メンタルヘルス不調により連続1か月以上休業した労働者の割合は0.4%,退職した労働者の割合は0.2%であった。産業別にみると,連続1か月以上休業した労働者は「情報産業」が最も高く(1.2%),退職した労働者は「医療・福祉」が最も高くなっている(0.4%)。メンタルヘルス不調の原因は,職場の要因・個人の要因などが複雑にからみ合っている場合が多い。しかし長時間労働や深夜残業などの労働環境が原因となることもあり,個人のセルフケアだけでは対応に限界がある。予防や職場復帰対策を含めた,**職場におけるメンタルヘルスケア**が重要である。

対策● 労働者のメンタルヘルス不調の問題は,個人の責任だけでなく,企業の責任でもある。厚生労働省は**「労働者の心の健康の保持増進のための指針」(メンタルヘルス指針)**を2006(平成18)年に策定し(2015〔平成27〕年に改正),事業者に対して,労働者の健康保持増進のための計画の策定,推進体制の確立などの取り組みの強化が求められた。

また,労働者の安全と健康の確保を充実させるために,事業者に対して,全労働者の心理的な負担の程度を把握するための検査(**ストレスチェック制度**)の実施が義務づけられた。この制度の目的は,労働者のメンタルヘルス

---

1) もともとは看護師・医師など対人援助を行う専門職のメンタルヘルスに関する概念だったが,最近ではそれ以外の職種においても広く使われている。

不調の未然防止（一次予防）や，労働者自身のストレスへの気づきを促すこと，ストレスの原因となる職場環境の改善につなげることである。検査の結果，医師の意見を聞き，必要に応じ就業上の措置をとることが事業者の責任となる。

4 心の健康と地域社会

かつてのわが国の地域社会は，集落ごとに形成された村社会であり，生活に必要な資源や環境を共有し，お互いにたすけ合い，秩序を維持して生活していた。しかし高度経済成長期以降，産業構造の変化や交通の発達・自動車の普及などにより村社会は徐々に崩壊し，都市化が進んでいった。都市近郊の地域には都市部に勤める人が転入し，現在では，住んでいる地域とは異なる場所で仕事や買い物をすることがあたり前になっている。さらに近年は，インターネットの普及により，地域や国家という地理的な境界をこえて，複数の社会やその構成要素が結びつくようになってきた。

こうした変化は人々の間に新たなつながりを生み出しているが，その一方で，地域における人々の結びつきは弱まる傾向にある。遠方のショッピングセンターで買い物をする人が増え，地域の商店街の小売店が閉店するといった状況はその一例といえよう。その結果，隣人トラブルの増加，独居高齢者の孤立などの問題が生じている。子育て，高齢者福祉，環境問題への対応といったさまざまな課題に対応するため，地域における住民のネットワークづくりが行われている。

5 心の健康と災害

2011（平成23）年の東日本大震災では，医療支援だけでなく，心のケアの必要性から，精神科医・看護師・臨床心理士などの精神保健関係者による**心のケアチーム**が活動した。

災害が心にもたらす影響は，錯乱，恐慌状態などの急性ストレス反応から，うつ病や心身症，適応障害や心的外傷後ストレス障害（PTSD）までさまざまなものがある。こうした心理的な反応は，突然おきた異常な状況に対する正常な反応である。被災者の訴えは，不安や抑うつだけでなく，不眠・食欲不振・頭痛・肩こりなどの身体症状としてあらわれる。血圧が高くなる，胃・十二指腸潰瘍が悪化するなど，心理的ストレスから身体の病気が悪化することもある。

災害後のケアにおいては，被災地に直接出向いて（アウトリーチ），メンタルヘルスの具体的なニーズを掘りおこし，必要とされる支援に取り組むことが大切である。

まとめ

- 1990年ごろより，うつ病やそれによる自殺が大きな健康問題であることが認識され，世界的にメンタルヘルス対策への関心が高まっている。
- 人は現実や環境にうまく適応できないと，不適応状態となり，葛藤が生じて自我がおびやかされ，防衛機制などの心理的防御によって心の均衡を保とうとする。
- 人はストレスにさらされると，心理的な負担を減らすためにストレス対処行動をとる。
- 人には発達の過程において達成しなければならない，いくつもの課題（発達課題）があり，適切な時期に課題の達成ができれば自信が生まれ，達成できなければ劣等感や挫折感が生じて脆弱性を高める。
- その人を取り巻く社会環境（家族・学校・職場・地域社会など）が，その人の心の健康に大きな影響を及ぼす。

復習問題

1 次の文章の空欄を埋めなさい。

▶（①　　　　）は，もっともらしい理屈をつけて自分の失敗や体験を正当化しようとする防衛機制である。

▶社会的に認められない欲求を，ほかのかたちにおきかえて実現する防衛機制は（②　　　　）である。

▶精神保健における予防概念では，社会復帰の促進は（③　　　）次予防にあたる。

▶乳児期は，養育者とのあたたかい交流を通じて養育者に（④　　　）を形成する時期である。

▶（⑤　　　　　　　　）とは，「自分とはなにか」という自己への問いへの答えを意味し，青年期以降，試行錯誤しながら徐々に確立されていく。

▶家族がその人に接する際の感情表現の仕方を（⑥　　　　　　）といい，これが（⑦　　）い家族では精神疾患の再発率が高いとされる。

2 左右を正しく組み合わせなさい。

①バーンアウト　・　・Ⓐ汚名・烙印
②エンパワメント・　・Ⓑ力づけ
③スティグマ　　・　・Ⓒ燃え尽き症候群
④イド　　　　　・　・Ⓓ本能的欲求

3 次の発達段階にあてはまる心理・社会的危機をⒶ～Ⓓから選びなさい。

①乳児期　〔　〕　②学童期　〔　〕
③青年期　〔　〕　④前成人期〔　〕

Ⓐ親密性 対 孤独　Ⓑ勤勉 対 劣等感
Ⓒ信頼 対 不信
Ⓓ同一性 対 同一性混乱

第2章 精神看護の特質

学習目標
- 人の心を看護の対象とする精神看護の特質をつかむ。
- 精神看護を提供する看護師に必要な資質・能力を理解する。
- 精神疾患の患者数や動向，精神医療・看護の動向を理解する。
- 患者と援助関係を構築し，その援助関係のなかでの治療的なかかわりやはたらきかけを行うこと，患者の心情や思いを知り，患者の希望する生活の実現に向けて患者を支え，たすけることが，精神看護の役割および機能であることを理解する。

A 精神看護とはなにか

1 精神看護とは

　精神看護は，心の健康に問題をもち援助を必要としている人の回復をたすける活動である。回復とは，その人が心の健康を取り戻すこと，心の問題をかかえながらも，それをじょうずにコントロールして地域生活を送ることができるようになること，人生や生活における夢や希望，願いを見いだし，それをかなえるために必要な行動を見つけ，その行動ができるようになることをいう。

　また精神看護は，精神科治療を受ける患者[1]に安心できる環境を提供し，十分な休息をはかりながら，地域生活に戻ることを見すえ，援助関係における治療的かかわりのなかで，自分のことを自分でする（セルフケア）力をつけること，たとえば日常生活行動の自立や健康の維持・管理の方法の獲得，社会性の拡大などを援助する活動である。

　精神看護の対象は，医療機関において精神科治療を受ける患者だけでなく，

---

[1] 精神看護の対象者は，精神疾患の患者であり，かつ精神障害の当事者でもあることが多く，看護の提供の場に応じて，患者・当事者などさまざまなよばれ方をするが，以後は基本的には患者を使用する（障害に焦点をおいた説明では当事者も用いる）。なお，公的統計や法制度においては精神障害者と呼称されることが多いため，その部分の説明では精神障害者も用いる。

施設や地域で生活している精神障害の当事者，あるいは精神科治療を受けた経験はないが心の健康に問題をもつ人も含む。

2 看護師に求められるもの

資質と要件● 精神看護を提供する看護師は，精神看護においては，看護そのものが患者の精神状態に直接の大きな影響を与えるという重要性を十分に理解することが必要である。患者から信頼され，患者に安心して心を開いてもらうためには，看護師自身が成熟した自我や，円満で調和のとれた人格，専門職としての高い倫理性，患者の人権を擁護する姿勢をもたなければならない。

精神看護においては，患者に寄り添い，信頼関係を構築することが，すべての援助関係の前提となる。

寄り添うこと● 患者に「寄り添う」とは，患者の気持ちや思い，希望に共感（◯56ページ）することであり，たとえば相手が「つらい」「悲しい」と感じているときには，その気持ちを理解するだけでなく，自分も同じ感情をいだくことである。また，患者が，たとえば医師やほかの患者とうまくコミュニケーションできないでいる，精神症状で身動きがとれないでいる，かたよった行動を繰り返しているとき，患者の心情を推測し，その意味を理解しようとすることでもある。

信頼関係の構築● 看護師が患者に円滑な援助を行うためには，患者との信頼関係の構築が重要である。とくに患者が，地域生活を見すえてセルフケアを拡大し，自分の将来に夢や希望を見いだし，人生を取り戻すことをたすけるにあたっては，患者との心の交流が欠かせない。

患者を理解し，患者との関係を一歩一歩築いていくためには，コミュニケーションが重要である。コミュニケーションとは，患者と会話することだけをさすのではなく，患者の気持ちを察したり，相手の状態に合わせてじょうずに距離をとったりすることなど，患者とのかかわり全般を含む。

B 精神看護の動向

1 精神看護の対象者

精神看護の対象は，心の看護を必要としているすべての人であるが，そのうち精神疾患の患者（あるいは精神障害者）については，公的統計などにより総数や疾患（障害）ごとの数，外来か入院かなどの実態および動向を知ることができる。

なお，精神疾患と精神障害という2つの言葉が混在するが，これを明確に使い分けることは困難である。どちらも英語は mental disorder であり，基

本的には「疾患」としてとらえるか、「障害」の面を中心にとらえるかの違いである。障害者福祉制度の対象者であるか否かなどむずかしい問題はあるが、この本では基本的に同義と考えてほしい（詳しくは●Column「精神疾患と精神障害」）。

患者数● わが国の精神疾患患者の総数は、約 419 万人と推定される。これは人口 1,000 人あたり 33 人となる。うち、外来患者は約 389 万人、入院患者は約 30 万人である（「平成 29 年　患者調査」による、●図 2-1）。

疾患別構成割合● 疾患の内訳に目を向けてみると、外来患者では気分［感情］障害（躁うつ病を含む）や神経症性障害、ストレス関連障害および身体表現性障害の割合が高い。近年は、外来における気分［感情］障害（躁うつ病を含む）の患者数が増加しており、2002（平成 14）年度から 2017（平成 29）年度にかけて、その数は約 2 倍となっている（●図 2-2-a）。入院患者では統合失調症、統合失調症型障害および妄想性障害が 5 割以上を占めている（●図 2-2-b）。

平均在院日数● また、精神疾患患者に特徴的なことは、入院期間の長さである。2018（平成 30）年のわが国の病院の平均在院日数は 27.8 日であるが、病床の種類別にみると精神病床は 265.8 日と突出して長い（「平成 30 年　病院報告」）。また「平成 29 年　患者調査」から傷病分類別の退院患者の平均在院日数をみると、「精神及び行動の障害」は 277.1 日と最も長く、次に長い「神経系の疾患」（アルツハイマー病を含む）81.2 日、「循環器系の疾患」38.1 日と大きな差があることがわかる（●表 2-1）。

Column

精神疾患と精神障害

精神疾患とするか精神障害とするかについては、国際的な診断基準の邦訳でも分かれている。アメリカ精神医学会（APA）が作成する「精神疾患の分類・診断マニュアル」（DSM-5）の日本語版[*1]は、mental disorder を「精神疾患」と訳している（個々の疾患については「症」「障害」の併記を基本としている）。一方、WHO が作成する「疾病及び関連保健問題の国際統計分類（国際疾病分類）」の第 10 版（ICD-10）では、mental and behavioural disorders を「精神および行動の障害」と訳すなど、より「障害」という面を強調している。わが国の行政では、基本的に ICD-10 に準拠して「精神障害」を用いている。

疾患と障害のどちらの面を中心に考えるかは、mental disorder の原因がいまだ多くの部分で解明されていないことにも関係があるだろう。すなわち、「疾患」が中心なのか、あるいは「障害」を中心にとらえるべきかの明確な区別がされていない状況である。

ちなみに英単語としての disorder は「疾患」や「障害」を意味せず、それよりも軽い「不調」といった意味である。

*1　日本精神神経学会　日本語版用語監修：DSM-5　精神疾患の診断・統計マニュアル.医学書院，2014.

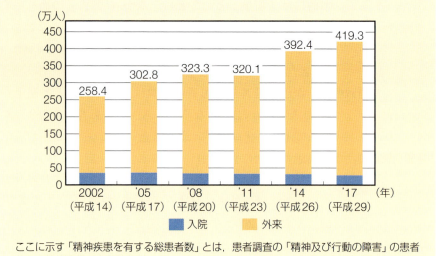

○ 図2-1 精神疾患を有する総患者数の推移

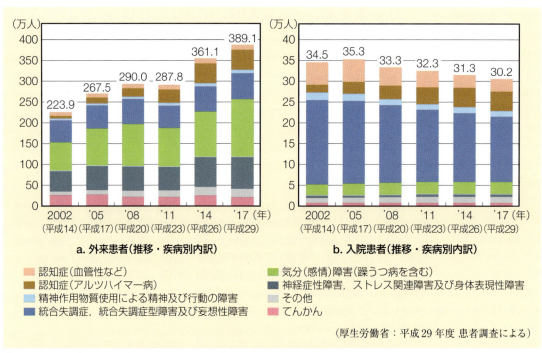

○ 図2-2 精神疾患を有する外来・入院患者数の推移（疾患別内訳）

2 精神医療・看護の動向

精神医療の動向● わが国における精神看護活動の場は，かつては病院が中心であった。しかし「精神保健法」の施行（1987〔昭和62〕年）以降，精神障害者の地域生活を

表 2-1 傷病分類別にみた年齢階級別退院患者の平均在院日数（一部抜粋）

（単位：日）　　　　　　　　　　　　　　　　　　　　　　　　　　　2017（平成29）年9月

傷病分類	総数	0〜14歳	15〜34歳	35〜64歳	65歳以上	75歳以上（再掲）
総数	29.3	7.4	11.1	21.9	37.6	43.6
感染症及び寄生虫症	24.6	4.4	10.2	18.2	36.0	40.3
新生物	16.1	14.3	10.2	12.0	18.2	21.5
悪性新生物（再掲）	17.1	21.6	15.9	13.0	18.6	21.8
血液及び造血器の疾患並びに免疫機構の障害	20.6	9.8	10.1	15.9	25.0	27.4
内分泌，栄養及び代謝疾患	26.6	4.7	10.7	16.3	34.0	39.3
精神及び行動の障害	277.1	44.4	56.7	186.3	495.4	520.9
血管性及び詳細不明の認知症（再掲）	349.2	－	－	284.1	349.8	340.0
統合失調症，統合失調症型障害及び妄想性障害（再掲）	531.8	167.2	106.5	301.6	1,210.6	1,692.2
気分［感情］障害（躁うつ病を含む）（再掲）	113.9	75.7	47.1	74.9	167.0	196.0
神経系の疾患	81.2	13.1	28.1	44.6	116.5	142.0
アルツハイマー病（再掲）	252.1	－	－	143.0	254.9	257.1
循環器系の疾患	38.1	9.4	12.4	20.3	43.3	52.9
呼吸器系の疾患	25.3	4.8	7.5	17.9	36.6	39.4
消化器系の疾患	10.3	4.5	6.3	7.6	13.3	16.0
筋骨格系及び結合組織の疾患	29.4	10.4	11.5	20.4	35.3	41.6
腎尿路生殖器系の疾患	20.8	8.2	4.7	10.2	28.5	33.1
損傷，中毒及びその他の外因の影響	31.1	3.8	11.0	20.1	41.3	45.4

（厚生労働省：平成29年 患者調査による）

支えるための福祉施策が進められた結果，精神看護の活動の場は病院から地域へと広がってきている。

　2011（平成23）年の「介護保険法」改正以降，高齢者を対象とした**地域包括ケアシステム**[1]の構築が進められている。これに合わせて，精神障害者にも対応した地域包括ケアシステムの構築を目ざすことが国の政策として明確にされ，2017（平成29）年にはモデル事業が始まっている。すでに長期入院精神障害者の地域移行が政策として進められているほか，地域でも多様な精神疾患に対応できるよう，医療機関・地域援助事業者・市町村などの連携による新たな地域精神保健医療支援体制の構築も進められている。

　これからの精神医療従事者は，従来のように1つの病院，1つの診療所と

---

[1] 地域包括ケアシステム：当事者にニーズに応じた住まいが確保され，そのうえで日常生活圏内に適切な医療や介護，福祉サービスその他の生活支援サービスが提供できるようなしくみのこと。

いう医療機関単位で患者の医療を考えるのではなく，地域全体で考える必要がある。そのためには精神医療従事者は，地域にどのような医療機関や施設，その他の社会資源があるかを把握し，そのうえで病院間，病院・診療所間，病院・施設間，医療職と地域の福祉職や支援者などの連携を進め，一緒に患者の医療を進め，支えていく体制をつくらなければならない。

精神看護の動向　精神看護の活動は，このような新たな精神医療の動きをふまえ，患者の精神症状や状態を改善しセルフケアを拡大する援助だけでなく，患者が希望する地域生活(たとえば就労やひとり暮らしなど)を実現するための支援に広がってきている。後者は医療というより生活支援という要素が強く，それに伴い精神看護の基本概念には，精神疾患からの回復を「援助」するという考え方だけでなく，人生や生活を取り戻す回復を「支援」するという考え方が含まれるようになってきている。後述するリカバリー(◯63ページ)やエンパワメント(◯64ページ)などがその例である。

すでに多くの看護師が，患者の自宅やグループホームなどの地域に出向いて看護を提供する訪問看護活動を展開している。訪問看護と福祉の連携により，たくさんの患者が地域での生活を実現している。就労したり結婚して家庭をもったりするなど，多くの患者が人生や生活を取り戻している。

看護師が地域で活動することはさまざまな効果を生む。たとえば精神障害者の雇用を考えている企業などに当事者と同行し，医療専門職の観点からさまざまな助言や説明を行えば，企業やこれまで精神障害とは縁のない生活を送ってきた人々に，精神障害についての理解を促すことなどができる。

C 精神看護の機能と役割

精神看護の機能と役割として，①患者に安心できる環境を提供すること，②患者の言動や状態をよく観察してケアにつなげること，③患者と信頼関係を構築すること，④患者の権利を擁護すること，⑤患者と援助関係を構築し，そのなかで治療的なかかわりを行うこと，⑥患者の精神的安定をたすけること，⑦患者のセルフケアの拡大をはかること，⑧患者の回復をたすけること，⑨患者の望む地域生活の実現を支援すること，⑩家族を援助すること，などがあげられる。

1 安心できる環境の提供

安心できる環境とは　心の健康について援助を必要としている多くの人は，精神的な危機状態に陥っている。その場合に，まず提供されなければならないのは，不安や緊張がやわらぐ，**安心できる環境**である。安心できる環境とは，誰にもおびやかされない，危害を加えられない，疎外されたりしない，安全でまもられてい

るなどと思え，ここちよい，やすらぐなどと感じられる静かな環境である。

安心できる環境の必要性　人は日々の生活において，対人関係の葛藤，学業や仕事における葛藤，さまざまな不安，欲求や願望の抑圧，疲労や睡眠不足など，さまざまなストレスにさらされている。そのなかで，人は意識的・無意識的に，ストレスを緩和する対処行動をとったり，ストレスが少なくなるように環境を調整したりしながら生きている。しかし，これらの対処や調整がうまくできず，心理的な負担が限界をこえると，精神的に不安定な状態となり，ついには危機の状態となる。

　精神的な危機状態に陥った人には，これ以上のストレスを回避し，心理的な負担を軽減できる環境が必要である。安心できる環境で十分に休息することで，安定した精神状態を回復することができ，そして療養に専念することができる。

回復のための「避難」　このようなことから，精神科病院への入院を回復のための「一時的な避難」と考えることもできる。

　たとえば，統合失調症(→82ページ)の患者は情報が過多であるといわれる。通常，人はにぎやかな場所でも，相手の話を聞くことができる。これは，無意識のうちに，多くの情報のなかから不必要な情報を取り除いているためである。しかし統合失調症の人の場合はそれができず，不必要な情報まで受けとってしまう。そのため，周囲の音に敏感になったり，周囲の人の声やしぐさ，表情などが気になったりし，それに「笑われている」「悪意をもたれている」などの意味づけがなされ，ついには妄想(→71ページ)や幻聴(→70ページ)などにつながっていくという考え方もある。

　情報に対する誤った意味づけは，ほかの精神疾患でもみられる。たとえばうつ病でも「避けられている」「自分は不必要な人間だと思われている」などの考えに発展することがある。そのため，一度，刺激の少ない環境に身をおくことは，症状の緩和や回復をたすける。

　看護師は，まずは静かで刺激の少ない，安心できる環境を提供し，患者に十分な休息を促す。心理面だけでなく，十分な睡眠や栄養，清潔の保持など，生理的ニーズを満たすケアを提供することも，安心できる環境に必要な要素である。患者は，そのような環境で徐々に自分を取り戻すことで，再び社会で適応するための回復をはかることができる。

2 観察

① 精神看護における観察とは

　看護師は，患者の日常生活における精神状態や行動について，チームの看護師と情報を共有しながら継続的に観察を行っている。

　精神看護における観察の特性の第一は，必要な情報の中心が患者の心の内

面や行動などの客観的な指標を得られにくいものであるため，看護師の観察がとくに重要であることがあげられる。看護師の綿密かつていねいな観察が患者の情報の重要部分を占め，治療や退院に向けた準備に大きな影響を与える。

　次に，患者の内面を知るためには，言動を客観的に把握するだけでなく，その意味を考えなければいけないという点である。「患者はなぜこう考えるのだろう」「なぜこんな行動をするのだろう」と患者の立場にたって考えることが重要である。また，どのような状況でそのような言動になったのかも考えなければならないし，そのための情報も把握していなければならない。

　最後に，看護師の個性や経験，価値観，患者との関係によって，得られる情報の違いが大きいということがある。そのため，精神看護においては，とくにチーム内での情報の共有が重要になる。「あの人はそう感じたのか」などと解釈の違いの意味も考えながら，よりよい看護につなげていく。

　このように，精神看護において観察はとても重要であり，「**精神看護は観察にはじまり観察に終わる**」ともいわれる。

❷ 観察の基本

■日常的な観察

観察項目　日常生活における観察項目には，①水分摂取・栄養摂取，②排泄，③体温・個人衛生，④活動と休息，⑤対人関係・社会性，⑥安全（自殺・自傷行為・他者への暴力など），⑦薬物の作用と副作用，⑧精神状態，⑨言動などがある。それぞれの具体的な観察内容は第5章（◯128ページ）で述べる。

五感を使う　看護師は，観察項目を意識しながらもそれにとらわれず，先入観や固定観念をもたず，患者の様子や言動のありのままを綿密にていねいに観察する。人はなにかを観察するとき，必ず五感（聴覚・視覚・味覚・触覚・嗅覚）をはたらかせているはずである。患者を観察する際も，この五感が非常に大切である。客観性を意識しながら，五感で情報を受けとる。

小さな変化を見逃さない　精神看護においては，薬物治療の奏功や劇的なできごとによって患者の症状や行動が改善することもある。しかし経過が長期にわたる例も多く，なかには治療によっても変化がみえないことがある。また，その症状や行動のかたよりが精神疾患によるものなのか個性に由来するものなのかがみえにくい場合もある。そのようななかで，固定観念にとらわれた観察によってよい変化を見逃し，その結果，回復の機会を逃してしまうこともある。看護師は，患者の心の小さな揺れ動きや，行動の小さな変化を大切に的確に観察し，見まもる努力が必要である。

事実や変化を集積していかす　また，観察した小さな事実や変化を継続的に集積することが大切である。たとえば，散歩やレクリエーションのとき，いままでは気づかなかった患者の一面を発見することがある。記録に残し，ふり返りや吟味を続けていくことで，その発見をいかす努力が必要である。

■言葉や行動の意味を考える

言葉だけではつかめない　患者は心の健康に問題をかかえ，心の看護を必要としている人である。心の看護を提供するためには，患者の内面を理解するように努める必要がある。患者がどのような気持ちでいるのか，どんな希望や思いをもっているのか，その心情をつかみたいと思うことが重要である。しかしこの場合，言葉で問いかけ，患者に言葉で説明してもらっても，往々にして答えが得られないことが多い。後述する患者との信頼関係の構築も大切だが，患者の心情は，患者本人の言葉による説明だけで理解できるとは限らない。患者の心情がつかめないと，日常的な援助の繰り返しで日々が流れ，患者がなにを求めているのかさえみえず，患者の行動にも変化や発展がないまま，経過だけが長期にわたるということになりかねない。

言動の背景を考える　患者の言葉や行動の背景を考えることも，観察の重要な役割である。患者のなかには自分が病気であるとは思っていない（病識がない）人，症状をうまく訴えることができない人，なにかにとらわれたりふりまわされたりして多様な訴えをする人がいる。患者の言葉や行動の意味を理解するためには，それを推測するだけの情報をもたなければならない。

　そのためには，第1章（◯4ページ）で学んだ心理学的な知識や，ふだんの観察の積み重ね，自身の経験など，あらゆるものを駆使する必要があり，精神看護にたずさわる看護師としての熟練性が発揮される部分である。患者の言葉や行動だけにとらわれず，意識的に五感をはたらかせることが必要である。また，患者の生活史（◯Column「生活史の重要性」），心情や行動の特徴，生活のリズムなどを把握したうえで，総合的な視点にたって解釈する必要がある。

■固定観念や決めつけを排除する

　観察の基本は，固定観念や決めつけをできる限り排除し，多くの発見につなげることである。たとえば，「いつもごろごろしていて作業療法やレクリ

Column

生活史の重要性

　生活史とは，その人がどのような時代に，どのような状況のなかで，どのように生きてきたのか，どのような生活を送ってきたかという，その人のこれまでの情報をいう。精神看護においては，患者の言動や状態の背景・要因の大半は過去や生活状況にあるため，患者へのはたらきかけに際して，その人の生活史を知ることが不可欠である。看護師は生活史の情報のなかから，その人の経験，人間関係，ものごとのとらえ方や考え方を知り，それらがその人の人となり（パーソナリティ）にどのように影響しているのか，現在の状態や言動につながる要因があるかをさぐる。また，その人の環境条件の強みや弱み，自我の成熟のレベル，不適応の構造，適応に役だつ性格特性や能力などについても推定していく。

エーションなどに参加しない」という事実についても，「意欲にとぼしい」などと決めつけるのではなく，「からだのぐあいがわるいのか」「人の集まりが苦手なのか」など，さまざまな理由を想定しながら観察を深める。もし薬が変更されたなどの事実があれば，薬の有害反応も考えられる。さまざまな理由を考えながら，「ぐあいがわるいんですか？ 心配です」などと聞いたりして，糸口をさがしていく。

　患者の心情がつかめなかったり状況がわかりにくかったりするときに，「うつ病のせいだ」「意欲低下は薬の反応だ」などと決めつけたくなるが，それによって変化の機会を失ってしまうことも多い。しかし，その状況の背景にはさまざまな要因があり，かかわり方をかえただけで，よい変化が生まれることも多いのである。

　患者にかかわっている自分を，自分のもう1つの別の目で外から客観的に観察するという感覚をもつことも，固定観念や決めつけの排除，深く広い観察のためには重要である。精神医学を対人関係の学問ととらえたサリヴァン H. S. Sullivan（1892〜1949）は「**関与しながらの観察**」という概念を提唱したが，精神看護における観察を考える際に貴重な視点を与えてくれる。

■ケアにつなげる

　看護師は，患者の言動の背景や状態を左右する要因をつかんだうえで，それをどのようにケアにいかすのか，またどのようなケアが患者の希望や思いにそうことができるのかを，つねに考えていく必要がある。そのためにも，よい観察・深い観察がすべての基盤であることを意識し，日々の看護活動を行っていく。

　情報やそれに基づく解釈は，共有し吟味することで，よりよいケアの提供につながる。つまらないことのように思えても，多くのスタッフに伝え，判断材料の1つに加えていくことが，より確かな，前向きな判断につながっていく。

3 信頼関係の構築

　精神看護の活動にあたって必要不可欠なのは，患者との信頼関係の構築である。患者との信頼関係の構築は，すべての看護において重要であるが，精神看護の場合は，患者と看護師との対人関係のなかで行われる観察や治療的なかかわりやはたらきかけが援助の中心となるため，とくに重要になる。患者と看護師との信頼関係は，患者が見まもられているという安心感をもてること，自分のことを考えてくれている，理解しようとしてくれていると思えること，そして，人としての尊厳や権利が尊重されていると思えることなどによって形成されていく。

　また，患者が精神的な危機状態から抜けたあとは，患者の権利の擁護，お

よび回復の促進のために，さまざまなことがらについて患者が自分で決定することが重要である。このような自己決定の尊重も，信頼関係の構築のために欠かせない要素である。

❶ 人間対人間の関係

精神看護の援助活動においては，患者との「**心の交流**」が大切である。「心の交流」は出会ってすぐになりたつものではなく，一連の過程がある。精神科領域を専門とした看護理論家**トラベルビー** J. Travelbee（1926〜1973）は，看護を対人関係のプロセスととらえ，患者や家族との**人間対人間の関係**を確立する過程において援助するものと考えた。そして，この人間対人間の関係は，看護師と患者の間の相互作用によって築かれ，次の4段階の過程を経て発展するとした。

①**第1段階　最初の出会い**　相互に観察と推論を行い，その発展によってさまざまな感情がわく。その後の段階に向けた基礎となる「第一印象」がつくられる。

②**第2段階　同一性の出現**　両者が結びつきを確立しはじめ，また相手と自分との類似や相違を認識しはじめる。

③**第3段階　共感** empathy　他者の一時的な心理状態に入りこんだり，分有したりして理解することをいう。一時的に他者と心理状態をともにするが，同一化はしない。距離は一定に離れながら，ともにあるという感覚をもつことである。相互理解という体験も含まれる。共感の最終段階では，相手の行動が予測できる。

④**第4段階　同感** sympathy　共感をこえた段階であり，相手の苦痛をやわらげたいという衝動がある。そして，相手の不幸や苦痛を救おうとする行動（看護援助）をおこす。

トラベルビーは，第4段階まで進んだのちの最終段階として**ラポール** rapport という状態にいたり，人間対人間の関係が確立するとした。ラポールとは，患者と看護師が，互いに人として認め合い，交流によって互いに人間として成長するような関係である。回復という目標に向かう「心の交流」があり，信頼関係に結ばれた関係といえる。ラポールの形成は，援助関係の構築（◯⑤「援助関係の構築と治療的かかわり」，54 ページ）の基盤となる。

❷ 信頼関係を構築するための基本的要件

患者との間に信頼関係を構築するためには，まず看護師が患者に関心をもつこと，また，患者から信頼を得られる態度でいることが重要である。

■関心をもつ

患者に「ひとりの人」としての関心をもつ。これは患者を看護の対象とし

てだけとらえて，看護活動に役だつ情報を聞き出そうとすることではない。患者を，精神疾患のある人という側面だけでなく「ひとりの人」としてとらえ，**好意ある関心**をもち，相手のことを知ろうとする態度である。この過程のなかで，看護師と患者は意思の疎通をはかれるようになる。

■信頼される態度

信頼とは，相手を「この人なら安心できる」「自分に不利なことはしない」と思うことである。患者から信頼されるには，次のような態度が重要である。

①**誠実である**　誠実であることは，すべての人間関係の基本である。患者は，看護師の言動に誠意があり言動に責任をもっていると思え，かつ自分の言葉が誠実に受けとめられると思ってはじめて，看護師を信頼しようと思う。

②**一貫性を保つ**　看護師は，患者に対する言動や態度に一貫性をもたなければならない。これは言動や態度をかえないということではなく，同じ原則を保つということである。看護師のあいまいな言動や態度は，患者の不安や混乱をまねき，それが看護師への不信感につながる。

③**相手を尊重する**　当然のことだが，患者を生まれながらの権利（人権）をもつ，かけがえのない「ひとりの人」として尊重しなければならない。これは同情やあわれみをもつということではない。同情やあわれみは自分を上位におき，相手を弱者として見くだす態度である。自分と対等な「ひとりの人」として患者を尊重してこそ，患者から信頼を得ることができる。患者が理解しがたい言動を繰り返したり，無気力になって身のまわりのことができなかったりしていたとしても，「病気がそうさせていて，本人もつらいだろうな」と考えれば，尊重できるはずである。

④**寄り添い見まもる**　苦しんだり困ったりしているとき，人は誰かにそばにいてほしい，たすけてほしいと思うものである。看護師がいつも気にかけてくれている，そばにいてくれると感じるだけで，患者は多少の安心感を得ることができる。「寄り添う」とは必ずしも物理的に近くにいることだけをさすのではなく，心理的な意味も含む。看護師が患者に寄り添い，見まもる態度を保ちつづけることで，患者は徐々に看護師を信頼するようになる（◯図2-3）。

⑤**価値観を押しつけたり評価的な態度をとらない**　看護師は，自分の価値観を押しつけたり，自分の善悪判断や価値基準によって評価的な態度をとってはならない。看護師が「こうすべき」と思っても患者がそうであるとは限らない。また「それはおかしいですよ」「もう大人なんですから」などの評価的な態度・言動は，患者を傷つけ，患者に不信感をいだかせる。看護師がこのような態度を示すにいたる背景には，経過が長期にわたっているのに患者に変化がみられず，「こんなにがんばっているのに」などと看護師自身が無力感をいだいている場合も多い。しかし評価的な態度をとればとるほど，患

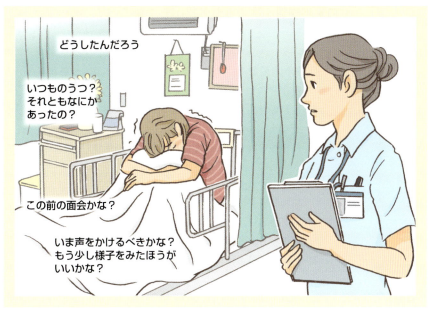

◯ 図2-3　患者に寄り添い見まもる

者との距離が遠くなり，よい結果を生まない。

4 患者の権利の擁護

　精神看護における看護師の大きな役割の1つが，患者の基本的人権をまもり，尊厳や権利を擁護することである。精神看護に携わる看護職をおもな対象とした職能団体である一般社団法人日本精神科看護協会は，精神科看護者

Column

患者との約束

　「①誠実である」で述べた，看護師が自身の言動に責任をもつことには，患者との約束をまもることが含まれる。患者は看護師の言動をきちんと受けとめ，記憶している。看護師が「来月になったらこうしましょう」などと言った場合，それは約束となる。もし果たされなければ「約束をやぶった」ことになり，患者は不信感をいだく。もしなんらかの事情で実現ができない場合は，事前に理由を説明してあやまる必要がある。
　また，患者がなにか個人的なことを看護師に話し，「このことは誰にも言わないで」と言うことがある。病状や話の内容にもよるが，基本的には患者の秘密をまもることが原則である。話を聞く前に，その情報が看護や治療のために欠かせないと判断した場合は，ほかのスタッフにも共有することを伝えることが望ましい。安易な約束はせず，迷った場合は主治医や看護師長に相談することが基本である。話を聞いたあとで「誰にも言わないで」と言われ，それがほかのスタッフと共有すべき情報だった場合には，共有することについて患者に了解を得る。

の倫理綱領を次のとおり提示している[1]。

精神科看護者の倫理綱領

1. 精神科看護者は，対象となる人々の基本的人権を尊重し，個人の尊厳と権利を擁護する。
2. 精神科看護者は，対象となる人々が説明と同意に基づき治療へ参画できるよう努める。
3. 精神科看護者は，治療過程において隔離等の行動制限が必要な場合に，それを最小限にとどめるよう努める。
4. 精神科看護者は，職務上知り得た秘密を守り，プライバシーを保護する。
5. 精神科看護者は，専門職業人として質の高い看護を提供するため継続して学習に努める。
6. 精神科看護者は，より有効な看護実践を探求するため研究に努める。
7. 精神科看護者は，家族や他の専門職との連携を図り，対象となる人々がその人らしく生活できるよう努める。
8. 精神科看護者は，専門的知識と技術をもって，社会の信頼と期待に応えられるよう努める。
9. 精神科看護者は，地域社会の人々にノーマライゼーションの観点から，精神保健福祉の普及に努める。
10. 精神科看護者は，看護専門職能人として地位の向上と看護水準を高めるため政策提言をおこなう。

　倫理綱領の 1〜4 までが患者の尊厳および権利の擁護に関する内容である。以下，それぞれを解説する。

　①精神科看護者は，対象となる人々の基本的人権を尊重し，個人の尊厳と権利を擁護する　基本的人権は人間が生まれながらにしてもつ権利であり，日本国憲法第 11 条において，すべての日本国民に保障されている。看護師は患者の権利をいかなる場面においても尊重しなければならない。精神科では患者の意思に反して治療を行ったり，患者をまもるためにその自由を制限しなければならなかったりすることもある（●第 5 章，134 ページ）。そのようななかで，看護師はつねに，患者の尊厳と権利をできる限り擁護しなければならない。また，精神疾患や精神障害者に対する社会の理解も十分ではなく，いまだ差別や偏見が根強く残る（●Column「スティグマの再生産・強化」）。患者が家族や親族を含む他者や社会から不利益をこうむったり生活を阻害されたりしないように，患者の権利の擁護者としての役割を果たさなければならない。

　②精神科看護者は，対象となる人々が説明と同意に基づき治療へ参画できるよう努める　患者は，自分の疾病や治療法，予後について知る権利があり，

1）一般社団法人日本精神科看護協会：倫理綱領．2004＜http://www.jpna.jp/outline/ethics.html＞＜参照 2018-10-17＞

また治療法を選択する権利をもつ（インフォームドコンセント⊃135ページ）。しかし，過去の長い間，精神疾患の患者に対しては，これらの権利を行使する機会が十分に与えられなかった歴史があり，現在の入院患者のなかにも，入院や治療についてほとんど説明を受けてこなかった患者が多くいる。精神疾患からの回復は，患者がみずから治療に参画し，適切な医療を受けることで果たされる。精神症状がはげしい場合に同意を得るのはむずかしいこともあるが，説明はできる。看護師はどのような場面でも，インフォームドコンセントの原則がまもられるように努めなければならない。

③**精神科看護者は，治療過程において隔離等の行動制限が必要な場合に，それを最小限にとどめるよう努める**　入院治療においては，身体的拘束や隔離室（保護室）への隔離，病棟・病院からの外出制限，来院者との面会や院外との手紙・電話の制限，持ち物の制限など，治療や安全管理上の必要から，さまざまな行動制限がなされる（⊃第5章C節，138ページ）。看護師は，行動制限が患者の基本的人権をおびやかすものであり，大きな苦痛や不安をあたえ，さらには身体機能の低下，自己決定能力や問題対処能力の低下という弊害をもたらすものであるという認識をもち，不必要な行動制限をせず，**最小限の制限**にとどめるよう，つねに努力しなければならない。

④**精神科看護者は，職務上知り得た秘密を守り，プライバシーを保護する**　精神科に限らず，医療職は職務上知り得た患者の情報を正当な理由なしに他者にもらすことは許されない。とくに精神疾患や精神障害については，いまだ社会の差別や偏見が残り，また医療者が治療や看護のために生育歴や家族歴などの個人情報に接する機会も多い。精神医療にかかわる者は，本人や家族がスティグマに苦しまないよう，厳重な秘密の保持，プライバシーの保護が必要である（⊃137ページ）。

Column

スティグマの再生産・強化

　第1章A節で述べたとおり，精神疾患に対する誤解や偏見をもつ人は多く，精神障害者は差別やスティグマに苦しんでいる。わが国においては2013（平成25）年に「障害を理由とする差別の解消の推進に関する法律」（障害者差別解消法）が成立し，差別の解消の推進がはかられているが，いまだ偏見や差別は根強く残る。

　その原因の1つに，マスメディアの報道によるスティグマの再生産や強化があげられる。精神疾患の既往歴のある者が犯罪事件をおこせば，「精神疾患のある人は危険で，なにをするかわからない」という構図で，事件がセンセーショナルかつ過剰に報道される。マスメディアが精神疾患や精神障害者に対するステレオタイプの報道を繰り返すことで，精神障害に対する偏見は助長され，多くの患者の社会復帰を困難にさせる。誰もが精神疾患にかかる可能性があるという事実を忘れてはならない。

5 援助関係の構築と治療的かかわり

　患者と看護師は，「援助を必要としている人」「援助をしようと動機づけられている人」という**援助関係**にある。精神看護では，患者-看護師という援助関係のなかで治療的かかわりを行う。**治療的かかわり**とは，現実の問題の直視や自己への洞察，現実的な状況判断，人としての成長や自立，建設的な行動への変化，自己実現など，患者の言動や状態，さらには自我の成熟や人となり（パーソナリティ）に望ましい変化を目ざすものである。

　人は成長の過程で，対人関係におけるさまざまな課題をのりこえ，良好な関係を継続するための方法，あるいは重要な他者との関係が愛や自尊・信頼といった基本的ニードの充足のために不可欠であることを学習する。時間と空間を共有し，徐々に構築されていく患者と看護師の人間関係は，社会における重要な人間関係の疑似的な体験であり，それによってさまざまな経験を重ねることが治療的体験となるのである。

1 患者-看護師関係の発展過程

　患者-看護師関係を最初に理論化したのは，サリヴァンに学んだ看護理論家**ペプロウ** H. E. Peplau（1909〜1999）である。ペプロウは対人関係という視点で患者-看護師関係の発展過程を解明した。ペプロウの理論は，その後の対人関係を基本とした看護学者たち[1]に大きな影響を与えた。

●ペプロウの4つの局面　ペプロウは，患者-看護師関係の発展を4つの局面で説明した。入院から退院までの間，次の4つの局面が重なり合って連動しながら進むとした（●図2-4）。

　①**方向づけ** orientation　患者が自分の問題を認識し，必要な援助を求めることができるように支援していく局面である。看護師は患者の前に援助者として登場し，援助関係の構築に進む。

　②**同一化** identification　患者が看護師に接近し，関係を結ぼうとする局面である。患者は看護師を親や兄弟に見たてたり，過去に経験した人間関係を投影したりし，その結果，自分のなかのある感情に気づき，それに直面する。看護師は，患者に自分の感情のありようを気づかせ，患者が問題を解決することをたすけることが必要である。

　③**開拓利用** exploitation　患者が看護師にたすけられながら，自分で自身の問題を解決しようとする方向に向かう局面である。看護師は，専門的知識や技術を駆使して，患者が自己解決の方向に進むのを援助する。

　④**問題解決** resolution　患者が自分自身で問題に立ち向かい，新たな目標に

1）オーランド I. J. Orlando（1926〜），ウィーデンバック E. Wiedenbach（1900〜1999），トラベルビー J. Travelbee（1926〜1973），わが国では外口玉子（1937〜）などがあげられる。

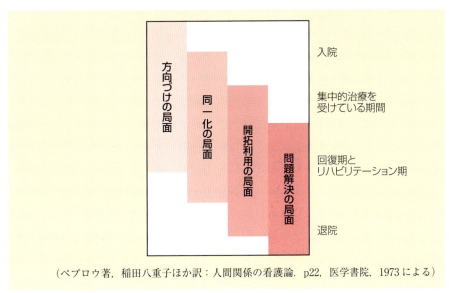

(ペプロウ著, 稲田八重子ほか訳：人間関係の看護論. p22, 医学書院, 1973による)

▶図2-4 ペプロウの4つの局面

向かう局面である。看護師は患者の問題解決をたすける。

❷ 援助関係の基本となるもの

　援助関係を構築するためには，前述の信頼関係だけでなく，患者理解と患者とのコミュニケーションが重要である。

■患者理解の基本姿勢

患者の理解とは●　患者を理解するということは，精神疾患だけを理解することではなく，精神疾患に苦しむ「ひとりの人」として理解することである。

　患者の理解は，まず患者の生活史を知ることから始まる（◯47ページ）。患者は歴史をもった「ひとりの人」であり，患者の疾患や症状の意味を，患者のこれまでの文脈のなかでとらえる必要がある。たとえば「誰かに監視されている」「悪意にさらされている」という妄想の形成には，過去のなんらかの経験が関係しているかもしれない。行動についても同じことが言え，そのときどきの対処行動や行動のかたよりは，患者の過去のできごとに対する対処行動や失敗体験が関係している場合も多い。

個別性の理解●　もう一つ重要なのは，患者の個別性を理解することである。同じ精神疾患，精神症状であっても，症状やそのあらわれ方は1人ひとり異なる。患者の人となりや個人の特性などと関連させながら，その人の感情や苦悩，希望や思いを理解するよう努める。

　患者を理解することは，自分となにが同じなのか，なにが違うのかを理解することでもある。つまり，患者を理解することは，自分を理解することに

ラポールの形成と共感　患者を理解するにあたって重要なのは,「③信頼関係の構築」（◯48ページ）でも述べたラポールの形成と,共感という現象の発生である。

　患者を理解するためには,患者が「どんなことでも打ち明けられる」と感じることができる関係性が必要である。患者にとって,幻聴や妄想などの体験は誰にでも話せるようなものではなく,**ラポールの形成**がなければ,患者の精神症状による体験,それをかかえながら生活する困難さ,現在の思い,将来の希望などの話を患者から聞くことすらできない。看護師が,ひとりよがりではない,患者理解をふまえた援助をするためには,ラポールの形成が不可欠である。

　トラベルビーの人間対人間の関係でも述べた**共感** empathy は,カウンセリングをはじめとする精神療法（◯119ページ）において重要な概念である。共感は一般的には同情[1]と同義とされるが,精神療法においては感情移入と同義で用いられており,2人のうち1人が体験する感情や気持ちと同一のものを,もう1人が体験する現象である。看護師は患者との共感を目ざし,できるだけ患者の立場にたち,さまざまな思いをめぐらしながら推察することから始め,患者が体験している世界をともに体験できるよう努める。ただし,患者の立場にたつことは容易ではなく,深い共感にいたるのはなかなかむずかしいことも理解しておこう。

■プロセスレコードの活用

　プロセスレコードは,患者とのかかわりの一場面を切り取って,そのときの言葉をそのまま用いて再現する記録のことである（◯表2-2）。その場面における患者の言動,それに対する自分自身の言動や感情を客観的にふり返ることで,患者と自分の言動がすれ違っていないか,自分の言動が患者にどのような影響をもたらしたか,自分自身でも気がついていない患者への感情や思いはないか,自分のかかわりは適切だったかなどを考察する。

　プロセスレコードはペプロウが考案し,その後,オーランド I. J. Orlando やウィーデンバック E. Widenback らが発展させ,看護師の臨床実践や看護学生の臨地実習に用いられている。ペプロウは看護師の観察能力の向上,オーランドは看護師の応答能力の向上,ウィーデンバックは看護師が自己のかかわりをふり返ることをおもな目的するなど,それぞれ再現するねらいが異なっているため,記録の様式に違いがある。なお,◯表2-2はウィーデンバックの様式を簡素にしたものである。

---

1) 同情 sympathy とは「かわいそう」という感情であり,対等な関係で生じる感情ではない。共感とはまったく別のものである。

表2-2 プロセスレコードの例

状況説明

病室内で自分の首を靴ひもで絞めようとした行為があり,隔離中。数日後の日勤帯,本人からドアたたきがあり,保護室内で会話したとき(本人が言う「○○ちゃん」とは,以前にDVを受けていた元夫)。

取り上げた理由

この場面のあとも患者さんの自傷行為が続いた。私自身,患者さんになかなか共感ができず,不全感やいらだちが残っていたため,取り上げた。

私の見たこと聞いたこと (相手の言動)	私の考えたこと感じたこと	私の言ったこと行ったこと (私の言動)
①死にたくなった。誰も私の気持ちをわかってくれない。○○ちゃんに会いたい。ひと目会って,さよならを言いたい。	②またか……。うんざりする。暴力を受けてきた人に会いたいなんて気持ち,全然わからない。	③その人にそんなに会いたいの? 暴力を受けたのに? 会ったらどうなると思う?
④殺されるかもしれない。	⑤殺されるかも,とは思うんだね。それでも会いたいなんて気持ち,わからない。	⑥殺されるかもしれないと思うのに会いたいの? その気持ちは私にはわからない。それはまわりも心配してとめるのは当然だと思う。
⑦私にしかその気持ちはわからない。	⑧そりゃぁそうだろうね。まわりには理解されないでしょう。	⑨本当に会って「さよなら」だけ伝えて終われる? 少しは,やっぱり彼を頼りたい,という気持ちがある?
⑩頼るかもしれない。まわりには私の気持ちはわからない。もういいよ。	⑪ひと目会うだけ,なんてことはないよね。そんな気持ち,まわりはわかってあげられないよ……。	⑫部屋から退室する。

<全体のプロセスからわかったこと,わからなかったこと>
私は患者さんの状態がよいときも見ていたため,「もっとできるはず」「もっとしっかりしてほしい」という期待が強く,なかなか言動がかわらない患者さんに,「がっかり」「うんざり」「いらだち」などの感情をいだいていた。患者さんの思いに対して共感・理解ができず,患者さんの言葉を受けとめることすらできていなかったかもしれない。「そういう気持ちなんだね」という言葉かけだけでもできていたらよかったかもしれない。

■コミュニケーションの基本姿勢

1 精神看護におけるコミュニケーション

特性 患者を理解し,患者との関係を築きながら援助を効果的に行うためには,コミュニケーションが重要である。円滑なコミュニケーションは,治療や看護の説明場面で患者の理解を得られやすくし,治療を進めやすくするほか,治療や看護に対する患者の満足度も高める。

精神看護におけるコミュニケーションの基本姿勢は,看護師の先入観や固定観念を排除し,患者の**あるがままを受け入れる**ことである。自分の価値観で批判したり評価したりしてはならない。ただし,誤った考えや行動,ゆがんだ解釈をそのまま受け入れるということではない。患者のそうした言動を否定するのではなく,患者がそうせざるをえない状況であることを受け入れ

るということである。

コミュニケーションの種類　コミュニケーションには，会話などの言語的（バーバル）コミュニケーション verbal communication と，表情や動作などの非言語的（ノンバーバル）コミュニケーション non-verbal communication の2種類があり，とくに後者の果たす役割が大きいといわれる。精神疾患の患者は自己表現やコミュニケーションが苦手であることが多い。また，精神症状やそれに伴う体験や感情は，言葉で伝えにくいことがある。看護師はそのことをふまえ，態度・表情といった患者の非言語的メッセージをとらえ，それが患者の心情とどう関連しているかを考え，ときには患者の心情を代弁しながら，患者の内面を理解しようと努める必要がある。

傾聴　患者の話を聞く姿勢として，よく使われるのが**傾聴**という言葉である。これはアメリカの臨床心理学者**ロジャーズ** C. R. Rogers（1902〜1987）が用いた言葉であり，相手の話に熱心に耳を傾け，表面的な事実にとらわれることなく，その背後にある気持ちに焦点をあて，相手の立場にたってその心情を理解しようと努めることをいう[1]。傾聴は，ロジャーズ自身が専門知識をもっているがゆえに，患者[2]の話を聞けていなかったことに気づき，その反省から重視した姿勢である[3]。

　また，ロジャースは傾聴のために必要な態度として，受容・共感的理解・自己一致の3つをあげた。

　①**受容**　評価をせず無条件に相手の思いや感情を受けとる態度。

　②**共感的理解**　できるだけ相手の立場にたって，相手の思いや感情をくみとって理解しようとする態度。

　③**自己一致**　自分の気持ちや感情をごまかそうとしない態度。

2 患者との会話の要点

　患者の話を聞く際の要点を以下にまとめる。

　①**会話の雰囲気づくり**　患者が気楽に話せるような雰囲気をつくる。心理的な上下関係があっては良好なコミュニケーションは生まれない。「医療者である看護師と精神疾患の患者」というとらえ方より，「あなたと私」といった対等な人間関係を前提として会話をする。

　②**話を聞く**　患者の話は，五感をはたらかせて集中して聞く。言葉だけでなく，話し方や声の調子，表情や様子など，あらゆることから患者がなにを語ろうとしているのか，どのような思いをもち，どのような感情なのかを知ろうとする。結論を急いだり，対話を主導して一方的に判断したりしない。

1）沢崎達夫：傾聴と受容．岡堂哲雄：臨床心理学入門事典（現代のエスプリ別冊）．至文堂，2005．
2）ロジャーズは相手と対等であるという意味を込めて，患者という言葉は使わず，来談者（クライエント）とした．
3）金原俊輔：カール・ロジャーズの生涯．地域総研紀要 11(1)：21-52．2013．

話している最中に患者の考えがまとまらなくなってしまったら，訴えたかったことを確認し，患者自身に気づかせることも必要である。また，患者の悩みや訴えは受容的な態度で聞きいれることが重要である。患者を受容する心の広さ・深さが求められる。

　③**表出を促す**　話を理解したことを示すために，適度に相づちをうったりうなずいたりするよい。また，共感した場合は，ほほえんだり悲しんだりと自然に表情に出すとよい。ところどころの適切なころ合いに「こういうことですか」「どんな気持ちだったのですか」「なぜそう思うのですか」など，患者の話や心のうちを理解するための問いかけをする。

　④**待つことや相手の沈黙の大切さを知る**　患者が，どう話してよいかまとまらず，うまく話せないこともある。その場合は，待つことの大切さを認識しなければならない。「いま話せないなら，あとでまたお話を聞きますよ」などと対応するのもよい。患者の沈黙に耳を傾けることも大切である。沈黙が言葉以上のことを語っていることもある。

　自発的な言葉が少ない患者や発語のない患者に対しては，どのようにかかわればよいのか，苦労することがある。しかし患者は話をすることを拒否しているのではなく，閉じこもることで自分をまもっていたり，どうしたらよいかわからずに途方に暮れていたりすることも多い。患者とただ一緒に時間を共有することも大切である。また声かけをする場合は，患者が親近感をいだけるように心がけするとよい。「今日はいい天気ですね」「少し歩きましょうか」など，患者が発語をしなくてもすむ言葉かけをするのもよい。

■距離のとり方

距離の重要性　患者との関係づくりでは「距離」が重要である。早急に患者と関係をつくりたいがために，急な接近を行うと，患者から反発を受けたり拒否されたりして，かえって信頼をそこなう場合がある。また患者の距離感と合わず，患者が看護師に「合わせている」状態になってしまうと，その後，齟齬が生じやすいし，患者に心理的負担を与える。自然に慎重に距離を縮めていくことが大切である。

　統合失調症の患者などの場合，看護師の性急な接近に患者が反発し，その結果，興奮や拒否的行動がみられてしまうこともある。しかし一方で躁状態の患者などの場合は，距離をとろうとすると「無視している」と反発されたり，多動・多弁・攻撃性があらわれたりすることもある。患者の特性によって，どのように距離をとるかは考えなければならない。また患者が適切と思う距離は個別的であり，そのときの精神状態にもよるため，ふだんからのていねいな観察が必要である。

「遠目の接近」と
「近目の接近」　患者との接近について「遠目の接近」「近目の接近」という表現が使われることがある。患者と距離をとったほうがいいときは「遠目の接近」をはかり，

もっと密に接したほうがいいときは「近目の接近」をはかるなどと表現される。いずれも「接近」という言葉を用いるのが象徴的であるが，遠目の接近は，患者の精神症状や状態を考慮し，あまり介入せずに見まもる時期であることを意味し，近目の接近は，援助が必要であり，接近して看護援助を行う時期であることを意味している。これらの表現は，看護師が患者の精神状態に合わせて患者との距離を調整していることをあらわしている。

いずれにせよ，看護師の思い込みによる一方的な接近，あるいは患者の精神状態を考慮しない距離のとり方は，患者を不快にさせることに注意する。患者と適度に距離がとれるまでには経験の積み重ねが必要であり，あせらずに体得していくものである。

6 精神的安定をはかる援助

患者は精神的安定を得ることで，緊張や不安が軽減し，自己をコントロールすることができるようになる。看護師は，環境を整えたり，状態をよく観察して日常的ケアを提供したり，関係を構築したりすることで患者が安心できるように援助する。患者の精神的安定をはかるためには，患者の言動の背景にある防衛機制や転移・逆転移などの心のメカニズムを知ることが重要である。

1 防衛機制の理解

防衛機制は，心の安定がおびやかされた際に，安定を保持するためにはたらく，無意識な心のメカニズムである（防衛機制→7ページ）。誰の心にも存在する，自分の心をまもる一時的な「心の安全装置」と考えるとよい。しかし防衛機制は，自分の問題や現実の直視を回避するために使われ，成熟を妨げることがある。また，結果として自分や他人を傷つけたり，周囲に迷惑な行動になってしまったりすることもある。

看護師は，患者の言動の背景に防衛機制がはたらいていないかを観察することが重要である。そして，その言動そのものではなく，患者が防衛機制をはたらかせざるをえない事象や状況を把握し，場合によってはそれから遠ざけることも必要である。そのうえで，患者が健全な対処行動をとれるように徐々に援助していく。

2 転移現象の理解

患者は，過去の重要な他者（両親・兄弟・パートナーなど）に対していだいていた感情を，近い存在である看護師や医師に投影することがある。対象となった看護師の会話やふるまい，容姿や雰囲気，あるいは類似のできごとの発生などに触発され，患者の心のなかに保存されていた過去の感情がよびさまされる。これが**転移**である。感情は過去の他者との関係によるため，さま

ざまなものがある。依存・信頼・好意・愛情・憧憬(しょうけい)などの感情をいだくものを**陽性転移**といい，不信・嫌悪・敵意・恐怖・軽蔑などの感情をいだくものを**陰性転移**という。

　転移は誰にでもおこりうるものであり，看護師や医師などの医療者が患者に対して示す転移を**逆転移**という。逆転移の場合は，過去の患者への感情がよびさまされることが多い。転移や逆転移は，無意識的なものであるため，多くの場合，本人は気づかない。

　もし患者から，急に，一方的な好意や信頼・憧憬，あるいは嫌悪・敵意・恐怖などの感情を示された場合，転移の可能性をさぐるとよい。とくに境界性パーソナリティ障害(◎106ページ)の場合，激しい転移がおこることがあり，その相互作用で看護師・医師にも逆転移が引きおこされることがある。転移と逆転移は援助関係の妨げになるため，客観的・冷静に感情や関係性をとらえて，転移・逆転移感情を低減していくかかわりが必要である。

❸ 対人操作性の理解

　無意識に他者をあやつろうとする心のありようを**対人操作性**といい，それに基づいた行為を**対人操作**あるいは**操作**という。

　対人操作性は，とくに境界性パーソナリティ障害に特徴的にみられる。医療者に「相談にのってあげたい」「ほうっておけない」と思わせる言動をして，味方につけようとする。一方で特定の人の悪口を言いふらして，不快にさせたりすることもある。ほかにも，相手によって言うことや態度をかえる，敵と味方を区別して分断しようとする，特定の人に過度に依存的になる，味方につけたり攻撃したりする目的でうそをつくなどの言動がみられ，周囲の人をふりまわす。この背景には，見捨てられ不安，愛情や安定した人間関係への渇望(かつぼう)などがあるとされる。

　対人操作に直面すると，攻撃されて不快な感情をいだいたり，スタッフ間で疑心暗鬼になったりする。看護師は，患者に対人操作性があることをみとめた際は，巻き込まれないように注意し，ほかの医療スタッフとも情報と対応を共有する。対人操作に効果があると思うと，患者の行動は激化する。スタッフ全員が平静を保ち，その患者に一貫性のある安定したかかわりを提供することで，本人の情動や行動の安定をはかる。

❹ アンビバレンス(両価性)の理解

　アンビバレンス ambivalence(**両価性**)とは，1つの対象に相反する2つの感情をいだくことである。誰にでもある心のありようであり，たとえば1人の人物に好意と嫌悪，尊敬と軽蔑などの感情を同時にもつことをいう。人が悩みをかかえるときは多くの場合，この両価性の感情の高まりによる葛藤状態にあるといえる。このような葛藤状態はとくに統合失調症に多くみられる。

また，依存をかかえる患者も，「やめなければならない」と「○○したい」という両価的な矛盾をかかえ，立ち往生しているととらえることができる。

看護師は，患者の優柔不断さやがんこさの背景に，アンビバレンスな感情による葛藤状態がないかを観察する。葛藤状態があれば，患者の相反する感情や思いを受けとめ，それによって身動きがとれない状態にあることを理解し，矛盾の解消や自己決定に向かえるように援助する。感情の揺れ動きや選択できないでいることを患者の性格のせいととらえて批判的になったり，早急に決断をせまったりしないことが大切である。患者が自身の葛藤をある程度把握して決断・行動したほうが，自己肯定感が強化される。

7 セルフケアの拡大をはかる援助

セルフケアとは，自分自身をケアすることである。精神看護ではもう少し広い意味で使われ，自分の生活をコントロールし，心身の健康状態を維持しながら，自立して生きていくことをいう。

1 セルフケアの拡大

看護師は，患者との援助関係のなかで自発的なセルフケアをうながす。患者の精神症状や状態によってはセルフケアの拡大がむずかしい場合もあるが，看護師は「この患者はセルフケアができない」と決めつけず，長期的な視野にたって継続的に援助することが大切である。

また退院後の地域生活のためには，日常生活のセルフケアだけでなく，**症状の自己管理**も欠かせない。症状の自己管理とは，自分の不調のサインを知り，症状が悪化する前に，原因から逃れたり，休んだり，医療者にたすけを求めたりできるようにすることである。また，趣味や気晴らしの方法を見つけるなど，ストレスをためない生活も重要である。

患者のセルフケアの拡大にあたっては，患者の調子がよいときに少しずつ日常生活のセルフケアの促進を進め，調子がわるいときには症状の自己管理の促進を進めるなど，患者の状態に合わせた援助が必要である。

2 オレムのセルフケア理論

オレム D. E. Orem（1914〜2007）は，セルフケア概念を中心にすえた看護理論を構築した。精神看護では，患者理解の枠組みや観察をいかしたケアの計画に，オレムの理論を精神看護に応用するためにアンダーウッド P. R. Underwood（1939〜2016）が変更を加えた**オレム-アンダーウッドモデル**が用いられることも多いため，オレムの理論の概要を簡単に説明する。

●セルフケア要件　オレムの理論では，セルフケアはすべて，なんらかの目的のために行われているととらえる。そして，セルフケアを行う目的が生じる条件やニード（欲求）を**セルフケア要件**とよぶ。セルフケア要件として，次の3つがあげら

①**普遍的セルフケア要件** 生きていくために必要な基本的ニードのための要件。

②**発達的セルフケア要件** 人間として健全に発達・成長するための要件。

③**健康逸脱に関するセルフケア要件** 病気や障害に対応するための要件。

人はこのいずれかの要件に対して十分なセルフケアができなくなったときに**セルフケア不足**に陥るため，セルフケア不足に対する援助が必要になるというのが，オレムの考える理論の基盤である。

8 患者の回復をたすける

精神疾患は，完全な「治癒」がむずかしい場合も多い。しかし疾患がありながらも，自分の望む生活を送ることはできる。たとえば退院してひとり暮らしをし，デイケア（⇒113ページ）に通ったり訪問看護（⇒112，189ページ）を受けたりして症状の自己管理をしながら，仕事をしたり通学したりすることができる。このように，発病しなければしていたであろう生活を取り戻す，あるいは発病前の生活に近づける「**回復**」ならば，すべての患者がさまざまなかたちでとげることができるだろう。精神保健医療福祉の領域では，患者の疾患そのものではなく，疾患がありながらの生活に焦点があてられるようになってきており，そのなかで精神看護の目標は「治癒」から「回復」に移ってきている。

1 リカバリー

リカバリーとは 1980年代後半のアメリカで，障害者運動や障害研究のなかで障害の回復が議論され，その結果，生活を取り戻すことに中心をおいた**リカバリー** recovery という概念が生まれた。その後，リカバリーという考え方は，精神障害者福祉や精神科リハビリテーション，精神障害者の当事者運動に取り入れられて発展し，21世紀に入ると精神障害者の支援における国際的な潮流となり，現在にいたっている。

リカバリーという言葉はさまざまな意味で使われていて，統一された定義はないが，その中心的な概念は，障害をもちながらも自分が望む生活を送ること，自分の人生や生活を取り戻すことである。次の説明が，リカバリー概念の全体像をよくあらわしている。

> 人々が生活や仕事，学ぶこと，そして地域社会に参加できるようになる過程である。またある個人にとってのリカバリーとは，障害があっても充実し生産的な生活を送ることができる能力であり，他の個人にとっては，症状の減少や緩和である。

これは 2003 年にアメリカ大統領が設置した精神保健委員会によるもの[1]である

なお，「recovery」の日本語訳は「回復」であるが，このような意味の広がりに違いがあるため，通常は訳さず，「リカバリー」あるいは「リカバリー（回復）」と表記されることが多い。

2つのリカバリー リカバリーは，幻覚や妄想などの精神症状の改善と社会・認知機能の回復により精神疾患の寛解をめざす**臨床的リカバリー**と，ひとり暮らしや就労などの生活および人間関係を回復し，将来の夢や希望などを取り戻す**パーソナルリカバリー**に分けられる。患者がリカバリーを果たすためには，この2つのリカバリーを果たすことが必要であり，臨床的リカバリーは医療によって可能だが，パーソナルリカバリーは個人の人生観なども含むため，その達成への道筋は一様ではない。患者の思いや希望を引きだし，その実現を果たす方法をともに考えていく支援が必要である。

② エンパワメント

エンパワメントは，患者がもつ夢や希望を実現するために，その人が本来もっている「力」を十分に発揮できるように支援することであり，リカバリーの実現に欠かせない要素である。近年はこのエンパワメントの考え方に基づき，精神疾患の予防や回復のために「患者のもつ力」に着目するアプローチが注目されている。

たとえば，患者本人とその周囲の環境の両方にあるさまざまな「**強み**」（**ストレングス** strength）[2]を引き出すストレングスモデルが，さまざまな医療施設や福祉施設で取り入れられている。また，精神疾患を発症させない，困難に耐える心の防御力・抵抗力・回復力（**レジリエンス** resilience）を強化するさまざまなアプローチも実践されている。

看護師の重要な役割の1つは，患者がもつ力（生きる力や健康促進への力）を十分に発揮できるよう支援することである。患者は退院後，服薬や食事，生活上のトラブルの回避などを自身が行わなければならない。それに向けて，入院中から動機づけを行い，行動の変革をおこしていく必要がある。患者が，直面する課題に対して「自分はそれが実行できる」という期待や自信（自己効力感）をもつことは，動機づけに大きく影響する。

---

1) President's New Freedom Commission on Mental Health：*Achieving the promise：transforming mental health care in America-Executive summary of final report.* Rockville Department of Health and Human Services, 2003. 国立研究開発法人 国立精神・神経医療研究センター 精神保健研究所 地域・司法精神医療研究部による訳＜https://www.ncnp.go.jp/nimh/chiiki/about/recovery.html＞
2) たとえば，まじめ・責任感が強い・やさしいなどの個性・性格，歌がうまい・絵がじょうずといった能力，信頼できる友人がいる・家族のきずなが強い・自然の豊かな地域に住んでいるといった環境など，あらゆるものが「強み」としてあげられる。

❾ 地域生活に向けた支援

　患者の回復は，リカバリーの項で述べたように，人生や生活を取り戻すことであり，それは地域生活への参加の過程で果たされていく。入院の継続を希望する患者もいるが，それは地域生活になんらかの妨げがあるからである。

　地域生活に向けた支援は，入院早期から退院後の生活を見すえて行う必要がある。前述のセルフケアの促進への援助のほか，社会生活技能訓練（SST ●第4章，122ページ），作業療法やレクリエーション療法など，さまざまな治療や活動の場を通じて，地域生活に向けたセルフケアや社会性の拡大をはかる。

　患者のなかには，日常生活のセルフケアや対人関係がうまくできないなど，社会生活面が障害されている人もいる。もともと日常生活行動や社会生活技能が身についていない人もいるが，精神疾患の発症や長期入院によってそこなわれた人もいて，原因はさまざまである。こうした患者には，セルフケアの促進への援助や社会生活技能訓練，さまざまな活動の場の提供を根気よく継続していく。

　看護師は，患者が退院後にどのような医療や生活支援が必要になるかを考え，入院中から訪問看護を担う看護師や精神保健福祉士などの福祉専門職と信頼関係を構築しておく必要がある。また，患者がデイケアやグループホームなどの地域生活の支援施設を見学する機会をつくると，患者が退院後の生活をイメージすることに役だつ。

❿ 家族への援助

　患者にとって，家族はさまざまな意味で重要な存在である。一般的にいえば，心の健康を失った患者にとって，家族の精神的な支えや治療への協力は重要である。しかし，患者を叱責したり感情的になったりして心理的な負担を与える家族もいるし，患者と互いに依存し合う関係にあるなど患者の回復を妨げる家族もいる。看護師は，患者と家族の関係をよく観察しなければならない。

　看護師は，家族に症状や病棟での生活などを説明する。しかし心の健康に問題をもたない家族に，患者の心の状態や苦しみを理解してもらうのは簡単なことではない。また，家族自身が高齢や身体疾患などの問題をかかえていることもある。患者を入院させたことに対して，後ろめたさや家族としての無力感をいだいていることも多い。看護師は家族のもつ苦しみを理解したうえで，徐々に信頼関係を構築し，患者を支える家族の不安や葛藤の軽減をはかる援助が必要である。

　患者と家族の希望や思いが異なり対立する場合は，多職種との連携により，両者が折り合える部分はないか，両者が納得できる出口がないかをさぐっていく。また，家族関係に対立や葛藤がある場合には，それを修復して正常な

関係を維持できるように援助する。

看護師は家族を「患者を支える人」とだけみるのではなく,「生活する人」と考え,「患者を支える家族」を支え,力づける援助が必要である。

まとめ

- 精神看護は,心の健康に問題をもち援助を必要としている人の回復をたすける活動であり,援助関係における治療的かかわりのなかで,その人にセルフケアする力をつけることである。
- 精神看護においては,患者に寄り添い,信頼関係を構築することが,すべての援助関係の前提となる。
- 精神疾患患者の医療は,病院での入院中心の医療から,地域での生活を支える医療への変革が進められており,精神看護の活動も患者が希望する地域生活を実現するための支援に広がってきている。
- 精神看護の機能と役割として,安心できる環境の提供,観察,信頼関係の構築,患者の尊厳・権利の擁護,援助関係の構築と治療的かかわり,精神的安定への援助,セルフケアの拡大,回復の支援,地域生活の支援,家族の援助などがある。
- 治療的かかわりとは,援助関係を通じて,患者の現実検討,自己への洞察,成長や自立,自我の成熟などをはかることである。
- 精神疾患は完全な「治癒」がむずかしい場合も多いが,疾患がありながらも回復することはできる。精神看護の目標は「治癒」から「回復」へと移ってきており,リカバリーやエンパワメントなどの考え方が重視されている。

復習問題

❶ 次の文章の空欄を埋めなさい。

▶(① 　　　　　)は,看護を対人関係のプロセスととらえ,「人間対人間の関係」という概念を提唱した。
▶「人間対人間の関係」は最終段階として,信頼で結ばれ人間として成長し合う関係である(② 　　　　　)にいたる。
▶(③ 　　　　　)は,対人関係という視点で患者-看護師関係の発展過程を解明し,患者とのかかわりの一場面を再現する記録方法である(④ 　　　　　)を考案した。
▶人が,過去の重要な他者にいだいていた感情を,現在の別の他者に投影し,そのときの感情がよびさまされる心の現象を(⑤ 　　　　　)という。
▶(⑥ 　　　　　)とは,無意識に他者をあやつろうとする心のありようで,境界性パーソナリティ障害に特徴的である。
▶(⑦ 　　　　　)とは,好意と嫌悪など,1つの対象に相反する2つの感情をいだくことをいう。
▶患者の夢や希望を実現するため,その人が本来もつ力を十分に発揮できるように支援することを(⑧ 　　　　　)という。

❷〔 〕内の正しい語に丸をつけなさい。
①わが国の精神疾患患者で多いのは,〔 入院・外来 〕患者である。

②「精神及び行動の障害」の入院患者の平均在院日数は約〔 60・300・900 〕日である（「平成29年患者調査」）。

③「関与しながらの観察」という概念を提唱したのは〔 キャプラン・サリヴァン・ユング 〕である。

④「病気がありながらも自分の希望する生活を実現する」「発病しなければしていただろう生活を取り戻す」などの意味を含む回復の考え方を〔 ストラテジー・レジリエンス・リカバリー 〕という。

❸ 次の①〜④の説明にあてはまる語をⒶ〜Ⓖからそれぞれ1つずつ選びなさい。

①できるだけ相手の立場にたって，相手の思いや気持ちをくみとって理解しようとする態度。
〔　　〕

②評価せず無条件に相手の思いや感情をうけとる態度。
〔　　〕

③相手が体験する感情や気持ちと同一のものを体験する現象。感情移入。
〔　　〕

④相手の話に熱心に耳を傾け，相手の立場でその心情を理解しようと努めること。
〔　　〕

Ⓐ受容　Ⓑ傾聴　Ⓒ共感的理解　Ⓓ同情
Ⓔ自己一致　Ⓕ共感　Ⓖ開拓利用

第3章 精神症状と精神障害の理解

A おもな精神症状と状態像

　人間の精神活動は、きわめて高度に分化した複雑な活動であり、その異常は多種多様な精神症状としてあらわれる。患者の精神活動や精神障害を把握するためには、そうした精神症状についての理解を欠くことができない。ここでは、主要な精神症状とそれに関連する精神状態像および神経心理学的症状[1]を概説する。

1 意識の障害

　意識とは、さまざまな精神活動を、自己の活動として統合する精神機能である。これは、いわば人間の精神活動の土台となる機能と表現することができる。実際には、患者の注意力、思考力、見当識（時間・場所・人物の把握）、記銘力（新しい体験を記憶に定着させる能力）などによって把握される。

1 意識障害の分類

　意識の清明度は、次のように意識清明から昏睡までの5段階に分類される。意識の清明度が低下している②〜⑤の状態を、**意識混濁**という。
　①**意識清明**　意識が清明に保たれており、本来の精神機能を十分に発揮することができる状態をいう。
　②**明識困難**　注意の持続や集中が困難になり、理解力が低下し、まとまりに欠けた思考がみとめられる状態をいう。
　③**昏蒙**　注意の障害によって見当識があやふやになり、精神活動の遅延が明らかになっている状態をいう。
　④**傾眠（嗜眠）**　呼びかけや痛覚刺激には反応できるが、刺激が少ないと睡眠時のように精神活動が低下する状態をいう。
　⑤**昏睡**　意識が消失し、精神活動が停止している状態をいう。

1）脳に支配される運動や感覚、行動などにあらわれる症状。

● 表3-1　意識障害の評価：ジャパン-コーマ-スケール（3-3-9度方式）

Ⅰ．刺激なしで覚醒している	Ⅰ-1　だいたい清明だが，いまひとつはっきりしない
	Ⅰ-2　見当識障害（時・場所・人が言えない）がある
	Ⅰ-3　自分の名前，生年月日が言えない
Ⅱ．刺激で覚醒する	Ⅱ-10　ふつうの呼びかけで容易に開眼する
	Ⅱ-20　大声または身体を揺さぶることで開眼する
	Ⅱ-30　痛み刺激でかろうじて開眼する
Ⅲ．刺激しても覚醒しない	Ⅲ-100　痛み刺激をはらいのける動作をする
	Ⅲ-200　痛み刺激で手足を動かすか，顔をしかめる
	Ⅲ-300　痛み刺激に反応がない

❷ ジャパン-コーマ-スケールによる意識障害の評価

　脳神経外科や救急医療などでは，意識障害を簡便に評価できるジャパン-コーマ-スケール（JCS，3-3-9度方式）が広く用いられている（● 表3-1）。

❸ 意識変容（意識変化）

　精神科臨床では，清明度が多少とも障害されていることに加えて，さまざまな精神運動興奮，不眠，幻覚や錯覚などの症状が生じる**意識変容**（**意識変化**）とよばれる病像がしばしばみられる。意識変容のなかでは，次のものが重要である。

　①**せん妄**　軽度ないし中等度の意識障害（意識混濁）に，錯覚や幻覚，あるいは恍惚感や不安感などの精神症状が加わった状態をいう。アルコール離脱によって生じる振戦せん妄や症状精神病，中毒性精神病，発熱性疾患（熱性せん妄），脳器質性障害などの広い範囲の疾患においてみられる。

　②**アメンチア**　せん妄よりは意識障害が軽度であるが，困惑・不安が前景にある状態をいう。

　③**もうろう状態**　意識障害は軽度で，意識の狭窄（意識の広がりが低下し，外からの一部の刺激にしか対応できなくなること）が中心的症状である精神状態をいう。外界認知はある程度保たれているが，注意力・批判力が減弱し，思考がまとまらず，的確な言語表現や行動ができなくなる。そして周囲に対する無関心，不安・恐怖などの感情，幻覚や錯覚，衝動行為や短絡行為がみられることがある。

❹ 意識障害の臨床的特徴

　意識障害は通常急速に出現し，短期間の経過をとることが多い。数週間あるいは数か月間持続する場合には，たえず動揺する（程度や性質が変化する）ことが観察される。とくに，夕方・夜間に悪化することが多い。

　軽度の意識障害，つまり昏蒙や明識困難，もしくはアメンチアやもうろう

状態などを診断する場合には，注意の障害・記憶の障害が重要な指標となる。注意の障害の例としては，外部からの刺激に注意をはらう能力がそこなわれ，会話に集中できず，話がとりとめなくなるなどがある。また，記憶の障害の例としては，想起が困難になり，見当識があやふやになるなどがあげられる。

2 知覚の障害

知覚は感覚受容器官が受けた外界刺激から情報を得る体験である。これは，感覚体験に認識・判断，さらに記憶や思考などの広い範囲の精神活動が加わって形成される体験である。知覚の異常は，**錯覚**と**幻覚**とに大別される。

1 錯覚

錯覚とは，実在の対象からの刺激に対して誤った知覚が生じる体験である。誤りであることを指摘されると容易に修正されることが一般的である。錯覚が生じる感覚器官によって，**錯視・錯聴・錯触**などに区別される。

2 幻覚

幻覚とは，実在しない対象を知覚する「対象なき知覚」の体験である。これは，代表的な精神病症状であり，臨床的に重要である。さまざまな精神病性障害（統合失調症をはじめとする精神病に属する疾患の総称）において出現する。生じる感覚器官によって，**幻視・幻聴・幻触**などに区別される。

統合失調症では，幻覚のなかでも幻聴の生じる頻度が高い。統合失調症に特異的であるとされているシュナイダー K. Schneider の一級症状には，患者の行為を批評する幻声，対話性幻聴，考想化声（思考化声）といった幻聴に関連した症状が含まれている（◯85ページ）。

LSD・メスカリンなどの幻覚剤とよばれる薬物を服用すると，活発な幻視を中心とする幻覚や知覚変容が体験される。覚醒剤（アンフェタミン）精神病では，被害的内容の幻聴や体感幻覚（身体感覚の幻覚）が出現することが多い。

幻視がよく観察される病態の1つに，アルコール離脱によって生じる振戦せん妄がある（◯98ページ）。そこでは，迫真性を伴う小動物幻視が特徴的である。また，老人性せん妄や脳器質的疾患におけるせん妄でも，意識障害を背景として多彩な幻覚が観察される。

3 思考の障害

思考は人間の精神機能の中心的要素であり，観念と観念を結びつけ，新たにそれを展開させる機能である。思考の障害は，①思考過程が問題とされる思考の異常，②内容の異常さ（妄想や強迫観念など）に分類される。さらに，おもに患者自身の主観的体験として報告される思考の異常という分類が加えられることがある。

1 思考過程の異常

思考過程の顕著な異常には，次のようなものがある。①〜③は統合失調症をはじめとする精神病性障害においてみられることが多い。④はうつ状態で，⑤は躁状態でしばしばみとめられる。

①**滅裂思考** 観念の間の連合が失われてまとまりがなくなっていることをいう。連合弛緩の著しい状態である。

②**思考途絶** 思考が突然中断されるという体験をいう。さらに思考が奪いとられたと体験される場合は，**思考奪取**という。

③**常同思考** 意図や感情の伴わないまま，特定の思考が繰り返される思考の異常である。

④**思考抑制（制止）** 思考過程が停滞し，新たな展開が得られない思考の状態をいう。

⑤**観念奔逸** 注意の転導性（外部の刺激に対して新たに注意を向けること）の亢進のため，刺激に反応して観念がつぎつぎにあふれ出て多弁・饒舌となる。観念と観念のつながりの追跡が可能である点で滅裂思考と異なる。

2 思考内容の異常（妄想と強迫観念）

妄想● 妄想は，内容が現実にありえないこと，そしてそれに確信をいだいて論理的な説明で訂正されないことという特徴を示す思考の異常である。統合失調症をはじめとする精神病性障害やほかの多くの精神障害でみられる。

内容による妄想の ●①**被害妄想** 自分が被害をこうむっているという内容の妄想である。これ
分類 には，被毒妄想（毒を盛られている），追跡妄想（自分が追跡されている），注察妄想（自分が見られ監視されている）などが含まれる。精神病性障害を中心に多くの精神障害でみられる。

②**関係妄想** 特定の事象を自分に関係があるとする妄想である。統合失調症をはじめとする精神病性障害でみられることが多い。

③**誇大妄想** 自分に特別に高い価値や能力があるという妄想である。おもに躁状態でみられる。血統妄想（自分が特別な家系の出身であるという妄想）や発明妄想（自分が特別な発明をしたという妄想）も含まれる。精神病性障害および躁状態でみられることが多い。

④**微小（貧困）妄想** 自分が財産・持ち物を失ったとか，なんの価値もない者だとかいう内容の妄想である。うつ病および精神病性障害で多くみられる。このほか，うつ病で多くみられる妄想には，心気妄想（自分が身体疾患に罹患しているという妄想），罪業妄想（自分が罪人，悪人であるという妄想）がある。

一次妄想と ● 妄想は，幻覚や周囲からの迫害などほかの体験から生じることがある。こ
二次妄想 のようなほかの体験に由来する妄想を**二次妄想**といい，ほかの体験に由来し

ないものを**一次妄想**という。

一次妄想には，①妄想知覚（特定の知覚体験を契機に生じる妄想。ただし，知覚と妄想の間には意味の関連がない。その点が異常なのである），②妄想着想（なんの契機もなしに突然に着想された妄想），③妄想気分（周囲全体が不気味で特別の意味があると感じられる妄想），がある。

強迫観念●　妄想のほかの思考内容の異常には，**強迫観念**（反復的に生じ，患者自身によってそれが不合理であると認識されていても，ぬぐいさることのできない観念）も含まれる（●100 ページ）。

4 記憶の障害

記憶は，**記銘**（記憶を定着させる機能），**保持**（記憶を貯蔵する機能），**想起**（貯蔵された記憶を取り出す機能），**再認**（取り出された記憶が間違いないことを確認する機能）から構成されている。

❶ 記憶の分類

以下の記憶の分類が重要である。

①**命題的（宣言的）記憶と手続き的記憶**　記憶は，ことがらやできごとなどを頭で覚える命題的（宣言的）記憶と，身体で覚えている手続き的記憶に大別される。さらに，命題的記憶は，その内容によって，**エピソード記憶**（個人的な生活上のできごととしての記憶）と，**意味記憶**（学習によってきざみ込まれる知識としての記憶）とに区別される。

②**短期記憶と長期記憶**　記憶はその持続時間によって短期記憶と長期記憶に分けられる。短期記憶は数十秒，長期記憶はほぼ永続的に保持される。

❷ 記憶の異常

①**記銘力障害**　さまざまな精神障害で障害される。とくに記銘力障害でよく知られているのは，コルサコフ症候群である（●98 ページ）。ここには，作話（実際に体験していないことを体験したように話すという症状）と見当識障害が伴われている。

②**記憶の保持の異常**　既視感（デジャヴュ，はじめて見る光景が前に見たものだと感じられること）や未視感（ジャメヴュ，親しんでいるはずの光景がはじめて見るもののように感じられること）は，記憶の保持の異常ととらえられている。

③**健忘**　過去の記憶の追想（記憶の想起・保持）の欠落である。その欠落が完全か部分的かによって，全健忘と部分健忘に分けられる。数時間から数日程度で回復する健忘（一過性健忘）は，高齢者にみられることが多い。自分や家族の名前・住所，最近のできごとなどの生活史すべてを健忘することは，全生活史健忘とよばれる。全生活史健忘は，頭部外傷・解離性障害などでみ

られる。逆向健忘は，頭部外傷・てんかん発作など，ある特定のできごとより前の記憶が欠落することである。

5 知能の障害

　　知能とは，自己のおかれた状況を理解し，そこでの課題の解決を目ざして，適切な行動を組み立てる能力である。この能力は知能検査によって**知能指数**（IQ）として評価される。

　　知能の障害には，その発達が遺伝的あるいは胎生期および出生後早期の要因によって妨げられ，停滞した病態である**精神遅滞**（**知的障害**）と，いったん発達した知能が発達後の脳の損傷によって失われた病態である**認知症**とがある。

❶ 精神遅滞（知的障害）

　　精神遅滞（知的障害）は，世界保健機関（WHO）の国際疾病分類第10版（ICD-10）（◯81ページ）に従えば，IQのレベルによって，①軽度精神遅滞（IQが50〜69），②中等度精神遅滞（IQが35〜49），③重度精神遅滞（IQが20〜34），④最重度精神遅滞（IQが20未満），と分類されている。IQが70〜79の場合は，正常知能と精神遅滞の境界にあるということで，境界精神遅滞とされる。

❷ 認知症

　　認知症とは，変性疾患（アルツハイマー病やレビー小体病，ピック病など，中枢神経系の神経細胞群が脱落してゆく疾患〔◯90ページ〕）・脳血管障害・脳の感染症・外傷などによる広範な中枢神経系の器質性病変によって，一度発達した知能が低下した状態である。

　　ここでは，記銘力が障害され，思考や判断が停滞し，理解力が低下するのが初期症状であることが多く，さらに時間や場所に関する見当識がおかされる。このような知的能力のほかに，感情面（多幸状態・不きげん・易怒的になるなど）や意欲面（意欲低下など）の変化，さらに人格変化（人格が幼稚で単純になる，自発性が低下するなど）も出現する。

　　認知症のようにみえるが，そうではない病態は**仮性認知症**とよばれる。ここには，老年期のうつ病や，わざとらしい出まかせ応答を特徴とするガンサー症候群が含まれる。

6 感情（気分）の障害

　　感情（気分）は，快と不快の方向づけを行う，身体や自律神経の状態を反映する，人々を結びつけ人間関係を形成するなど，多くの機能を果たしている重要な精神活動である。代表的な感情の障害には，次のようなものがある。

① 抑うつ気分

　気分の落ち込み・憂うつ・悲哀感・さびしさ・絶望感・罪責感などが支配的な気分状態をいう。同時に，希死念慮や将来に対する悲観的な認知，さらに自己評価の低下や精神運動抑制（制止）といった症状がみられることが多い。うつ病・うつ状態で典型的にみとめられる。

② 爽快気分

　爽快感・多幸感・高揚感・幸福感が支配する気分状態をいう。さらに行為心迫（なにかをしなければとかりたてられている心理的状態）や精神運動興奮を伴うことが多い。躁病・躁状態で典型的にみとめられる。躁状態のなかには，易刺激性や易怒性が亢進する型がある。

③ 感情の減退

　感情の減退の代表は，**感情鈍麻**（表情や動作に生気が感じられず，喜怒哀楽の表現に乏しい状態）である。これは，統合失調症の残遺症状（◯85ページ，表3-4）もしくは陰性症状の中心的症状である。

④ 病的な不安

　不安とは漠然とした不快な感覚である。不安には，病的な不安と正常な不安とがある。不安には，一般にそれを生じさせた事物への対応の準備を促すという，適応的な正常な反応という側面がある。病的な不安は，強度や持続の点でストレスに対する過剰な反応であり，人間の現実適応力をそこなう性質がある。

　不安には通常，多彩な身体症状が随伴している。不安症状として最も典型的な**パニック発作**では，動悸・頻脈・呼吸促迫・発汗・めまい・反射亢進・血圧上昇・失神・四肢のふるえ・落ち着きのなさ・尿意・胃の不快感など，多くの自律神経障害や身体症状が伴われている。パニック発作ではさらに，強い不安感が10分ほどで急速に高まるが，たいてい1時間以内に消退するという経過が特徴的である。

　不安は，ほとんどすべての精神障害でみられる。とくにパニック障害・恐怖性障害・強迫性障害は，病的な不安が前景にある精神障害である。

7 意欲・行動の障害

① 意欲と行動の亢進

　躁状態では，爽快気分を背景として，活動量の増大と活動速度の増加がみられる。気力と活動性の亢進・社交性の増大・多弁・なれなれしさ・性的活

力の亢進・睡眠欲求の減少などである。さらに躁状態が強まると，精神運動興奮状態を呈する。

② 意欲と行動の減退

うつ状態では，活力の減退（易疲労性・活動性低下），集中力や注意力の低下といった精神運動抑制（制止）症状がみられる。統合失調症の残遺状態もしくは陰性症状の優勢な状態においては，発動性低下・無為が主要症状である。また，前頭葉症候群などの脳器質性障害でも自発性や活動性が低下する。

③ 緊張病症候群

統合失調症緊張型などでみられる緊張病症候群では，さまざまな行動と意欲の異常がみられる。ここでは昏迷（意識障害がないのに意思の表出や行動など外界への反応ができない状態），または精神運動興奮，もしくはその両者の交代がみられる[1]。

緊張病症候群では，次のような症状がみられることがある。

①**カタレプシー（強硬症）** 窮屈な姿勢をずっと持続させている状態をいう。蝋屈症では，患者が他動的に四肢を動かされると，その肢位のままでいることが特徴である。

②**反響動作と反響言語** 患者が面接者の動作・言語・表情などを自動的にまねすることをいう。命令自動症では，患者が指示されたとおりに自動的に行動することが特徴である。

③**拒絶症** はたらきかけを拒絶する態度を持続させる拒絶症では，拒食・緘黙[2]などの症状を示す。

④**ひねくれ，衒奇症** 理由なしにみられるひねくれた態度や，奇妙でわざとらしく，おおげさな動作や言葉づかいを示す衒奇症も緊張病症候群でみられる。ひそめ眉・しかめ顔・とがり口といった奇妙な表情が生じることがある。

⑤**常同行為** 意図や感情の伴わないまま特定の行為が繰り返されることをいう。同時に常同思考がみられることが多い。

⑧ 自我意識・現実感覚の障害

自我意識の障害は，しばしば現実感の障害とともに出現する。次のようなものが代表的である。

---

1) 昏迷はうつ病にも出現することがある。精神運動興奮は躁状態にもみられる。
2) 発語機能の障害がないのに話をしないという病的状態をいう。

1 離人感

外界，自分の身体や精神活動に実感が感じられないという精神症状である。現実感の喪失もこの離人感に含まれる。離人症（離人感を主徴とする神経症の一種）・うつ病・統合失調症などでみられる。

2 精神病性障害にみられる自我意識の異常

これには，①**させられ（作為）体験**（自分が外部からあやつられるという体験），②**被影響体験**（自分の考え・感情・行為が外部から影響を受けるという体験），③**考想（思考）吹入**（外部から考えが頭に吹き込まれる体験），④**考想（思考）奪取**（自分の考えが外部から奪い取られる体験），⑤**考想（思考）伝播**（自分の考えが広く伝わってしまうという体験），などが含まれる。

これらは，統合失調症の診断に有用だとされるシュナイダーの一級症状に含まれている（● 85 ページ）。

9 精神状態像・症状群

精神疾患のある時期にみられる精神症状は，しばしばその原因や状況的要因とともに一定の組み合わせで出現する。これを症状群とよぶ。また，さまざまな精神疾患で類似した精神状態がみられることがあり，これらは精神状態像として記述される。

症状群には，①脳器質性症状群（脳器質性病変を基礎にした意識障害や幻覚妄想など広い範囲の精神症状が出現する状態），②緊張病症候群，③拘禁症状群（拘禁状況と人格傾向とが関与して生じるもうろう，昏迷などを呈する状態。ガンサー症候群がここに含まれる），などがある。

精神状態（状態像）には，幻覚妄想状態・うつ状態・躁状態などがある。

10 神経心理学的症状（失語・失行・失認）

神経心理学的症状は，中枢神経系の機能障害に由来するものであり，特定の部位の脳血管障害・腫瘍・外傷などによる損傷によって生じる巣症状（局在症状）として把握される。

1 失語

失語とは，聴覚や発声能力などに異常がないのに，言語の理解や言語の表出ができなくなっていることであり，次の2つに大別される。

①**感覚性失語（ウェルニッケ失語）**　言語の理解が障害される。言葉を聞いても理解できず，文字を読むことも理解することもできない。一方，発語が多くなり流暢であるが，音や単語の間違い（錯語）が目だつ。優位半球側頭葉のウェルニッケ領域（中枢）の損傷によって生じる。

②**運動性失語（ブローカ失語）**　言語の表出が障害される。話し言葉や文章の意味を理解するが，発語が流暢さを失い，つかえながら話すようになる。優位半球前頭葉のブローカ領域（中枢）の損傷によって生じる。

❷ 失行

失行とは，運動障害や協調運動の障害（失調）がなく，行動の意味も理解できるが，その行動を順序だてて実行できないことで，次のような型がある。

①**運動失行**　身体の一部に限局してみられ，手指失行・顔面失行・体幹下肢失行などがある。

②**観念運動失行**　自発的に行う場合は問題ない簡単な動作（身ぶりなど）が口頭の指示や模倣ではできないことである。

③**観念失行**　1つの物体の操作には問題がないが，複数の物体を用いた複数の動作を連続して行えないことである。たとえば，タバコを口にくわえてマッチ棒で火をつけて吸うという行為では，困惑してタバコでマッチ箱の側をこすったりする。

④**構成失行**　患者がつくりだす絵画や積み木などの空間的な構成にくずれがみられることである。左または右の頭頂葉-後頭葉領域の損傷で生じる。

そのほかに，着衣や脱衣が不可能となる着衣失行，書字が障害される失書などがある。

失行は，重要な症候群を構成する症状の一部となっている。たとえば，左頭頂葉角回部から後頭葉にかけての領域の損傷によって生じるゲルストマン症候群では，失書・失算・手指失認・左右障害を呈する。

❸ 失認

感覚の障害はないが，その感覚刺激に関連することの認識ができないことをいう。

①**視覚失認**　対象が見えていても，それがなんであるか，どのような意味があるかの認識ができない。精神盲ともよばれる。後頭葉を中心とする損傷で生じる。相貌失認（人の顔や表情の認識ができない），色彩失認（色を感受していても色が認識できない），失読（文字が見えていても意味がわからない）が含まれる。

②**視空間失認**　空間的視覚認知の障害である。物の大きさの認知，遠近，物体の運動の認知ができなくなる。

③**地誌見当識障害**　自分がよく地理を知っているはずの場所で迷ってしまうことをいう。

④**聴覚失認**　聴覚刺激を感受できても，その意味を認識し反応することができないことをいう。

失認を構成症状とする症候群には，バリント症候群や，アントン症候群な

どがある。**バリント症候群**とは，①精神性注視麻痺（視覚刺激に対して随意に視線を移動させかつ固定させることができない），②視覚失調（対象を注視線上にとらえてもじょうずにつかむことができない），③視覚性注意障害（一時に1つの対象しか意識上に知覚できない）を呈する両側の頭頂葉-後頭葉の損傷によって生じる症候群である。

アントン症候群は，両側の後頭葉の皮質の損傷により両眼がまったく見えなくなる皮質盲に加えて，見えていると主張する，または見えないことに平然としているという病態失認から構成される症候群である。

4 失外套症候群，無動無言症，閉じ込め症候群

これまで示したものよりも，さらに広範囲の障害を示す症候群がある。

①**失外套症候群**　大脳の外套，すなわち両側大脳皮質の機能が広範囲に障害された状態である。無動・無言，刺激に対する無反応を呈するが，睡眠・覚醒のリズム，嚥下・吸飲・把握などの原始反射や脊髄反射は保持されている。意識障害は目だたず，覚醒時には開眼し，ときに人や物を追うが眼前で物を動かしても反応は得られない。脳の変性疾患，一酸化炭素中毒，重篤な頭部外傷など，大脳皮質に広範囲の病変をきたす疾患にみられる。

②**無動無言症**　無言・無動を特徴とする症候群である。患者は開眼していて，物の動きを追うことがあるものの，外からの刺激にまったく反応しない。通常，意識障害が伴われている。障害部位は，脳幹-視床下部や脳幹網様体賦活系（意識をつかさどる部位の1つ）である。

③**閉じ込め症候群**　両側の大脳運動中枢の障害により，眼球運動以外の運動が広範囲に障害された状態であり，意識障害はない。大脳機能による表現機能が制限され「閉じ込められた」状態が生じるためこの名がある。まばたきや眼球運動による意思疎通は可能である。脳幹腹側（運動中枢の信号を随意筋に伝える神経線維が走っている部位）の広い範囲の損傷で生じる。

B 精神科医療における診察と検査

1 一般身体医学的診察と検査

視診・触診・打診・聴診といった身体医学的診察や観察から得られる理学所見，さらに医学的観察所見は，身体医学的状態の把握のために必要である。とくに，脳器質性精神障害が疑われるときには，運動麻痺・知覚障害・反射などの神経学的所見を調べなくてはならない。また，一般採血・尿検査・単純X線撮影（胸部・腹部など）も，患者の身体的状態を把握するために行われる。

2 精神科診断に用いられる検査

髄液検査（腰椎穿刺）　腰部椎間背側から脊髄クモ膜下腔を穿刺し，得られる髄液の細胞数・タンパク質・糖などの測定，微生物学的検査，免疫血清学的検査，液圧などの測定を行うことである．髄液は，たとえば髄膜炎で細胞増多がみられ，クモ膜下出血で血性となる．脳炎・髄膜炎・神経梅毒（梅毒による中枢神経系の感染）の診断では必須の検査法である．

画像診断　CT（コンピュータ断層撮影）では，X線吸収率をコンピュータで計算することによって，中枢神経系の解剖学的構造を描き出すことができる．最近では，より明瞭で血管などの多彩な構造の画像が得られるMRI（磁気共鳴断層撮影）の普及が進んでいる．SPECT（シングルフォトン-エミッション-コンピュータ断層撮像）は，単光子放出核種を静脈内注射して，それから出る放射線を計測して，脳の血流や代謝の状態を断層像で表示する画像診断である．ほかにもさまざまな画像診断技術が開発され，臨床応用が試みられている．

画像診断による脳の萎縮，機能低下といった所見は，器質性精神障害の診断に欠かすことができない．

X線撮影・脳動脈造影　頭部の単純X線撮影は，頭蓋骨の骨折などの検査に用いられている．頸動脈などから造影剤を注入してX線で脳動脈を撮影する脳動脈造影は，脳動脈瘤や動脈奇形の診断に有用である．

脳波検査　頭皮上の電極から大脳の微細な電気活動を計測する脳波検査は，てんかんや意識障害の評価で重要である．

3 心理テスト

心理テストは，精神科臨床で広く用いられている重要な評価方法である．

知能検査　知能検査は，知能指数（IQ）を算出するために用いられる心理検査である．ウェクスラー成人知能検査（WAIS），ウェクスラー児童用知能検査（WISC），鈴木-ビネー知能検査が用いられている．

知能指数（IQ）は，知能検査の結果算出される精神年齢から，次の式で求められる．

　　IQ＝精神年齢/生活年齢×100
　　（成人の場合は生活年齢が18歳に固定される）

改訂長谷川式簡易知能評価スケール（HDS-R，長谷川式認知症スケール）は，認知症の診断の目安として広く用いられている見当識や記憶力などを問う質問からなる検査である（◎表3-2）．30点満点で，20点以上が軽度認知症，11～19点が中等度認知症，10点以下が高度認知症である．

性格テスト　性格テストにはミネソタ多面人格目録（MMPI）・矢田部-ギルフォード性格検査（Y-G性格検査）などの質問紙法によるものと，ロールシャッハ法，絵画統覚検査，文章完成テストといった投影法によるものとがある．

表 3-2　改訂長谷川式簡易知能評価スケール（HDS-R）

1	お歳はいくつですか？（2年までの誤差は正解）		0	1
2	今日は何年の何月何日ですか？　何曜日ですか？ （年，月，日，曜日が正解でそれぞれ1点ずつ）	年 月 日 曜日	0 0 0 0	1 1 1 1
3	私たちがいまいるところはどこですか？ （自発的にでれば2点，5秒おいて，家ですか？　病院ですか？　施設ですか？　のなかから正しい選択をすれば1点）		0　1	2
4	これから言う3つの言葉を言ってみてください。あとでまた聞きますのでよく覚えておいてください。 （以下の系列のいずれか1つで，採用した系列に○印をつけておく） 　1：a）桜　b）猫　c）電車 　2：a）梅　b）犬　c）自動車		0 0 0	1 1 1
5	100から7を順番に引いてください。 （100-7は？　それからまた7を引くと？　と質問する。最初の答えが不正解の場合，打ち切る）	（93） （86）	0 0	1 1
6	私がこれから言う数字を逆から言ってください。 （6-8-2，3-5-2-9を逆に言ってもらう，3桁逆唱に失敗したら，打ち切る）	2-8-6 9-2-5-3	0 0	1 1
7	先ほど覚えてもらった言葉をもう一度言ってみてください。 （自発的に回答があれば各2点，もし回答がない場合，以下のヒントを与え正解であれば1点） a）植物　b）動物　c）乗り物		a：0　1 b：0　1 c：0　1	2 2 2
8	これから5つの品物を見せます。それを隠しますのでなにがあったか言ってください。 （時計，鍵，タバコ，ペン，硬貨など必ず相互に無関係なもの）		0　1 3　4	2 5
9	知っている野菜の名前をできるだけ多く言ってください。 （答えた野菜の名前を右欄に記入する。途中で詰まり，約10秒間待っても答えない場合にはそこで打ち切る） 0〜5=0点，6=1点，7=2点，8=3点，9=4点，10=5点		0　1 3　4	2 5

軽度　　20点以上
中等度　11〜19点
高度　　10点以下

合計得点　（最高点30点）

＊著者注：これらは，認知症の程度を評価する場合に利用される数値である。またHDS-Rは，20点以下なら認知症を考えるというように診断の補助として使われることがある。なお，認知症の診断は本来，認知機能の障害によって生じる日常生活の困難に基づいて行われるものである。

（加藤伸司，長谷川和夫ほか：改訂長谷川式簡易知能評価スケール（HDS-R）の作成．老年精神医学雑誌 2：1339-1347，1991 による）

　　質問紙による性格テストでは，多くの性格特性の記述に該当するかを調べることで，神経症傾向，内向・外向といったさまざまな性格特性の程度が評価される。投影法の心理検査では，インクのしみや文章の書きだし部分に対する反応に患者の特徴が投影されているという理解に基づいて，性格特徴の解釈が行われる。

その他の心理テスト●　その他の心理テストには，実のなる樹木を1本描かせ，その図から知的能力や発達を評価するバウムテスト，さまざまな図形を描かせることによって

視覚・運動形態機能を測定するためのベンダー-ゲシュタルト-テスト，精神作業能力を評価する内田-クレペリン精神作業検査などがある。

おもな精神障害とその分類

　国際疾病分類第10版(ICD-10)は，1992年に世界保健機関(WHO)によって作成され，世界中で用いられている疾病分類である。わが国でも，厚生労働省の疾病統計に使われるなど，広く普及している。●表3-3にICD-10に基づく精神障害の分類の大枠を示した。そのほかの国際的な精神障害の診断分類としては，2013年に発表されたアメリカ精神医学会(APA)の精神障害の診断と統計のためのマニュアル第5版(DSM-5)がある。このDSMとICDは，これまで互いの進歩を取り入れ合いながら発展してきている。

ICDの分類コード●　ICD-10の診断には，それぞれ3～4桁の分類コード(1桁目がアルファベット，それ以降は数字)が準備されている。精神障害は，1桁目のアルファベットがFということに定められている。

● 表3-3　国際疾病分類第10版(ICD-10)の精神障害の分類

F0　症状性を含む器質性精神障害
　アルツハイマー病の認知症(F00)，血管性認知症(F01)などの認知症，精神作用物質によらないせん妄(F05)，器質性精神障害(F06)など。

F1　精神作用物質使用による精神および行動の障害
　精神作用物質の使用によって生じる精神障害。コードの3桁目は，精神作用物質の種類(0：アルコール，1：アヘン類，2：大麻類，3：鎮静薬あるいは睡眠薬，4：コカイン，5：カフェインを含む精神刺激薬(覚醒剤など)，6：幻覚剤，7：タバコ，8：揮発性溶剤)，4桁目は障害の種類(0：急性中毒，1：有害な使用(乱用)，2：依存症候群，3：離脱状態，4：せん妄を伴う離脱状態，5：精神病性障害)をあらわしている。

F2　統合失調症，統合失調型障害，および妄想性障害
　統合失調症(F20)をはじめとする精神病性障害。

F3　気分(感情)障害
　双極性障害(躁うつ病)，うつ病にみられる気分障害，および気分状態の異常を主徴とする精神障害。躁病エピソード(F30)，双極性障害(F31)，うつ病エピソード(F32)など。

F4　神経症性障害，ストレス関連障害および身体表現性障害
　従来神経症として分類されていた精神障害。恐怖症性不安障害(F40)，パニック障害などの不安障害(F41)，強迫性障害(F42)，重度ストレス反応および適応障害(F43)，解離性障害(F44)，身体表現性障害(F45)など。

F5　生理的障害および身体的要因に関連した行動症候群
　摂食障害(F50)，非器質性睡眠障害(F51)，非器質性性機能不全(F52)といった食行動・睡眠・性機能などの生理的機能の異常を呈する精神障害。

F6　成人のパーソナリティおよび行動の障害
　特定のパーソナリティ障害(F60)，習慣および衝動の障害(F63)，性同一性障害(F64)など。

F7　知的障害(精神遅滞)
　知能指数(IQ)の程度によって軽度(F70)，中度(F71)，重度(F72)，最重度(F73)と分類される。

F8　心理的発達の障害
　乳幼児期または小児期の発病，中枢神経系の機能発達の障害を特徴とする精神障害。会話および言語の特異的発達障害(F80)，学習能力の特異的発達障害(F81)，運動機能の特異的発達障害(F82)，広汎性発達障害(F84)など。

F9　小児期および青年期に通常発症する行動および情緒の障害
　多動性障害(注意欠陥・多動性障害：ADHD)(F90)，行為(素行)障害(F91)，行為および情緒の混合性障害(F92)，分離不安や社会性不安障害などの情緒障害(F93)，選択性緘黙や反応性愛着障害などの社会的機能の障害(F94)，チック障害(F95)など。

表3-4　国際疾病分類第11版（ICD-11）における精神障害の分類の日本語訳案（日本精神神経学会）

1.	神経発達症群	旧ICD-10のF7「知的障害」，F8に含まれていた「自閉スペクトラム症」（広汎性発達障害），会話および言語の特異的発達障害，学習能力の特異発達障害，F9に含まれていた多動性障害（ADHD）などがまとめられた。
2.	統合失調症または他の一次性精神症群	疾患単位は，①統合失調症，②統合失調感情症，③急性一過性精神症，④統合失調型症，⑤妄想症の5つに整理された。
3.	気分症群	旧ICD-10のF3に相当。
4.	不安または恐怖関連症群	旧ICD-10のF4から，不安を中核としたものをまとめて独立させた疾患群。
5.	強迫症または関連症群	不安または恐怖関連症群と同じく，旧ICD-10のF4から強迫症状を中核としたものをまとめて独立させた疾患群。
6.	ストレス関連症群	上記4.と5.と同様に旧ICD-10のF4からストレスを中核としたものをまとめて独立させた疾患群。
7.	解離症群	旧ICD-10のF44「解離性障害」を独立させた疾患群。
8.	食行動症または摂食症群	旧ICD-10のF5に含まれていた摂食障害や食行動に関するものを独立させた疾患群。
9.	排泄症群	旧ICD-10のF9に含まれていた排泄に関するものをまとめて独立させた疾患群。
10.	身体的苦痛症群または身体的体験症群	旧ICD-10のF4で，おおよそ身体表現性障害とよばれていた病像を再解釈したもの。
11.	物質使用症群または嗜癖行動症群	旧ICD-10のF1に相当する嗜癖が加わり，ギャンブル症やゲーム症などが追加。
12.	衝動制御症群	旧ICD-10のF6の下位群だった衝動制御が独立した疾患群として扱われた。
13.	秩序破壊的または非社会的行動症群	旧ICD-10のF9の下位群として扱われてきた行為（素行）障害などが独立した疾患群として扱われた。
14.	パーソナリティ症および関連特性群	旧ICD-10のF6におおむね相当。
15.	パラフィリア症群	旧ICD-10のF6に含まれていた性的な行動障害をまとめて独立させた疾患群
16.	作為症	旧ICD-10のF6に含まれていた虚偽性障害を独立させた疾患群
17.	神経認知障害群	旧ICD-10のF0におおむね相当。

従来の「障害」はおおむね「症」に変更されている。

ICD-11　なお，2018年6月に国際疾病分類第11版（ICD-11）が公表されているが邦訳が未確定であり（表3-4），わが国の公的統計や診療に使われる厚生労働省の「疾病，傷害及び死因の統計分類」も未改正であるため（2023年11月時点），それらの発表や改正まではICD-10に準拠するものとする。

1 統合失調症，統合失調型障害，妄想性障害，その他の精神病性障害

1 統合失調症

事例●
　Aさんは，幻聴，妄想に左右された行動のために両親に連れられて総合病院精神科外来を受診した20代前半の女性である。彼女の発達期，生育期には，

特別な問題は報告されていない。性格的には，非社交的でやさしく，おっとりしていると評されている。家族歴では，父方従弟に統合失調症がある。中学2年のとき，級友から批判的なことを言われたのを機に「教室に入ると恐怖心が出る」ようになり，不登校もしくは保健室登校の状態となった。高校進学後も，しばしば教室に入れなかったため，卒業するまでに6年間を要した。高校卒業後は，さまざまな進路を検討したものの，アルバイトを試みても続かず，ほとんど自宅にとじこもる生活となった。しかしその生活のなかでも，母親と外出する，友人に遊びに来てもらうといったことはあった。

入院1か月前，Aさんには，家中の照明を消し暗い中でじっと座っている，周囲の人に配慮することなく話しつづけるといった，ふだんと違う様子がみられるようになっていた。さらに入院2週間前，「いろいろな声が聞こえる」「霊が自分に憑いている」などの幻聴や病的体験を訴えはじめ，「自分はわるいことをしている。みんなにあやまらなければならない」と言って土下座するなど，まとまらない行動がみられるようになっていた。

精神科外来でAさんは，統合失調症と診断され，抗精神病薬の薬物療法が開始された。しかしAさんは，きちんと服薬をせず，その後も「あやまりたい」と近隣住宅の呼び鈴を押してまわるなどの異常行動がみられたため，1週間後の再受診の際に入院が必要と判断され，医療保護入院となった。入院時Aさんは，「入院すると殺人鬼になっちゃう」などと言って入院を強く拒絶した。結果的にスタッフ数名で病棟まで付き添ってもらい，隔離室に入室となった。その後も「私は正常だから」と退院を強く訴えていた。入院2週間後，リスペリドンの薬物療法が奏功し，わるい霊の声が聞こえるという訴えはあるものの，行動がまとまってきたため，Aさんは隔離室から一般室に移った。入院2か月後から外泊が開始され，家庭でも服薬など治療継続の目途がたったということで退院となった。入院期間は3か月だった。退院後は，「自分が病気かどうか納得していない。霊の声はまだまれに聞こえる」と言うも，自発的に通院することはできており，週3回デイケアに通って社会参加の準備を進めている。

事例は統合失調症の急性期の患者で，幻覚・妄想などの陽性症状（後述）に支配された行動によって医療保護入院による治療が必要となっている。

概念 統合失調症の概念の出発点は，**クレペリン** E. Kraepelin（1856〜1926）によって19世紀末に規定された早発性認知症である。そこでは，この障害が，持続的で徐々に障害が重くなることがある精神病として把握されていた。早発性認知症は，**ブロイラー** E. Bleuler（1857〜1939）によって思考，観念の各要素間の連合が乏しくなっていること（連合弛緩）がその本質であるとされて，あらためて統合失調症 schizophrenia と命名された。

発生頻度● 統合失調症の先進国における生涯罹患率は，一般人口において約1.0～1.5％である。罹患率に性差はないが，一般に男性で発病が早く，発病のピークは男性で15～25歳，女性で25～35歳である。男性よりも女性で陰性症状が少なく，社会的予後が良好である。

発病原因・病態● **①素質・ストレスモデル** 統合失調症は，生物学的遺伝的素質に，生育史上の問題やストレスが加わって発病にいたると理解されている。これを，素質・ストレスモデルという。

近年，患者の発達早期から対人関係の障害などの発病の予兆がみとめられることが明らかになっている。

②遺伝的要因 統合失調症の発病には，遺伝的要因が関与していることが確認されている。患者の近親者の発病率は，同胞および子どもで約10％，両親とも統合失調症患者の子どもで約40％，一卵性双生児で約40～50％である。現在，統合失調症の発病にかかわる遺伝子の研究が進められている。

③神経伝達物質との関連 統合失調症の原因仮説の1つとして従来から主張されているのは，神経伝達物質である**ドパミン**によって作動する神経ニューロン（ドパミン系）の過剰活動によって発症するというものである。これをドパミン仮説という。さらに現在では，セロトニンなどほかの神経伝達物質と統合失調症との関連の研究が進められている。

④脳の形態学的変化 脳の形態学的変化として，患者の側脳室，第三脳室が拡大していることなどが画像診断によって明らかにされている。

⑤脳の神経生理学的所見 画像診断学的検査などから，前頭葉の機能低下が示されている。また，神経生理学的異常として，注意機能の障害や眼球運動のスムーズさの異常などがみとめられている。

⑥心理社会的要因 心理社会的要因も統合失調症の病因論のなかで重要な領域である。家族による患者への否定的感情の表出（いわゆる**EE**；expressed emotion）が，患者の再発率を高めることが確認されている。

臨床像● **①精神病症状** 統合失調症では，さまざまな妄想や幻覚（主として幻聴），緊張病症候群の症状（カタレプシーや緊張病性興奮）といった多彩な精神病症状が訴えられる。また，感情鈍麻のような，本来あるべき機能の欠損症状も重要である。そのほか，患者が自分の疾患を認識できない病識欠如もしばしばみとめられる。

②陽性症状と陰性症状 統合失調症の精神症状は，陽性症状と陰性症状とに区分される。**陽性症状**とは，幻覚・妄想や緊張病症候群のように，通常の精神活動に病的な要素が加わるという性質の症状（産出的症状）をいう。これに対して**陰性症状**とは，本来の機能が低下している無気力，会話の貧困，感情の鈍麻あるいは不適切さのような症状（欠損症状）をいう。

③病型 統合失調症には○表3-5に示すような病型があると考えられている。古典的な病型は，**妄想型・破瓜型・緊張型**の3型である。

表3-5 統合失調症の病型

妄想型	比較的固定した妄想や幻覚が前景に出ている病型である。
破瓜型	浅く不適切な感情，予測しがたいわざとらしい言動を特徴とする病型である。幻覚や妄想は断片的で目だたないことがある。
緊張型	興奮または昏迷などの精神運動症状が支配的である病型である。
単純型	幻覚妄想や精神運動症状などの陽性症状がみとめられずに，社会的機能の低下や言動の奇妙さといった陰性症状が潜行的に進行する病型である。
残遺型	固定化した残遺症状(活発な精神病状態のあとに残遺した症状，おもに陰性症状)を特徴とする病型である。

表3-6 ICD-10での統合失調症の診断基準(抜粋)

症状基準(a)〜(d)のうち1つ以上，(e)〜(h)のうち2つ以上が1か月以上続くこと。
(a) 考想反響(考想化声が響いて，周囲の人にも聞こえているという体験)，考想吹入，考想奪取，考想伝播
(b) 他者から支配され，影響され，服従させられているという妄想で，身体，手足の動き，思考，行為，感覚に関連していること，および妄想知覚
(c) 患者の行動を注釈しつづける幻声
(d) 不適切でまったくありえない内容の持続的妄想
(e) 1か月以上の持続的幻覚
(f) 言語新作，支離滅裂，的外れ会話
(g) 緊張病性の行動
(h) 陰性症状

診断 統合失調症の診断には，一定期間(たとえばICD-10では1か月)以上，重症の精神病症状もしくは精神的活動性の低下などの欠損症状が持続することが必要である(表3-6)。

ほかにも診断についての有力な考え方がある。たとえば，ブロイラーは患者の連合弛緩を統合失調症の最も基本となる症状と考えて，連合弛緩，自閉，両価性(アンビバレンツ)，感情の障害を一次症状，幻覚や妄想などを二次症状と分類し，診断においては前者を重視した。

シュナイダー K. Schneider(1887〜1967)は，統合失調症の一級症状として，させられ体験，被影響体験，考想吹入，考想奪取，考想伝播，妄想知覚(関連のない知覚体験から妄想が発すること)，患者の行為を批評する幻声，考想化声(考えたことが声になって聞こえること)，対話性幻聴という特別に病理性の高い症状をあげ，それが器質的要因の関与なしに観察されれば統合失調症と診断できるとした。

経過・予後 ①**病前性格・病前状態** 病前の患者には，受動的でもの静かであるという内向的性格や統合失調型障害がしばしばみとめられる。

②**予後** 統合失調症は再発率の高い疾患である。大多数の患者で再発する可能性がある。長期予後は，約10〜20％が良好，約50％が障害をかかえつつも地域生活が一応可能，約20〜30％が予後不良で施設入所や入院が必要

である。社会的予後では，約1/3がほぼ平常の社会的機能を維持する。

発病が早期で緩徐であること，発病契機が不明確であること，病前の社会的機能が劣悪で異性関係や就労の経験が乏しいといった特徴があると予後がわるくなる傾向がある。

治療● 統合失調症の治療では，身体的治療と心理社会的治療とを組み合わせる。患者に病識がなく治療を受け入れない，また周囲の人々や患者自身に危害を及ぼすおそれがあるなどの場合には，入院治療が必要となる。一方，患者が通常の地域生活を送るなかで進められる外来治療には，患者の社会的機能が保たれやすいなどの利点があり，現在の治療の主流となっている。

治療開始当初や急性期の治療では，薬物療法などによって精神病症状の改善をはかりながら，精神的・身体的負担を避け，十分に休養をとるようにするのが基本的な対応である。精神病症状が軽快したなら，家族関係の調整や失われた機能を回復するためのリハビリテーションなどの介入を進める。

①**身体的治療** 身体的治療は**抗精神病薬**による薬物療法が中心である。抗精神病薬は精神病症状を軽減させるために，また，維持療法を行って再発を予防するために使用されている。近年，ドパミン系の過剰活動を抑える従来型の抗精神病薬だけでなく，セロトニン系などを抑える非定型抗精神病薬が普及している。また，有力な身体的治療としては**電気痙攣療法**があるが，これには効果が早く得られるという利点がある反面，効果が持続的でないという欠点がある。

②**心理社会的治療** 患者に対する心理社会的治療としては，精神療法（とくに支持的精神療法），急性期の症状軽減，社会復帰の援助や再発予防のための心理教育，ケースマネジメントなどの社会療法や認知行動療法が行われている。また，集団療法や，集団療法の設定で進められる社会生活技能訓練（SST）も普及している。さらに，患者の再発に影響を与えていることが確認されている家族の敵意や怒りなどの否定的感情の表出（いわゆるEEが高いこと）を軽減することを目的として，家族に対する心理教育的介入が行われている。

❷ 統合失調型障害，妄想性障害，その他の精神病性障害

統合失調症以外の精神病性障害には，次のようなものがある。

①**統合失調型障害** 統合失調症の軽症持続型と考えられる障害である。対人関係が広がりに欠け，感情の幅が狭く，関係念慮，奇異な信念や魔術的思考などの精神病症状に近縁の症状がみとめられる。

②**持続性妄想性障害** 単一の妄想，またはテーマを同じくする一連の妄想が持続する障害である。

③**急性一過性精神病性障害** 活発で多彩な精神病症状がみとめられるが，持続期間が短く，残遺症状がみとめられない障害である。発病契機として，

しばしば急性のストレスがみとめられる。

④**感応性妄想性障害** 妄想をいだいている人物と心理的に近くにいる人物（多くは家族）が，同じ妄想を共有する精神障害である。とくに２人の人物によって妄想が共有される場合，二人組精神病とよばれる。

⑤**統合失調感情障害** 明らかな気分（感情）障害症状と統合失調症の精神病症状が同時期にみとめられる障害である。

2 気分（感情）障害（うつ病および双極性障害〔躁うつ病〕）

うつ病の事例

40代半ばの女性Ｂさんは，会社員の夫と母親に連れられて精神科を受診した主婦である。受診のきっかけは，Ｂさんが衝動的にひもを長男の首にかけたが，幸い夫がそれに気づいてひもを取り上げたというできごとであった。Ｂさんは，かたい表情で「子どもの心配が頭から離れない。自分には将来がない。家族にも受け入れてもらえない」と訴えていた。Ｂさんは，「子どもと一緒に死のうなんてもう考えません」と訴えていたが，重度のうつ状態にある彼女の治療を進めるために必要ということで，夫を同意者として医療保護入院が開始されることになった。

Ｂさんは，入院の約半年前から食思不振，不眠などを主訴に精神科クリニックを受診していた。しかし「服薬しても自分の子どもについての悩みは解決しない」と述べて治療を継続しなかった。Ｂさんには，小学生の長男が神経難病と精神発達遅滞であり，介護や子育てが容易でないという事情があった。さらにＢさんは，「どうせ長男はよくならない」といって福祉的援助のスタッフとのかかわりを避けていた。家族は，さまざまにＢさんを援助しようとしたが，Ｂさんはそれをかたくなにこばんでいた。その状況のなかでＢさんは前述の行動に走ったのだった。

Ｂさんは，学校での成績が上位で友人が多い子どもだった。さまざまな活動に積極的に関与していた。短大卒業後，結婚するまで会社勤めをしていた。30歳ごろに結婚し２人の子どもをもうけた。極度に真面目な性格で，会社勤めをしているとき，仕事に熱心にかかわるあまり，消耗状態となって倒れてしまい，上司から休むように命ぜられたというエピソードがあった。

入院して十分量の抗うつ薬治療が行われると約２週間でかたくなな態度がやわらぎ，睡眠障害や抑うつ気分の改善が確認されるようになった。Ｂさんは，「死のうとまで考えていた自分は，思いつめすぎでおかしかった」と述べるようになった。入院１か月後から外泊が開始され，家事をする能力がある程度回復し，長男とのコミュニケーションもなんとかとれることが確認された。Ｂさんは入院して１か月半後，退院した。退院後，Ｂさんは，母の家事サポートや夫の長男の介護への関与を受け入れるようになっている。またＢさんは，長男の支援者とのかかわりを徐々に再開することを試みている。

この事例は，外来治療でうつ病がコントロールできないために医療保護入院が開始された症例である。このように自殺企図がある場合は，入院治療が必要になることが多い。

概念 気分(感情)障害は，躁（そう）とうつという両極端の感情状態を主徴とする精神障害である。この気分障害は古代から記述されている。

気分障害は，うつのみの**うつ病**と，躁とうつの双方が存在する**双極性障害（躁うつ病）**とに大きく二分される。この両者は，近縁ではあるものの基本的には別の疾患である。

発生頻度 うつ病の生涯罹患率は，一般人口において男性で約3〜15％，女性で約3〜25％と高率である。うつ病は一般の医療現場でも高い比率で見いだされる。双極性障害の生涯罹患率は，一般人口において男女とも約1％である。発病年齢は，うつ病で平均約40歳，双極性障害で平均約30歳である。

発病原因・病態 ①**神経伝達物質との関連** うつ病では，神経伝達物質である**セロトニン**や**ノルアドレナリン**によって作動しているニューロンの機能が低下していることが推定されている。

②**神経内分泌学的所見** うつ病では，ストレスに対する反応(コルチゾールなどの副腎皮質ホルモンの分泌増加など)がみられる一方で，内分泌系の反応性が全般に低下していることを示す所見(デキサメサゾン抑制テスト陰性など)がみとめられている。

③**遺伝的要因** 気分障害，とくに双極性障害には家族集積性があることから，その発生には遺伝的要因の関与が示唆されている。たとえば，両親の一方が双極性障害の場合，子どもが気分障害になる確率は約25％である。

④**発病契機** うつ病は，心理的に負担となるできごとを契機として発病することがある。この発症契機には，分離喪失の体験が多い。

⑤**病前性格** うつ病の病前性格としては，きちょうめん，完全主義を特徴とする執着性格があげられる。また，うつ病患者には，依存性，不安(回避)性パーソナリティ障害が多くみとめられる(◯106ページ)。

診断・臨床像 うつ病の診断には，一定期間以上(たとえばICD-10では2週間以上)抑うつ気分や喜びの喪失などの抑うつ症状が認められるうつ病エピソードのあることが必要である(◯表3-7)。これらの所見のほかに重要なのは，希死念慮や自殺企図，および睡眠障害や食欲不振・体重減少といった自律神経症状である。また，うつ病でみられる早朝覚醒や朝に症状が悪化する日内変動，体重減少といった症状は，メランコリー型の特徴とよばれ，そのうつ状態が反応性のものでないことを示唆している。

双極性障害は，躁病エピソードが認められる双極Ⅰ型障害と，軽躁病エピソードしか認められない双極Ⅱ型障害がある。躁病エピソード(双極性障害躁状態)の診断には気分高揚(もしくは易怒性，易刺激性)，精神運動活動の量と速度の増加が最低1週間続くこと，軽躁病エピソードでは持続が4日以

表3-7　ICD-10でのうつ病エピソードの診断基準(DCR)(抜粋)

A～Cのうち少なくとも2つ，さらに1)～6)のうち2つの症状があること，最短の持続期間は約2週間。身体症状(もしくはメランコリー型の特徴)を伴うものはさらにa)～g)のうち4つ以上はあることが必要である。

●典型的な抑うつのエピソード
- A. 憂うつな気分が続いている
- B. なにに対しても興味や喜びの気持ちがおきない
- C. 疲れがとれない。疲れやすい

●ほかの一般的な症状
1) 集中力と注意力が落ちた
2) 「生きている価値がない」「まわりに迷惑をかけている」などと無価値感や罪責感がある
3) 将来に対する希望のない悲観的な見方をする
4) 自分を傷つけたり自殺したくなる考えや実際にその行為を行う
5) 睡眠がとれない
6) 食欲がない

身体症状(メランコリー型の症状)
- a) ふつうは楽しむことができると感じる活動に喜びや興味を失うこと
- b) ふつうの目覚めがふだんより2時間以上早いこと
- c) 午前中に抑うつが強いこと
- d) 明らかな精神運動抑制あるいは焦燥が客観的にみられること
- e) 明らかな食欲の減退
- f) 体重減少(最近1か月で5%以上)
- g) 明らかな性欲の減退

表3-8　ICD-10での躁病エピソードの診断基準(DCR)(抜粋)

躁病エピソードと診断されるためには，AとBの条件を満たすことが必要である。
- A. 明らかに異常に高揚した，誇大的あるいは易刺激的な気分が存在する。この気分変化は，顕著なものであり，少なくとも1週間は持続していること。
- B. 次のうち，少なくとも3項(気分が易刺激的なだけであれば4項)が存在し，そのため日常生活に重大な支障をきたしていること。
  - (1) 活動性の亢進や落ち着きのなさ
  - (2) 多弁(「談話心迫」)
  - (3) 観念奔逸や，考えがかけめぐるという体験
  - (4) 正常な社会的抑制の欠如。それは結果的に，周囲の状況にそぐわない行動となってあらわれる
  - (5) 睡眠欲求の減少
  - (6) 肥大した自尊心や誇大性
  - (7) 行動や計画における転導性やたえまのない変化
  - (8) 向こうみずな，またはむちゃな行動，およびその危険性をみずからは認めようとしない
  - (9) 著明な性的活力の亢進や性的無分別さ

上で日常生活に重大な障害が生じていないことが条件である(表3-8)。

気分障害でみられる妄想は，その多くが気分状態に一致したものである。また，うつ病では昏迷状態が，躁状態では精神運動興奮状態がみられることがある。

経過・予後　①うつ病　最初のエピソードによる入院の1年後に約50%が回復，5年後に約85～90%が回復するという報告がある。回復しない患者の多くは，軽度のうつ病が慢性化した病態である気分変調性障害に移行する。薬物療法を続けないと，退院後半年間で約25%，2年間で約30～50%，5年間で約50～75%が再発する。長期予後で問題になるのは，自殺率が約10%と高いことである。

うつ病では，アルコールや薬物の乱用・依存，そして不安症状が存在すると予後が不良となる。また，男性のほうが慢性化しやすい。

②双極性障害（躁うつ病） 双極性障害は，再発率の高い精神障害である。患者の約40〜50％が2年以内に躁病エピソードの再発を経験する。

長期予後では約15％が良好，約45％が再発多いが良好，約30％が部分寛解，約10％が慢性化して不良である。全体の約1/3が社会的機能の低下を余儀なくされる。自殺率はうつ病より若干高いと考えられる。

治療● 気分障害の治療は，心理社会的治療（精神療法）と薬物療法とを組み合わせることが一般的である（◎116ページ，119ページ）。

うつ病エピソードでの強い希死念慮や躁病エピソードでの浪費や暴力などの重大な問題行動がコントロールできない場合には，入院治療が必要となる。うつ病よりも躁病エピソードのほうが治療を受け入れない傾向が強く，入院治療が必要となることが多い。

①身体的治療 薬物療法は，身体的治療の中心として気分症状を軽減するために，そして躁病，うつ病エピソードの出現を予防するために行われる。**抗うつ薬**は，うつ病において低下しているセロトニン系やノルアドレナリン系の機能を向上させる作用がある。三環系抗うつ薬は，その代表的なものである。近年，副作用の比較的少ない**SSRI（選択的セロトニン再取り込み阻害薬）**や**SNRI（セロトニン・ノルアドレナリン再取り込み阻害薬）**とよばれる抗うつ薬の使用が広がっている。

躁病エピソードには，抗躁薬や気分安定薬とよばれる**炭酸リチウム**などが使用される。再発傾向が強い場合，うつ病には抗うつ薬，双極性障害には炭酸リチウムなどの気分安定薬による病相予防のための薬物療法が行われている。

そのほかの有力な身体的治療としては，電気痙攣療法がある。おもに急性期のうつ病，躁病エピソードに対して行われる。

②心理社会的治療 精神療法としては，患者への心理教育，環境への介入を含めた支持的精神療法が行われる。現在，うつ病における抑うつ的認知を修正することを目ざす**認知療法**が普及しつつある。

3 器質性精神障害（症状性を含む器質性精神障害）

❶ 認知症

認知症は，中枢神経系の機能が全般的で持続的にそこなわれて知的能力の低下を呈する脳器質性障害である。診断には，認知機能の障害によって，日常生活に支障が生じていることが必要である。ここには，人格や気分状態の異常がみられることが通例である。

認知症では，中枢神経系の機能低下によって生じる記憶障害・見当識障害・失語・失行・失認などを**中核症状**，それへの反応としておきるせん妄・

抑うつ・興奮・徘徊（はいかい）・睡眠障害・妄想などを BPSD（**認知症に伴う行動・心理症状**）とよぶことがある。

発生頻度● 疫学調査では，65歳以上の人の約5％，80歳以上の人の約20％が軽度以上のアルツハイマー病や血管性などの認知症であるとされる。

発病原因● 認知症は，①アルツハイマー病などの変性疾患，②脳血管障害（脳出血・脳梗塞・クモ膜下出血など），③中枢神経系の感染症（脳炎や髄膜炎など），④低酸素状態，⑤ビタミンB群の不足，⑥薬物中毒（アルコール・重金属など），⑦脳の外傷や脳外科的手術など，による中枢神経系の重大な障害によって引きおこされる。

代表的な認知症性疾患● 代表的な認知症性疾患には，次のようなものがある。

①**アルツハイマー病の認知症** 認知症のなかで最も多いものであり，全般的な神経細胞の脱落がみられる変性疾患である。多くが記銘力障害で発症し，徐々に進行する。さらに，人格の深みが乏しくなり，自発性が低下する人格変化が生じる。

②**血管性認知症** 広範囲の脳血管障害によって生じる認知症である。ほかに脳血管障害による神経学的症状（深部腱反射の亢進や歩行障害，運動麻痺など）が存在するのが一般的である。血管障害の発生によって進行するため，認知症が段階的に進むことが観察される。精神機能の障害については領域ごとに差が出やすく，それが大きい場合には，**まだら認知症**とよばれる。人格は比較的よく保たれるが，感情面においては，不きげん・易怒的・感情失禁などがみられることがある。認知症患者全体の約20％が血管性認知症である。

③**レビー小体病の（レビー小体型）認知症** 広範囲の神経細胞にレビー小体とよばれるものが生じて，神経細胞が死滅してゆく変性疾患である。パーキンソン病症状，幻視，失神などの自律神経機能異常を伴うことが多い。変性疾患による認知症のなかでは，アルツハイマー病によるものの次に多い。

④**そのほかの認知症**
(1) ピック病（前頭側頭型）の認知症：発症が若年で，逸脱行動や人格変化で発症することが多い。側頭葉・前頭葉・頭頂葉など脳の特定の部位の神経細胞が脱落し，そこが萎縮（いしゅく）することを特徴とする変性疾患である。
(2) クロイツフェルト-ヤコブ病の認知症：プリオンタンパクの異常によって生じる中枢神経疾患である。60代前後に発症する亜急性進行性認知症で，ミオクローヌス・小脳失調が特徴的である。海綿状脳症の病理組織所見を呈する。
(3) ハンチントン病の認知症：舞踏（ぶとう）運動と進行性の知能障害（認知症），人格変化などの多彩な障害を生じる常染色体優性の遺伝性疾患である。
(4) ヒト免疫不全ウイルス（HIV）による認知症：後天性免疫不全症候群（エイズ）発症に伴って神経症状とともに生じる認知症である。

(5) 進行麻痺：梅毒の感染後数年から十数年経過して生じる知能障害（認知症）と，著明な人格変化を主症状とする疾患である。神経学的所見として，瞳孔が左右不同で不正円形であること，アーガイル-ロバートソン瞳孔（対光反射は消失しているのに輻輳〔近見〕反射は保たれている），構音障害を示す。深部腱反射は亢進することが多い（ただし脊髄癆では腱反射消失）。梅毒感染の治療にはペニシリン療法が行われる。

治療　認知症の原因が治療可能なものであるなら，その治療が優先される。現在，アルツハイマー病に対してコリン系の機能を向上させるドネペジル塩酸塩などが使用される（◯117 ページ）。患者の呈する不安や興奮，幻覚や妄想に対しては，抗精神病薬が用いられることがある。また，失われた機能の回復を目ざして，リハビリテーションが行われる。

❷ せん妄

　せん妄は，急性で全般的な脳の機能障害によって生じる精神障害に幻覚・妄想・不安などの精神症状が加わったものである。高齢者や重篤な身体疾患の患者に生じやすい（◯69 ページ）。

発生原因　せん妄の代表的な原因は，①薬物の急性中毒（抗コリン薬・抗てんかん薬など），②薬物（アルコール・抗不安薬など）の離脱症状，③代謝性疾患（尿毒症・肝不全・呼吸不全・心不全・低血糖など），④全身の感染症（肺炎・敗血症など），⑤中枢神経系の感染症（脳炎・髄膜炎など），⑥脳内の病変や外傷（脳血管障害・脳腫瘍・脳圧亢進），⑦てんかん（てんかん重積状態・てんかん発作後の意識障害），などである。

　そのほか，症状精神病（次項参照）においても，せん妄・意識障害がみられる。

臨床像　せん妄の基本的症状は，意識障害である。そこには，注意力の障害，および記憶や見当識の障害がみられる。これは，一般に夜間に悪化する傾向がある。回復後，せん妄の生じている期間の記憶はそこなわれていることが多い。せん妄や意識障害の症状は，経過のなかで動揺するのが一般的であり，それがせん妄の診断のための参考となる。

　せん妄に伴う精神症状には，不安や抑うつ，焦燥や恐怖感，困惑がある。また，錯視や幻視，体感幻覚や幻聴の出現もまれではない。

　ICU・人工透析室といったつねに明るい環境や，逆に感覚刺激の乏しい環境がせん妄を悪化させる。

治療　第一の課題は，せん妄の原因となった身体疾患や身体状態の改善をはかることである。また，適度な感覚刺激によって睡眠・覚醒のリズムをつけること，見当識の不安定な患者に状況の説明を繰り返し行うなどして不安をやわらげることが重要である。薬物療法は，身体状態を悪化させないこと，意識レベルを下げないことに配慮して，せん妄に伴う不安や興奮の改善を目的と

して行われる。

❸ 症状精神病

　中枢神経系以外の身体疾患，もしくは全身疾患を基礎として出現する精神病を**症状精神病**という[1]。せん妄・意識障害が基礎にあることが多いが，幻覚妄想状態・うつ状態・躁状態など多彩な病像を呈する。次のようなものが知られている。

　①**内分泌性疾患に伴うもの**　バセドウ病（甲状腺機能亢進症），甲状腺機能低下症（粘液水腫，とくにうつ状態），クッシング病（とくに躁状態），全身性エリテマトーデスなどの膠原病に伴うものなどがあげられる。

　②**薬物治療によるもの**　ステロイド療法，インターフェロン療法，ジギタリス過量投与，抗結核薬投与などによって生じる。

　③**重篤な全身疾患によるもの**　糖尿病，肝不全，尿毒症，心不全，呼吸不全による意識障害に伴って発生するものなどがあげられる。

　治療は，原因となった身体疾患や身体的状態の治療を進めることが基本である。著しい精神症状に対しては，それに応じた薬物療法が行われる。

❹ てんかん

　てんかん[2]とは，てんかん性発作を主徴とする疾患である。これは原因によって，次の2種類に大別される。

　①**真性（特発）てんかん**　特別の外的原因がみとめられないもので，多くは若年期に発症する。

　②**続発てんかん**　過去の中枢神経系の疾患に引きつづいて生じるもので，成人期に発症した場合は続発てんかんであることが多い（尿毒症・感染症・脳血管障害・脳腫瘍・脳炎などの重篤な身体疾患や中枢神経系疾患に付随する続発てんかんは，急性症候性発作とよばれる）。

発生頻度　真性てんかんと続発てんかんの発生頻度はほぼ同じで，合わせて一般人口の約0.3〜0.5％である。障害が長期にわたって持続するのは，そのうちの約1/5である。

発病原因　真性てんかんでは，その発症に遺伝的要因が関与していると考えられている。続発てんかんでは，小児期の発症ならば外傷・先天性奇形・代謝疾患などが，成人期の発症ならば脳血管障害・外傷・認知症などが原因であること

---

1) この精神障害は，ICD-10において特定の疾患概念として位置づけられていない（せん妄や器質性精神障害などさまざまなものに含まれる）が，精神科臨床における考え方として重要である。
2) てんかんは，ICD-10でFコード（精神障害）でなくGコード（神経疾患）に位置づけられているが，精神科臨床において重要だと考えられるので，ここに記述した。

臨床像・病型　てんかん発作は，全般発作と部分発作に大別される。**全般発作**は，発作型および脳波変化が最初から脳の全般にみとめられるてんかん発作である。全般発作中のできごとは，患者が想起できないことが多い。**部分発作**は，発作型および脳波変化が脳の一部（焦点）から発するもので，焦点性発作ともよばれる。部分発作は，全般化して強直間代痙攣（けいれん）（大発作）や意識消失発作に発展することがある。

発作の持続は多くが数分以内である。てんかん発作が短時間に繰り返し生じたり，持続したりする状態は，**てんかん重積状態**とよばれる。

全般発作（焦点から発しない発作）には，次のようなものがある。

①**強直間代痙攣（大発作）**　最も一般的な痙攣発作である。これは，強直痙攣（数秒〜十数秒間の全身の筋肉の収縮）から始まり，そして間代痙攣（約十数秒間の筋肉のリズミカルな収縮と弛緩）に進み，ついで睡眠にいたるという経過をたどる。

②**意識消失発作（欠神発作）**　急激に生じる数秒間の意識消失の発作であり，発作中の行動は停止して視線が固定する，話が急に中断する，持ち物を落とすといったことがおこる。

③**ミオクローヌス発作**　身体の一部にミオクローヌス様の動き（筋肉の急激で粗大な運動）が生じる発作である。

④**脱力発作**　急激に生じる筋肉の脱力の発作である。患者は尻もちをついたり，卒倒したりする。

従来，これらの意識消失発作・ミオクローヌス発作・脱力発作の3者は，小発作とよばれていた。

部分発作（焦点から発する発作）には，次のようなものがある。

①**単純部分発作，単純感覚発作**　意識障害を伴わない発作である。これには，身体の一部の不随意運動，幻視や幻聴，体感幻覚などきわめて多様な運動，感覚の発作が含まれる。

②**複雑部分発作**　意識障害を伴う発作である。側頭葉を中心とする部位に焦点のあるてんかんであり，不安感や恐怖感，幻覚などの知覚の障害，めまいや頻脈，腹部の違和感などの自律神経系症状，思考や記憶の障害，自動運動などがみられる。これらは従来，精神運動発作あるいは側頭葉てんかんとよばれていた。

診断　診断は，てんかんの臨床発作に基づいて行われる。さらに続発てんかんをおこす可能性のある中枢神経系疾患の診断を進める必要がある。脳波検査は，てんかんの診断を確定し，焦点の有無やその部位など発作型についての情報をもたらす重要な検査である。

治療　てんかんの治療は，薬物療法によって発作を抑制することが中心となる。それぞれの発作型ごとに有効な抗てんかん薬がある。また，発作の誘因とな

る過労や睡眠不足などを避けるように指導することも重要である。

てんかんの焦点のある患者では，焦点を外科的に取り除く手術が行われることがある。続発てんかんの治療においては薬物療法も行われるが，原因となる疾患の治療が優先される。

4 精神作用物質使用による精神および行動の障害

精神作用物質とは，アルコールや薬物など，精神機能に影響を与える物質をいう。精神作用物質の有害な使用の種類には，次のようなものがある。

①**中毒（急性中毒）**　摂取した精神作用物質によって短期的に精神機能が低下・変化することである。

②**乱用**　健康を害するような非適応的な方法で精神作用物質を使用することである。

③**依存**　精神作用物質摂取の繰り返しによって，身体的・心理的にその物質を必要とする状態になっていることである。さらに依存には，①その物質摂取の強い欲求が持続すること（心理的依存），②物質摂取量のコントロール，物質摂取の停止が困難であること，③身体的離脱症状が出現すること，もしくはその出現を防止するためその物質を摂取すること（身体的依存），④物質の従来の効果を得るためにその摂取量が増加すること（耐性の存在），⑤物質摂取以外の活動の関心や楽しみの喪失，⑥物質による有害な影響があるにもかかわらず，その摂取を続けること，という特徴がみられることが多い。

ここでは，アルコール依存，そのほかのアルコール使用障害と，そのほかの精神作用物質使用障害とに分けて述べることにする。

1 アルコール依存

事例

Cさんは運輸関係の会社に長年勤めている50代前半の男性である。精神科を受診したのは，上司に書字時に手指の振戦（ふるえ）を見とがめられたのを機に書字恐怖となり，そのために出勤できなくなり，さらに休職となったことであった。

受診時には，書字恐怖に外出恐怖（広場恐怖もしくは社交不安障害の一種）も加わり，閉居がちの生活となっていた。治療では，社交不安障害との診断のもとで選択的セロトニン再取り込み阻害薬（SSRI）などの薬物療法が行われ，不安症状は軽快したが，閉居がちの不活発な生活に改善はみられなかった。

通院を開始して約半年後，彼は，調理中に自分で熱湯をかけて両前腕にⅡ度の熱傷を負い，その治療のために救急入院となった。この入院で明らかになったのは，Cさんが過量飲酒を続けていることだった。精神科初診時のCさんは，「毎日，日本酒換算で2〜3合の飲酒をしているが，飲酒による欠勤などの問題はない」と報告していた。担当医は，その依存レベルの飲酒を続

> けていると，不安障害の回復を遅らせてしまうので，節酒もしくは断酒を指導して
> いた。しかし入院後，同居家族である妻や娘から事情を聴くと，実際の飲酒
> 量は以前の報告の2倍であり，「節酒している」という報告とは裏腹に，Cさんは
> 節酒をほとんど実行していなかったことが明らかになった。しかしCさんは，酒
> は大きな問題だとは思わなかったと，飲酒の問題を否認する姿勢を示していた。
>
> 　Cさんは，仕事仲間との付き合いで飲酒するうちに40歳ごろから毎日飲酒
> するようになり，さらに50歳ごろから過量飲酒のせいで遅刻や欠勤をするよ
> うになっていた。今回の書字恐怖が出現したきっかけは，上司がCさんの書
> 字時の振戦を見て，彼に飲酒を控えるようにと注意したことであった。
>
> 　入院中に行われたCさん，家族，担当医の話し合いでは，広範囲火傷の原
> 因が酩酊状態で調理をしていたことだったという事情があり，アルコール依
> 存の治療なしには，Cさんの職場復帰は無理だろうという結論となった。そ
> の後Cさんは，アルコール専門施設での2か月の入院治療を受け，さらに退
> 院後，不安障害とアルコール依存の治療のため，同施設での通院を続けている。

　この事例は，書字恐怖の訴えが受診のきっかけとなったアルコール依存の患者である。アルコール依存患者にはこのように疾患の存在を否認したり隠したりすることがある。

発生頻度　わが国では現在，200万人以上がアルコール依存の状態と推定されている。生涯罹患率は，男性で約10％，女性で約3〜5％であるとされている。

　アルコール依存患者では，うつ病などほかの精神障害の合併が高率である。患者の自殺は約10〜15％にみられる。

発症原因　①**社会文化的要因**　飲酒行動に寛容な文化や特別な飲酒習慣のある環境では，アルコール摂取による問題が生じやすい。

　②**精神障害の要因**　抑うつ気分や睡眠障害，幼少期の素行（行為）障害（●108ページ）や多動性障害（●108ページ），パーソナリティ障害（●106ページ）の存在は，アルコール依存のリスクを高める。

　③**遺伝的要因**　発症には遺伝的要因が関与していると考えられる。アルコール依存患者の子どもの場合，発症率はそうでない人の約3〜4倍である。

　④**心理的要因**　行動理論の立場では，アルコール摂取が一時的に不安・恐怖をやわらげるため，それが正の強化因子として作用して，アルコール依存を発症させると理解されている。アルコール依存の患者と家族が，その関係を維持するために特有の方法で過剰に結びつきを強めている状態を**共依存**という。それは，アルコール依存を持続させる重要な対人関係の要因の1つである。

治療　アルコール依存の治療目標は**断酒**である。節酒は身体合併症のないごく軽症の患者にしか推奨できない。

▶表 3-9　アルコール依存についての CAGE チェックリスト

1. 飲酒量を減らさなければならないと感じたことがありますか。
   （Cut down）
2. 他人があなたの飲酒を非難するので気にさわったことがありますか。
   （Annoyed by criticism）
3. 自分の飲酒についてわるいとか申し訳ないと感じたことがありますか。
   （Guilty feeling）
4. 神経を落ち着かせたり，二日酔いを治すために，「迎え酒」をしたことがありますか。
   （Eye-opener）

上記のうち，2項目以上あてはまる場合は，アルコール依存の可能性があります。
早期に診断を受けて，必要な治療や援助を求めることが大切です。

（Ewing, J. A.: Detecting alcoholism. The CAGE Questionnaire. *The Journal of the American Medical,* 252：1905-1907, 1984 による）

①**心理社会的治療**　患者の治療意欲や努力が不可欠であり，これを促進することが第一の課題である（▶表 3-9）。患者の治療意欲を維持し，回復過程を学習するために，アルコール依存の患者から構成される集団精神療法が有効である。また，飲酒のきっかけとなる不安や緊張に対処するために，リラクセーションの訓練や自己表現訓練などを含む認知行動療法が行われている。そこではさらに，飲酒する背景や動機の分析，飲酒にかわるストレス対処法などが検討される。

②**自助グループ**　断酒会や AA（匿名アルコール依存症者の会）といった自助グループへの参加は患者の回復に大きな力となる。

③**家族療法**　家族をサポートし，家族の機能を回復しようとする家族療法は，アルコール依存に有効である。患者の家族の自助グループも活発に活動している。

④**薬物療法**　抗酒薬が用いられることがある。**抗酒薬**とは，アルコールの代謝産物であるアルデヒドを代謝する酵素を阻害するもので，それによって飲酒後に不快な身体症状を生じる。その服用は，患者の断酒の意志を強めることに役だつ。また，随伴する精神症状に対しては抗不安薬・抗うつ薬などが用いられる。

⑤**身体合併症の治療**　患者はアルコール性肝炎，肝硬変，食道炎，胃炎，胃潰瘍，食道静脈瘤，膵炎，心筋梗塞，心筋障害，脳血管障害などを高率に合併している。

❷ その他のアルコール使用障害

■アルコール中毒（酩酊）

日本酒1合（180 mL）には，約 20 g のアルコールが含まれている。これを飲用するとアルコールの血中濃度は飲酒後1時間でピークに達し，体重 60 kg の人だと約 40 mg/dL の血中濃度となる。

アルコールはその約90％が肝臓で代謝され，残りが肺と腎臓から尿中や呼気中に排出される。肝臓のアルコールの代謝能力は，1時間で平均15 mg/dLである。

アルコールは，少量ならば脳の血流を増加させ機能を活性化するが，過量となると血流を減少させ活動を抑制する。アルコール血中濃度0.05％(50 mg/dL)では，判断力が低下し，抑制がとかれる。0.1％では手足の動きが不確かになり，0.1～0.15％をこえると法律的には酩酊とされる。0.3％にいたると混乱・昏迷を呈し，0.4～0.5％で昏睡となる。それをこえると呼吸抑制や吐物の誤飲などによって死にいたる。

酩酊は，単純酩酊(普通酩酊)と異常酩酊とに分けられる。

①**単純酩酊** 気分高揚や若干の抑制解除がみられる一般的な酩酊である。

②**異常酩酊** 異常酩酊は，**複雑酩酊**と**病的酩酊**に分けられる。複雑酩酊とは，平常の態度と相違して易怒的になったり粗暴な行動に走るいわゆる酒癖のわるい人の酩酊である。病的酩酊とは，飲酒によって意識障害・せん妄，ときに精神運動興奮状態が生じる酩酊である。患者はその時期の行動を思い出せない場合が多い。

■アルコール離脱による精神障害

次のようなものがある。

①**振戦せん妄** アルコール離脱によって生じる，四肢の振戦を伴うせん妄状態である。小動物幻視や妄想，不眠あるいは睡眠サイクルの逆転，自律神経の過剰な活動が随伴する。治療はビタミンB群投与，抗精神病薬による薬物療法などが行われる。

②**アルコールてんかん** アルコール離脱によって生じる大発作である。

③**アルコール幻覚症** アルコール離脱によって意識障害なしに生じる，幻聴を主体とする精神病性障害である。長期に持続する場合には，統合失調症などの他の精神病性障害の鑑別が問題になる。

■アルコールによる認知症

アルコールの慢性大量摂取によって脳萎縮が生じ，さらにアルコール性認知症に発展することがある。ここでは，①記銘力障害，②健忘，③失見当識，④作話を主徴とする**コルサコフ症候群**がみられることがある。

■アルコールによる精神病性障害

これには，アルコール依存患者が，そのパートナー(妻など)に嫉妬妄想をいだくアルコール嫉妬妄想や，「アルコール離脱による精神障害」の項で記したアルコール幻覚症が含まれる。

③ その他の精神作用物質使用障害

アルコール以外の，表3-3 F1の項（81ページ）に示されているさまざまな物質の使用による精神障害である。これらの精神作用物質使用障害の治療としては，急性中毒や離脱症状に対する治療や，アルコール依存に準じた集団精神療法や家族への介入などの心理社会的治療が行われている。

■アヘン類の依存・乱用

ヘロイン・モルヒネ・アヘンといった麻薬は，強力な鎮痛作用や強い快感を生じる作用がある。また容易に耐性が生じること，身体的に重篤でごく不快な離脱症状を生じることから，とくに依存が発展しやすい物質である。また，急性中毒では呼吸抑制によって死亡することがある。

離脱症状は，筋肉や関節の激しい痛み・腹痛・下痢・嘔吐・不眠・頻脈・体温異常・瞳孔散大などが特徴であり，自律神経の嵐とよばれている。これに対しては，身体管理のために入院治療が必要になることが多い。

■鎮静薬あるいは睡眠薬の依存・乱用

医療機関で処方されている鎮静薬・抗不安薬（ベンゾジアゼピン系薬剤など）・睡眠薬（バルビツール系薬剤など）は，不眠へのおそれや薬物の気分高揚作用によって依存を形成することがある。

離脱症状としては，不眠や不安の増強，せん妄がある。耐性の形成はアヘン類よりも遅いが，バルビツール系薬剤では致死量が低いので危険である。対策としては，医療機関での処方を慎重に行うこと，薬物療法にかえて心理社会的治療を用いることなどである。

■覚醒剤（メタンフェタミン）の依存・乱用

覚醒剤（メタンフェタミン）には，覚醒作用・気分高揚作用がある。離脱症状は抑うつ症状・意欲低下・不安・疲労感などであり，依存は急速に形成される。この物質使用によって，幻覚・妄想などを伴う妄想型統合失調症に類似した精神病状態が発生する。この精神病性障害に対しては，抗精神病薬による治療が必要である。

■有機溶剤（揮発性溶剤）の依存・乱用

トルエンなどの有機溶剤（揮発性溶剤）を成分とするシンナーや接着剤を吸引する乱用は，わが国の若年男性に多くみとめられる。急性中毒では，気分高揚，言語障害や歩行困難などの失調，吐きけや嘔吐がみられる。さらに，呼吸抑制や不整脈，窒息のために死亡することがある。また，幻視を中心とする幻覚を体験することもある。慢性の使用では，末梢神経炎・小脳障害・脳炎・認知症を発症する。

5 神経症性障害，ストレス関連障害

1 神経症性障害

■パニック障害と広場恐怖

　パニック障害の主症状は，発作的に生じる強烈な不安である**パニック発作**である（○74ページ）。パニック障害の診断には，パニック発作がある程度以上生じること（たとえばICD-10では，3週間に少なくとも3回の発作が発生すること）が必要である。パニック障害には，しばしば**広場恐怖**の合併がみとめられる。広場恐怖とは，すみやかに脱出すること，救いを求めることが困難な状況（道路の人ごみ，混雑した店の中，エレベータや飛行機内にいることなど）に対する恐怖をいう。

　これらの障害の治療では，不安に対する薬物療法（SSRI，ベンゾジアゼピン系薬剤などの抗不安薬）や心理社会的治療が行われる。心理社会的治療としては，認知行動療法（身体感覚への過敏さを減らす訓練，リラクセーションや呼吸法の訓練などを組み合わせた治療法）や，個人精神療法が行われている。これらは，比較的予後のよい精神障害である。

■特定の恐怖症および社会（社交）恐怖（症）

　特定の恐怖症は，患者が特定の対象に不合理なおそれをいだき，それを避けようとする精神障害である。恐怖の対象によって，①動物型，②自然環境型（台風・地震など），③血液・注射・外傷型，④状況型（高所や閉所など）に分類される。

　社会（社交）恐怖では，見知らぬ人に出会ったり，評価されたりする社会的状況，もしくはその場で恥ずかしい思いをしたり，困惑したりすることに対する恐怖感をいだき，実際にそのような状況を回避しようとすることが特徴である。

　治療としては，不安に対する薬物療法や，認知行動療法や個人精神療法といった心理社会的治療が行われている。認知行動療法では，パニック障害で行われるもののほか，曝露法・系統的脱感作療法などが行われる（○121ページ）。

■強迫性障害

　この精神障害の中心症状は，不安を伴う強迫観念や強迫行為である（○74ページ）。通常，患者は強迫症状の不合理性を認識しており，自我違和的な（自分自身のものでないと感じられる）ものとしてとらえている。強迫性障害は，その内容から，①洗浄強迫を伴う不潔恐怖，②自己懐疑を伴う確認強迫，③強迫行為を伴わない性的攻撃的な強迫観念，④正確さや秩序性についての

強迫，に分類される。

強迫性障害の主要な治療法は，薬物療法と行動療法である。SSRIや三環系抗うつ薬の一種であるクロミプラミン塩酸塩などの薬剤の有効性が確認されている（◯116ページ）。心理社会的治療としては，曝露法・系統的脱感作療法などの認知行動療法が行われる。

■解離性障害

解離性障害とは，自己の精神の単一性意識（自分が自分であるという感覚）の障害である。そこでは精神（自分）の一部が切り離されたり，それが独立に活動したりすると理解されるような状態があらわれる。次の3型が基本的である。

①**解離性健忘**　この健忘では，患者の個人的な記憶は失われるが，一般的な知識についての記憶は保たれている。また，患者は，健忘のある領域以外でなら問題なくふるまうことができる。

解離性健忘では，健忘される記憶がしばしばストレスや外傷体験に結びついており，その発生に心理的要因が関与していると考えられている。経過は急速に生じて，急速に消退することが多い。失われた記憶を回復させるために，催眠療法が用いられることがある。

②**解離性遁走**　患者が解離状態のなかで自宅や職場から遁走する（逃げ去る）ことをいう。遁走の期間中，患者は自分のもともとの生活について健忘しており，同時にその健忘していることに顧慮を示さない。まったく新しい人物になりすましていることもある。われにかえると，遁走の前のできごとを思い出すが，遁走中のできごとについての記憶は残っていない。

解離性遁走の経過は数時間から数日と短いのがふつうである。しかし，なかには数か月に及んだり，遠隔地まで旅をする例もある。治療は解離性健忘の場合と同様である。

③**解離性同一性障害（多重パーソナリティ障害）**　解離性同一性障害は，同一人物のうちに，複数の別個のパーソナリティ部分が存在するような言動がみられる障害で，解離性障害のなかでは最も重症で慢性的な障害である。

パーソナリティ部分の転換は急速で劇的である。個々のパーソナリティ部分は，一貫した人格特徴，対人関係，行動パターンを示し，それぞれの名前をもっている。

治療として一般的に実施されているのは，パーソナリティ部分の再統合などを目ざす個人精神療法である。しばしば，薬物療法や催眠療法が併用される。

■身体表現性障害

身体表現性障害とは，患者の情緒的問題と関連した，身体医学的に根拠の

ない身体症状を訴える精神障害である。発症には心理社会的要因が関与していると考えられている。そこでは，患者にとって身体症状によって病人としての役割を得るという疾病利得がある，患者がそれによって象徴的に感情を表現しているなどと理解されることがある。

心理社会的治療では，患者が身体症状に心理的要因が関与している可能性があることに気づき，身体症状の理解や治療に主体的に取り組むことが促される。そのほか，随伴する精神症状に対する薬物療法が行われる。

①**身体化障害**　身体化障害では，身体医学的検査によって説明できない吐きけ・嘔吐・嚥下困難・四肢の痛み・呼吸困難・月経や妊娠にまつわる訴えなど，多数の身体症状が長期間にわたって訴えられる。

患者は，医療機関に繰り返し治療を求めることが特徴である。身体化障害と次に述べる転換性障害とは，従来は転換ヒステリーとよばれていた疾患に相当する。とくに若い女性に多くみられる。

②**転換性障害**　転換性障害では，身体医学的に説明できない運動麻痺・知覚麻痺・視力障害・失声などの神経学的症状が訴えられる。これらは転換症状とよばれる。

知覚症状としては，知覚麻痺が一般的である。症状が神経学的に説明できない靴下・手袋型の知覚麻痺[1]，正中線からはじまる半麻痺やさまざまな視力障害，聴力障害などが訴えられる。運動症状は異常な運動・歩行の異常・脱力であるが，その典型は失立失歩である。しかし歩行が障害されていても，患者は転んで外傷を負うことはないし，腱反射の異常や筋の萎縮もみられない。痙攣は，しばしばてんかんが合併しているため，真の痙攣との鑑別は困難である。

転換性障害では，心理社会的治療がおもに行われている。催眠療法，抗不安薬の投与，リラクセーションが有効な症例がある。転換症状の経過はさまざまであるが，一過性のことが多い。

③**心気障害**　心気障害では，身体症状や身体感覚の誤った解釈によって，十分な身体医学的裏づけがないにもかかわらず，重大な身体疾患に罹患していることが訴えられる。心気障害の患者は，精神科の治療に抵抗を示すことがしばしばある。治療を受け入れる患者には，個人精神療法が有効である。

❷ ストレス関連障害

ストレス関連障害には，**心的外傷後（外傷後）ストレス障害（PTSD）と急性ストレス反応，適応障害**がある。外傷後ストレス障害と急性ストレス反応は，例外的に強い外傷的ストレスに対する反応である。この両者には，前者が遷

---

[1] 手袋や靴下におおわれる部位に限局した知覚麻痺であり，末梢神経の支配領域と一致しない，神経解剖学的にはありえないものである。正中線からはじまる手麻痺も同様である。

延化した反応，後者が急性の反応という違いがある。適応障害は通常のストレスに対する過剰な反応であり，ストレスが除かれると回復するのがつねである。

■心的外傷後（外傷後）ストレス障害（PTSD）

事例

> Dさんは，男性に自宅に入り込まれたという事件のあと，心的外傷後ストレス障害（PTSD）の症状が続いている20代前半の女子学生である。事件の1年後に「眠れない。疲れがとれない」「事件のことを思い出してつらい」と訴えて精神科を受診した。その事件とは，Dさんが大学進学で親もとから離れてひとり暮らしを始めたころ，居酒屋で知り合った若い男性に自宅に入り込まれて，そのまま約2か月にわたって居座られたというものだった。その男性は，出て行ってほしいというDさんの懇願に耳を貸さず，逆に「あとあとどうなっても知らないぞ」「金を出したことを親に言うぞ。もっと金をよこせ」などとおどかした。借金の申し入れを受けたDさんの両親は，Dさんを詰問して事情を知ると，即座にDさんを連れて警察に出向いて事情を話した。その結果，男性は逮捕され，Dさんは通常の生活に戻ることができた。
>
> Dさんはその後も通学していたが，徐々に主訴の抑うつ症状が強まり，勉強を続けることが困難になっていた。受診時のDさんには，抑うつ症状に加えて，事件のことを思い出して不安になること（フラッシュバック）や悪夢（再体験症状），かつて住居のあった地域に近づけないこと（回避症状），不安・落ち着きのなさ，入眠困難などの睡眠障害（過覚醒症状）がみとめられており，PTSDと診断された。PTSDについての心理教育や選択的セロトニン再取り込み阻害薬（SSRI）などによる薬物療法によって，Dさんの抑うつ症状や不安症状は，徐々に軽快し，約6週間で日常生活を無理なく送ることができる状態にまで回復した。しかし，再体験症状の収束にはその後約2年間が必要だったし，回避症状は事件後3年がたっても依然として持続している。このケースで悔やまれるのは，事件後すみやかに受診していればPTSD症状の遷延，慢性化を防ぐことができたかもしれないということである。

　この事例のDさんは，男性に自宅に入り込まれてしまった外傷体験によって発症したPTSDの患者である。このように外傷体験のあと，しばらくしてから精神症状が強まることはめずらしくない。

概念　災害や戦争，傷害事件や性的暴力などの例外的に強い外傷的ストレスに対して，遅延もしくは遷延した反応として生じる精神障害である。外傷を体験したのち，数週間から数か月にわたる潜伏期間を経て発症する。

診断　診断には，まず例外的に強い外傷的できごとがかつて存在したこと，そしてさらに，①回想・白日夢（フラッシュバック），夢における外傷的ストレス

の反復的侵入的再体験の存在，②外傷を想起させる活動や状況を回避することもしくは感情的反応性の低下，③不眠や怒りやすさを含む自律神経の過覚醒状態の存在が必要である。

治療 精神療法では，外傷体験を語り感情の表出を促すことや，症状への対処法の教育が行われる。さらに認知行動療法では，曝露法などの手法も用いられる。薬物療法では，SSRIなどが用いられる。経過は動揺する（改善と悪化が経過中にみられる）が，多くは回復が期待できる。

■急性ストレス反応

特別に強い身体的または精神的ストレスに反応して発現し，通常は数時間から数日以内に収束する一過性の精神障害である。

典型的な症状には，意識野の狭窄と注意の狭小化，見当識障害を伴った初期の眩惑（げんわく）（目がくらむようになり正しく判断できなくなること）がある。また，一種の昏迷状態や周囲の状況からの引きこもりの増強，あるいは強い焦燥や過活動がみられることがある。通常，これにはパニック発作や自律神経症状（頻脈・発汗・紅潮など）が伴う。

■適応障害

心理社会的要因によって引きおこされる感情・行動の異常である。診断には，原因となるストレスやできごとによって通常よりも大きな反応が生じていることが必要である。ストレスや心理的要因が除去されると，すみやかに改善する。

精神症状としては，抑うつ気分，不安，非行や怠学，反抗などの行動の異常が，単独または組み合わされて出現する。

6 摂食障害，非器質性の睡眠障害と性機能不全

1 摂食障害

摂食障害は，身体イメージの異常と食物摂取へのこだわりを主症状とする精神障害である。先進国においてこの数十年間増加している。摂食障害には，拒食を示す**神経性無食欲症（やせ症）**と，過食を特徴とする**神経性過食（大食）症**とがある。

■神経性無食欲症（やせ症）

体重を減少させようとする，持続的・意図的な，かつ極端な努力を特徴とする精神障害である。女性の発症が多く，男性の約10～20倍である。多くは15歳ごろに発症する。この障害には，やせていることを高く評価する現代の文化的風潮が関与していると考えられている。

神経性無食欲症(やせ症)は，拒食による体重制限を特徴とする型と，過食と拒食の両方がみられる型とに大別される。
　診断には，ICD-10によると体重が標準値の85％以下になること，太る食物を避ける，過度の運動，みずから嘔吐を誘発する，緩下薬・食欲減退薬・利尿薬の使用，肥満への恐怖があること，さらに広範囲な内分泌系の障害(たとえば無月経)が生じていることが必要である。
　治療としては，個人精神療法・認知行動療法・家族療法が行われている。患者が治療に非協力的な場合は，家族の協力が重要になる。薬物療法としては，食欲増進薬や抗うつ薬の投与などが試みられている。栄養状態の改善のためには入院治療が有効である。

■神経性過食(大食)症

　過食を主徴とする精神障害である。物質依存やパーソナリティ障害をしばしば伴う。
　神経性過食(大食)症では，持続的な食物への渇望，短時間に大量の食物を摂食する過食のエピソードに加えて，患者が肥満を病的におそれて嘔吐を誘発する，緩下薬の乱用，絶食と過食の交替，利尿薬などの薬物を使用するといったことが特徴である。
　治療には，個人精神療法・集団精神療法・家族療法が行われる。認知行動療法では，過食にいたる過程を検討しそれをとめる訓練が行われる。薬物療法では，SSRIなどのさまざまな薬剤が用いられる。

❷ 非器質性の睡眠障害と性機能不全

■非器質性睡眠障害

　①**非器質性不眠症**　ICD-10によれば，入眠困難や睡眠中断，熟眠感のないことが，少なくとも週3回以上1か月間持続し，主観的苦痛や社会的機能の障害が生じているときに，非器質性不眠症と診断される。薬物療法では，ベンゾジアゼピン系などの睡眠導入薬，抗不安薬が用いられる。また，心理的葛藤が関与している場合は，個人精神療法などが行われる。
　②**非器質性過眠症**　睡眠不足によらない昼間の過剰な睡眠や睡眠発作が少なくとも1か月以上続いて，社会的機能の障害を生じるときに，非器質性過眠症と診断される。ナルコレプシーは，①強い眠け，②情動性脱力発作，③睡眠麻痺(眠け時の脱力)，④入眠時幻覚を伴う疾患である。

■非器質性性機能不全

　これには，性欲の欠如，性の嫌悪，性器反応不全(勃起不全など)，オルガスムス機能不全，早漏，腟痙攣，過剰性欲などが含まれる。

7 パーソナリティおよび行動の障害

　パーソナリティ障害は，社会文化的標準から著しくかたよっている主観的経験と行動のパターンであり，広範で柔軟性を欠き，思春期や早期成人期から明らかとなり，長期間の経過にも変化せず，苦痛や障害をもたらすものと定義される。

　パーソナリティ障害は，精神科患者に高い頻度でみられる。しかし，単独で治療対象になるのは，情緒不安定性パーソナリティ障害境界型ぐらいであり，多くの場合は合併しているほかの精神障害の治療が先に行われる。

パーソナリティ障害の類型 ● 臨床的に用いられているパーソナリティ障害の類型を示す。

　①**妄想性パーソナリティ障害**　広範な不信感や猜疑心を示す。みずからの正当性を強く主張し，周囲の人々との間にたえず不和や摩擦を引きおこす。

　②**統合失調質パーソナリティ障害**　表出される感情にあたたかみが乏しい。非社交的で孤立しがちで，他者への関心は希薄である。

　③**非(反)社会性パーソナリティ障害**　他者の権利を無視・侵害する反社会的暴力的行動が特徴である。他者の感情に冷淡で共感を示さない。みずからの逸脱行動に責任を負おうとせず，罪悪感が乏しい。

　④**情緒不安定性パーソナリティ障害境界型**(DSM-5の境界性パーソナリティ障害に相当)　感情や対人関係の不安定さ，自傷行為や自殺企図，浪費や薬物乱用などの衝動的行動，同一性拡散が特徴で，女性に多い。

　⑤**演技性パーソナリティ障害**(ヒステリー性格)　特徴は，他者(異性)の注目や関心を集める派手な外見や演技的行動である。感情表現がわざとらしく，表面的である。被暗示性が強く，周囲の人々にみとめられることを渇望する。女性に圧倒的に多い。

　⑥**強迫性パーソナリティ障害**　一定の秩序を保つことに固執することが特徴である。きちょうめん・完全主義・がんこ・過度に良心的で倫理的・吝嗇(けち)・あたたかみのない狭い感情・優柔不断・決断困難などがみられる。

　⑦**不安性パーソナリティ障害**(DSM-5の回避性パーソナリティ障害に相当)　自分の失敗をおそれ，周囲の人々からの拒絶を避けるのが特徴である。自己への不確実感や劣等感などの，自己にまつわる不安や緊張がある。対人交流に消極的で引きこもることがある。

　⑧**依存性パーソナリティ障害**　特徴は，他者への過度の依存である。みずからの行動や決断に他者の助言や指示を必要とする。他者の支えがないと，無力感や孤独感をいだく。さらに，他者に迎合し，みずからの責任を担おうとしないことがある。

治療・経過 ● パーソナリティ障害は持続的であるが，けっして永続的な障害ではない。とくに非社会性，情緒不安定性パーソナリティ障害は，30〜40代にいたると改善する場合が少なくない。治療は，個人精神療法・集団療法・薬物療法

など多くの治療法が，しばしば組み合わされて用いられる。

8 知的障害（精神遅滞）

発生頻度　知的障害（精神遅滞）の発生頻度は，一般人口の約1％である。

発生原因　知的障害の原因は，染色体異常（ダウン症における21番染色体トリソミーが代表的），代謝障害（甲状腺機能低下によるクレチン症など），奇形，感染，中毒，産科的障害（脳性麻痺など）など，さまざまである（→概念，IQによる分類については73ページ）。

診断　知的障害は，以下の場合に診断される。
(1) IQ（知能指数）が70未満（IQの平均から標準偏差の約2倍下まわる）。
(2) 適応行動の水準がその年齢における基準より明らかに低い場合。
(3) 知能低下が発達期（18歳未満）に生じる場合。

臨床像　主要症状は知能障害と適応行動障害であるが，それらがさまざまな状態を包括する幅広い概念であるため，ほかの多様な精神症状や身体症状がみられるのが通例である。さらに，広汎性発達障害を含むほかの精神障害の合併も一般的である。

予防・治療　先天代謝障害による発達遅滞の一部は，早期発見と予防が可能である。フェニルケトン尿症の子どもに低フェニルアラニン食を提供して発達遅滞を予防することがその例である。しかし大部分の知的障害は根治的な治療法はなく，適切な発達刺激を与え，知的活動，適応・生活・作業能力の向上を目ざす療育および教育的対応がおもな治療となる。また，精神症状や合併精神障害への薬物療法も重要である。

経過　軽度知的障害の患者には，相当の社会適応の可能性があり，作業能力が高いなどの条件があれば，就職して自立することが可能である。中度・重度の知的障害者の場合は，自立的な生活が困難であり，施設入所を必要とする場合が多い。

9 小児期・青年期の発達障害と行動および情緒の障害（心理的発達の障害，小児期および青年期に発症する行動および情緒の障害）[1]

1 自閉症スペクトラム障害（ASD）

自閉症スペクトラム障害（自閉スペクトラム症，ASD）は，「A. 社会的コミュニケーションおよび相互関係における障害」と，「B. 限定された反復する様式の行動・興味・活動の2つの特徴が発達早期（乳幼児期）からあること」によって診断される発達障害である。

---

[1] 近年，日本精神神経学会では，小児期の精神障害の呼称として「障害」のかわりに「症」をつけることが提案されている。たとえば，学習障害，素行（行為）障害，チック障害は，それぞれ学習症，素行症，チック症とされる。

これは，アメリカのカナー（L. Kanner）によって最初に報告された重症の小児自閉症と，言葉の発達の遅れが目だたず，知的発達が保たれているアスペルガー症候群や広汎性発達障害とよばれる比較的軽症の障害を含むものとして定められた障害概念である。これが診断されるケースでは，その重症度を評価することが重要である。

自閉症スペクトラム障害に対する治療の中心は，子どもおよび家族や周囲の人々に対する治療教育と，精神症状の緩和を目的とする薬物療法である。持続的な障害であるが，治療によって改善することや，成人期になるとその特徴が目だたなくなることが期待できる。

❷ 学習障害

学習障害とは，一般知能に大きな障害がないにもかかわらず，読字・書字・算数といった学習面の特定の領域で障害を示すものである。治療としては，学習が遅れている領域の系統的な指導を行うことなどが提唱されている。

❸ 注意欠如・多動性障害（注意欠如・多動症，ADHD）

注意欠如・多動性障害は，中枢神経系の機能不全によって生じる病態で，①注意の障害，②多動，③衝動性の３つの症状が小児期までに出現し，かつそのために社会適応の問題がある場合に診断される。

心理教育や認知行動療法，薬物療法（とくに中枢刺激薬のメチルフェニデートなどによるもの），家族や関係者に対する援助が行われている。

❹ 素行（行為）障害

素行（行為）障害で問題となるのは，怠学・万引き・薬物乱用（有機溶剤・アルコールなど）・喫煙・性的逸脱行動（売春を含む）・いじめといった非行（反社会的行動）である。このような問題行動の常習性や反社会性が高い場合には，少年鑑別所や少年院といった司法施設で処遇されるのが一般的である。

治療では，社会的学習経験の機会としてデイケア，集団療法などが考慮されることがある。また，家族や関係者に対する介入が重要である。

❺ チック障害

チックとは，まばたき・頭を振る運動・肩すくめ・しかめ顔などの，不随意的，急速で反復的な運動・発声である。これが頻発する状態をチック障害といい，男児に多い。

①顔・頭部・頸部を中心とする不随意運動（運動性チック），②意味不明の汚言，言葉をオウム返しにまねる（音声チック），③自傷行為などの衝動的行動を特徴とする精神障害を，ジル−ドゥ−ラ−トゥレット症候群という。

10 心身症

　心身症とは，身体疾患のなかで，その診断や治療に心理的要因についての配慮が特別に重要なものの総称である．心身症には，①循環器系疾患（狭心症・本態性高血圧），②消化器系疾患（胃十二指腸潰瘍・潰瘍性大腸炎・過敏性腸症候群・噴門狭搾・胃アトニー），③呼吸器系疾患（過換気症候群・喘息），④泌尿・生殖器系疾患（夜尿・頻尿・月経困難症），⑤皮膚疾患（円形脱毛症・瘙痒症・蕁麻疹），⑥内分泌系疾患（甲状腺機能亢進症・更年期障害），⑦代謝疾患（糖尿病・肥満），⑧そのほか（神経痛・頭痛），といったさまざまな疾患が含まれる．

　病態は，身体と精神のかかわり合いによって理解される．生体はストレスに反応してホメオスタシスを保っているが，ストレスが長期化する，過剰な反応が生じるといった事態になると，諸臓器にさまざまな障害が生じることになる．

　治療では，身体的治療に加えて，心理社会的治療や不安を減じる薬物療法が行われる．リラクセーションや呼吸法の訓練などを含む認知行動療法や自律訓練法も用いられる．

まとめ

- 精神機能の障害は，意識障害（せん妄など），知覚の障害（幻覚や錯覚），思考の障害（思考過程の障害や妄想），記憶の障害（健忘など），知能障害（知的障害〔精神遅滞〕や認知症），気分の障害（躁状態・うつ状態など），意欲・行動の異常（緊張病症候群など），自我意識・現実感覚の障害などとして分類されている．
- 失語・失行・失認などの神経心理学的障害は，脳器質性障害による巣症状として，しばしば精神障害に伴ってみられる重要な症候である．
- 統合失調症は，慢性化しやすい重症の精神病性障害である．その診断と治療は，精神科臨床活動の基本である．
- 気分（感情）障害は，双極性障害・うつ病を中心とする感情の障害を主徴とする精神障害であり，反復・再発する傾向が強い．
- 器質性精神障害では，さまざまな検査を行ってせん妄や認知症の種類や程度を診断することが重要である．
- アルコール・薬物使用による精神障害では，使用薬物の種類や使用状況によってせん妄や幻覚妄想状態など，さまざまな状態が出現するので，それぞれの特徴を理解し，それに適合する治療を検討する必要がある．
- 神経症性障害には，パニック障害，恐怖症・社会（社交）恐怖（症），強迫性障害，解離性障害，身体表現性障害があり，それぞれの基本状況や治療方法を知っておく必要がある．
- ストレス関連障害には，急性ストレス反応と外傷後（心的外傷後）ストレス障害（PTSD），適応障害がある．
- 摂食障害には，拒食と過食がそれぞれ主徴の神経性無食欲症（やせ症）と神経性過食（大食）症とがある．

- 小児期・青年期の発達障害には，小児自閉症を含む広汎性発達障害や学習障害があり，治療教育，療育が重要な治療法である。

復習問題

❶ 次の文章の空欄を埋めなさい。

▶ 実在の対象からの刺激に対して誤った知覚が生じる体験は(① 　　　)，実在しない対象を知覚する「対象なき知覚」の体験は(② 　　　)である。

▶ (③ 　　　)は，内容が現実にありえないのに確信をいだき，論理的な説明では訂正されない思考の異常である。

▶ (④ 　　　)は，自我意識の異常による，自分が外部からあやつられるという体験である。

▶ 統合失調症の概念の出発点は，(⑤ 　　　)によって19世紀末に規定された早発性認知症である。

▶ (⑥ 　　　)は早発性認知症の本質は連合弛緩にあると考え，統合失調症と命名した。

▶ 統合失調症の精神症状は，幻覚・妄想など通常の精神活動に病的な要素が加わる(⑦ 　　　)と，無気力，会話の貧困，感情の鈍麻など本来の精神機能が低下する(⑧ 　　　)とに区分される。

▶ (⑨ 　　　)は，統合失調症の一級症状として，(④)，被影響体験，考想吹入，考想奪取，考想伝播などをあげた。

▶ 統合失調症の原因仮説の1つとして，神経伝達物質である(⑩ 　　　)によって作動する神経ニューロンの過剰活動が主張されている。

▶ うつ病の原因として，神経伝達物質である(⑪ 　　　)やノルアドレナリンによって作動する神経ニューロンの機能低下が推定される。

▶ 神経性無食欲症(やせ症)の発症は，(⑫ 　　　)性に多い。

▶ 精神作用物質の使用の種類には，短期的に精神機能が低下・変化する(⑬ 　　　)，健康を害するような非適応的な方法で使用する(⑭ 　　　)，摂取の繰り返しにより身体的・心理的にその物質を必要とする(⑮ 　　　)がある。

❷ 〔 〕内の正しい語に丸をつけなさい。

① 統合失調症の生涯罹患率は，一般人口において約〔 0.1～0.15 ・ 1.0～1.5 〕％であり，社会的予後は〔 男性 ・ 女性 〕のほうが良好である。

② 統合失調症の薬物療法には，〔 抗精神病薬 ・ 精神安定薬 〕が使われる。

③ アルコール依存の治療は原則として〔 節酒 ・ 断酒 〕を目標とする。

④ 気分(感情)障害の躁病エピソードにはおもに〔 ベンゾジアゼピン系薬剤 ・ 炭酸リチウム 〕が使用される。

⑤ 外傷後(心的外傷後)ストレス障害(PTSD)は，外傷体験後〔 数時間から数日 ・ 数週間から数か月 〕にわたる潜伏期間を経て発症する。

❸ 左右を正しく組み合わせなさい。

① 振戦せん妄 ・　　・Ⓐ多弁
② うつ状態 ・　　・Ⓑフラッシュバック
③ 躁状態 ・　　・Ⓒ小動物幻視
④ PTSD ・　　・Ⓓ活力の減退

❹ 左右を正しく組み合わせなさい。
①知能指数　・　　・Ⓐ HDS-R
②樹木を描出・　　・Ⓑ バウムテスト
③投影法　　・　　・Ⓒ WAIS
④認知症　　・　　・Ⓓ ロールシャッハ法

❺ 次の①～③の説明に該当する統合失調症の病型をⒶ～Ⓔからそれぞれ1つずつ選びなさい。
①浅く不適切な感情，予測しがたいわざとらしい言動を特徴とする病型。〔　〕
②比較的固定した妄想や幻覚が前景に出ている病型。〔　〕
③興奮または昏迷などの精神運動症状が支配的である病型。〔　〕

| Ⓐ残遺型　Ⓑ妄想型　Ⓒ緊張型 |
| Ⓓ破瓜型　Ⓔ単純型 |

❻ 次の①～③の説明に該当する語をⒶ～Ⓔからそれぞれ1つずつ選びなさい。
①注意の持続や集中が困難になり，理解力が低下し，まとまりに欠けた思考がみとめられる状態をいう。〔　〕
②意識障害がないのに意思の表出や行動など外界への反応ができない状態をいう。〔　〕
③観念の間の連合が失われてまとまりがなくなっていることをいう。〔　〕

| Ⓐ観念奔逸　Ⓑ昏迷　Ⓒアメンチア |
| Ⓓ滅裂思考　Ⓔ明識困難 |

❼ 次の①～③の説明に該当する語をⒶ～Ⓔからそれぞれ1つずつ選びなさい。
①災害や戦争，傷害事件などの強い外傷的ストレスに対して遅延もしくは遷延した反応として生じる精神障害。〔　〕
②身体医学的に説明できない運動麻痺・知覚麻痺・視力障害などの神経学的症状が訴えられるもの。〔　〕
③自分が自分であるという感覚の障害。〔　〕

| Ⓐ身体化障害　ⒷPTSD　Ⓒ解離性障害 |
| Ⓓ適応障害　Ⓔ転換性障害 |

第4章 精神障害のおもな治療法

A 治療の場

1 外来治療・訪問看護

外来治療　外来は，地域社会で生活している精神疾患患者の治療を担う場である。ここでは，薬物療法や精神療法などのさまざまな治療が行われる。現在，治療の場が病院から地域に広げられる流れのなかで，外来の重要性は増している。

　たとえば，共同住宅(グループホーム)・障害者支援施設といった，患者を地域社会で支える施設が整備されつつある現状では，それらを利用して社会復帰を目ざす人々を外来で援助することが重要な課題となっている。また，訪問看護やデイケアは，外来がひとつの窓口となって進められる治療活動である。それらはまた，看護師が外来患者のケアを積極的に行う場面でもある(◯図 4-1)。

訪問看護　訪問看護とは，看護師が患者の自宅を訪問し，通常の生活環境のなかで，患者やその家族に看護ケアを提供することである。近年，精神科医療では，訪問看護ステーションが地域に設置され，高齢者や精神障害者に対する訪問看護が展開されている。そこでは，服薬指導などの患者教育，家族に対する

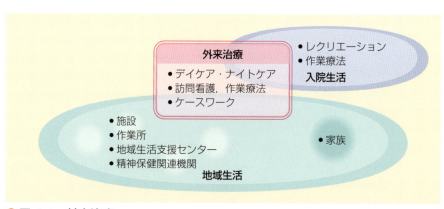

◯図 4-1　外来治療

心理教育，療養のための生活指導などが行われている。

2 入院治療

入院治療は，地域生活が精神疾患のせいで困難になった場合や，外来治療のみではその改善の見通しがつかない場合，家族や地域社会からいったん離れることによって治療の進展が期待できる場合などに実施される。そこでは，薬物療法・精神療法・リハビリテーション活動などのさまざまな治療が行われる。

●精神科病院　精神科病院は，精神病床のみを有する病院である（実際には内科やリハビリテーション科などが併設されていることが多いが，それらは精神病床に入院している患者の治療のための診療科である）。わが国の精神病床数は，2018（平成30）年には32万9692床（人口1万人あたり約26床）で，先進国のなかでは群を抜いて多い。さらに，約80％が民間病院であるのもわが国の特徴である。

近年，入院治療から地域ケア，外来治療への移行の動きが強まっている。また，精神科病院は，長期療養型病棟・急性期治療病棟・社会復帰病棟・高齢者（認知症）病棟・アルコール関連疾患治療病棟・思春期病棟など，さまざまな専門病棟が設けられるようになり，機能分化が進められつつある。

入院治療には，精神科に特有なものとして，非自発的（強制）入院（精神保健福祉法における医療保護入院と措置入院など）の制度がある。非自発的入院治療では，患者の人権の制限が行われるため，つねに患者の人権をできるだけ尊重するための，適切な配慮が必要とされている（◯139ページ）。

●入院治療の長所と短所　入院治療の長所としては，①患者の診断や治療を確実に行うことができる，②精神疾患によって，患者・家族・ほかの人々の身体や財産に害が及ぶ可能性がある場合，それを防止することができる，③入院環境の中で家庭や地域から離れた場所で治療を行うことができる，④患者に対して複数の治療スタッフがかかわり，さまざまな治療プログラムを組み合わせて進めることができる，といったことがあげられる。

その一方で家庭や地域生活から離れて，入院生活を送るなかで，患者の生活感覚が失われる，現実適応の能力が低下する可能性がある，といった短所を持つ。それゆえ，入院治療は必要以上に長引かせるべきではない。

3 デイケア・ナイトケア

①デイケア　デイケア[1]は通院形式の治療法であり，通常週4日以上，1日6時間以上，医学的・心理社会的治療を提供する。地域での日常生活は維

1）デイケア，ナイトケアは，それぞれデイホスピタル，ナイトホスピタル，またはデイサービス，ナイトサービスとよばれることがある。

持されるので，生活感覚がそこなわれることなしに，入院治療に劣らぬ充実した治療プログラムが実施できるという利点がある。現在，わが国では地域精神科医療の重要な治療の１つとして，精神科病院・診療所・大学附属病院や一般病院の精神科・精神保健福祉センターなどで実践されている。

精神科デイケアの治療では，患者の社会適応の改善，再入院の防止，退院を促進して入院治療の長期化を防止することなどの効果が期待できる。プログラムでは，スポーツ・料理・レクリエーション療法・集団精神療法・作業療法・音楽や絵画などの芸術療法が一般的である。近年，職業リハビリテーションや社会技能訓練など，能力障害を直接の標的とした治療プログラムも取り入れられている。

②**ナイトケア**　精神疾患患者を対象に夜間のみの治療やサービスを提供するものである。患者は，昼間に勉学や就労をしながら，夜をナイトケアで過ごすこともできる。ナイトケアでは，集団精神療法やレクリエーション療法などが行われる。デイケアとナイトケアを合わせて，１日10時間の治療を提供する精神科デイ・ナイトケアも実施されている。

③**(高齢者)デイケア・ナイトケア**　超高齢社会となっているわが国では，認知症患者を中心とする高齢の障害者を地域でケアするため，デイケア・ナイトケアが急速に普及しつつある。デイケアは，地域で生活している心身に障害がある高齢者を昼間だけ預かり，心理的サポート，食事の提供，生活指導，身体疾患の予防，心身の機能の維持，生活自立の促進，食事や入浴，さまざまな生活場面における機能訓練といったサービスや治療を提供することである。同時にそれは，家庭での介護者の体力・気力回復の機会にもなる。

デイケアが実施される場は，病院，診療所，老人保健施設，保健所，精神保健福祉センター，保健福祉センター，特別養護老人ホームなどである。プログラムは，集団精神療法，レクリエーション療法，作業療法，患者教育などから構成されている。

高齢者のナイトケアとは，病院・老人保健施設・特別養護老人ホームなどで，心身に障害がある高齢者などを夜間だけ預かり，治療やサービスを行うことである。そこでは，食事や入浴，レクリエーション療法，集団精神療法などが実施される。ナイトケアは，デイケアの延長として行われることが多く，患者は夜に帰宅する。患者が短期間宿泊する場合は，ショートステイとよばれるサービスになる。

B 身体療法

身体療法とは身体に直接はたらきかける治療法であり，その中心は薬物療法である。そのほか，電気痙攣療法，光(刺激)療法などがある。

1 薬物療法

中枢神経系に作用して精神機能に影響を及ぼす薬物は，**向精神薬**とよばれている。現在，精神疾患や精神症状に有効な薬剤がつぎつぎに開発されており，治療の重要な柱となっている。

治療では，患者が薬物療法に不安をいだいたり，それをこばんだりすることがある。そのような場合には，薬物療法の説明をていねいに行うことなど，患者の治療への協力を求めるための努力を続けることが必要である。

1 薬物の種類と特徴

①**抗精神病薬** 従来型(定型)と非定型とに分類される(◯表 4-1)。従来型抗精神病薬は，フェノチアジン系(クロルプロマジンなど)，ブチロフェノン系(ハロペリドールなど)などに分類される。従来型抗精神病薬は，**抗ドパミン作用**(神経伝達物質ドパミンの受容体遮断作用)がおもな薬理作用である。この薬理作用が，幻覚，妄想などの陽性症状を抑える効果を生むものと考えられている(◯図 4-2)。非定型抗精神病薬とは，抗ドパミン作用に加えて，抗セロトニン作用などをあわせもつ薬物である。陽性症状に高い効果を示すだけでなく陰性症状への有効性も高く，パーキンソン症状などの神経学的症状の副作用が従来型に比較して少ないという利点がある。しかし，非定型抗精神病薬には，糖尿病や体重増加の副作用が多いことが知られている。

抗精神病薬は，精神病性障害の幻覚や妄想，興奮といった精神病状態に対して使用されるばかりでなく，せん妄・うつ病などほかの精神障害の興奮の鎮静や不安の軽減などにも用いられる。

経口薬，通常の注射剤のほか，長期継続療法のために開発された持効性注射剤(デポ剤)[1]がある。

◯表 4-1　おもな抗精神病薬

分類		薬剤名
従来型(定型)抗精神病薬	フェノチアジン系	クロルプロマジン，レボメプロマジン，フルフェナジンマイレン酸塩
	ブチロフェノン系	ハロペリドール，ピパンペロン塩酸塩
	ベンザミド系	スルピリド
非定型抗精神病薬		リスペリドン，パリペリドン，ペロスピロン塩酸塩水和物，ブロナンセリン，クロザピン，オランザピン，クエチアピンフマル酸塩，アリピプラゾール水和物，アセナピンマイレン酸塩，ブレクスピプラゾール

---

[1] パリペリドン，アリピプラゾール水和物などを含む持効性の注射製剤である。筋肉内注射されたあとに徐々に分解・吸収されて効果を発揮する。

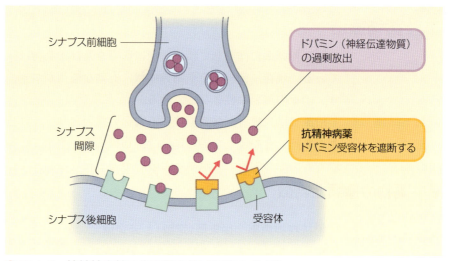

◯ 図4-2　抗精神病薬の作用機序（抗ドパミン作用）

◯ 表4-2　おもな抗うつ薬

分類	おもな薬剤
三環系抗うつ薬	アミトリプチリン塩酸塩，イミプラミン塩酸塩，クロミプラミン塩酸塩，トリミプラミンマイレン酸塩，ロフェプラミン塩酸塩
四環系抗うつ薬	ミアンセリン塩酸塩，マプロチリン塩酸塩，セチプチリンマイレン酸塩
SSRI（選択的セロトニン再取り込み阻害薬）	フルボキサミンマイレン酸塩，パロキセチン塩酸塩水和物，塩酸セルトラリン，エスシタロプラムシュウ酸塩
SNRI（セロトニン・ノルアドレナリン再取り込み阻害薬）	ミルナシプラン塩酸塩，デュロキセチン塩酸塩，ベンラファキシン塩酸塩
NaSSA（ノルアドレナリン作動性・特異的セロトニン作動性抗うつ薬）	ミルタザピン

②**抗うつ薬**　うつ病・うつ状態における抑うつ気分，精神運動抑制といった精神症状に有効な薬物である。**三環系抗うつ薬，四環系抗うつ薬，SSRI**（選択的セロトニン再取り込み阻害薬），**SNRI**（セロトニン・ノルアドレナリン再取り込み阻害薬），**NaSSA**といった種類がある（◯表4-2）。SSRIとSNRIは，1990年代より導入されたものであり，従来の抗うつ薬よりも副作用が少ない。

　抗うつ薬は，セロトニンやノルアドレナリンなどモノアミンに属する神経伝達物質の再取り込みを阻害して，シナプス間隙の神経伝達物質の濃度を上昇させてニューロンの機能を向上させると考えられている（◯図4-3）。

　SSRIやクロミプラミンには，強迫症状を改善する作用があり，強迫性障害の治療に用いられる（◯101ページ）。

③**抗不安薬**　不安を軽減する作用をもち，神経症性障害を中心に広く用いられている薬物である。ベンゾジアゼピン系薬物（ジアゼパムなど）が主流である。

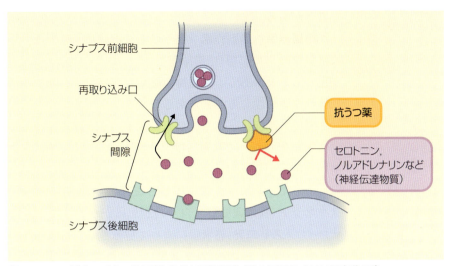

○図4-3 抗うつ薬の作用機序（神経伝達物質の再取り込み阻害作用）

　④**抗認知症薬**　現在，認知症の治療薬の開発が活発に進められている。アセチルコリンの効果を高める（アセチルコリンエステラーゼ阻害薬である）ドネペジル塩酸塩，ガランタミン臭化水素酸塩，グルタミン酸受容体（NMDA受容体）遮断作用のあるメマンチン塩酸塩などがアルツハイマー病の認知症に用いられている。

　⑤**睡眠薬**　不眠症の治療に用いられる薬物である。ベンゾジアゼピン系の睡眠導入薬とよばれるものが主流である。従来用いられていたバルビツール系薬剤は，現在使用が減っている。

　⑥**気分安定薬（抗躁薬）**　躁状態に有効で，若干の抗うつ作用もあわせもつ薬である。おもに躁状態の治療に用いられる。**炭酸リチウム**が代表的であるが，そのほかにカルバマゼピン・バルプロ酸ナトリウム・クロナゼパムなどの抗てんかん薬も気分安定薬として用いられる。

　⑦**抗てんかん薬**　抗痙攣作用があり，てんかんの発作抑制に用いられる薬剤である。カルバマゼピンやフェニトインなどさまざまなものが用いられている。発作型に応じて，有効性の高い薬剤を選択する必要がある。

❷ 向精神薬の副作用

　薬物療法の副作用を適切に診断し，それに対応することは，治療を安全に進めるためにとくに重要である。向精神薬には次のような副作用がある。それぞれに，原因となる薬物の投与の停止や，副作用に対する治療が行われる。

　①**抗コリン作用による副作用**　抗うつ薬・抗精神病薬など多くの向精神薬には，アセチルコリンの作用を抑える作用（**抗コリン作用**）があり，それによる副作用として，口渇・鼻閉・尿閉・視力の調節障害・便秘などが生じることがある。また高齢者では，抗コリン作用のために意識障害・せん妄がおこ

ることがある。

　②**循環器系への副作用**　抗うつ薬・抗精神病薬では，心臓の拍動を調節する電気信号への影響（伝導障害）によって，心電図の異常（**QT時間延長**など）が生じることがある。抗精神病薬など鎮静作用の強い薬剤では，低血圧や起立性低血圧が生じることがある。

　③**錐体外路症状**　抗精神病薬の抗ドパミン作用によって錐体外路系症状の副作用が生じる。これらには，①パーキンソン症候群（四肢の筋肉の硬直・前屈姿勢・手指振戦・小きざみ歩行・流涎），②アカシジア（静座不能症；じっとしていられず，歩きまわるなどして落ち着かないという症状），③ジスキネジア（異常運動症；自身の意思にかかわりなく身体が動いてしまう症状），④ジストニア（筋緊張によって捻転性または反復性の運動や異常な姿勢をきたす症状），⑤遅発性ジスキネジア（抗精神病薬の長期投与によって生じる異常運動症。服薬を停止しても改善しないことがある），などがある。

　④**悪性症候群**　抗精神病薬服用中におこる最も重篤な副作用の1つである。**強度の筋硬直**，**嚥下困難**などの錐体外路症状に加えて，**頻脈・血圧変動・発汗**など多彩な自律神経症状や**高熱**が続いて**意識障害**が出現する。**血清クレアチンキナーゼ（CK）値**の著しい上昇，**白血球増多**が補助診断となる。対応は抗精神病薬投与の即時中止，補液，ダントロレンナトリウム水和物，ブロモクリプチンメシル酸塩の投与などが行われる。

　⑤**皮膚症状**　向精神薬の投与によってさまざまな皮膚症状（アレルギー反応・日光過敏症など）が生じることがある。

　⑥**過鎮静**　抗精神病薬や抗不安薬の鎮静作用が強すぎることによって，過剰な眠け・ふらつき・脱力などが生じることがある。

　⑦**炭酸リチウムによる意識障害**　炭酸リチウムによる治療では，血中濃度が中毒域に達すると，意識障害や神経学的症状が出現して重篤な状態になるので，定期的な血中濃度の測定が必要である。

　⑧**肝機能障害**　向精神薬によって，肝機能障害がおこることがある。

2 電気痙攣療法（ECT）

　頭部への通電によって，人工的に痙攣（大発作）を誘発させ，精神疾患を治療しようとする身体療法である。1938年にイタリアのツェルレッティ U. Cerletti とビニ L. Bini によって発表された。現在では，全身麻酔下で筋弛緩薬を併用する無痙攣の（実際の痙攣をおこさない）**修正型電気痙攣療法（mECT）**が主流となっている。

　適応は，うつ病・統合失調症・双極性障害の患者，切迫した自殺の危険のある患者などである。週2～3回，計6～12回程度を1クールとして行う。副作用として多いものに，一過性の健忘・頭痛・筋肉痛などがあり，高齢者や脳器質性疾患の患者ではせん妄をきたすことがある。

③ 光（刺激）療法

　　2,500 lux（ルクス）をこえる強い光を1日2〜6時間照射する治療法である。これによって，うつ状態・日内リズム障害の改善が期待される。もともと，季節によってうつ病が発症・悪化する季節性感情障害のうち，冬季うつ病の患者に対して改善がみられたことから開発された。

C 精神療法

　　患者−治療者関係のなかで，心理的はたらきかけによって患者の問題を改善しようとする治療法であり，最も重要な心理社会的治療の1つである。さまざまな形態・種類のものが行われている。

① 精神療法の形態

　　精神療法には，治療者と患者が1対1で行う個人精神療法，集団を媒介とした集団療法がある。また，治療の対象は必ずしも患者本人とは限らず，患者の家族を対象とする家族療法などがある。

❶ 個人精神療法

　　個人精神療法は患者と治療者の1対1の対人関係を基礎とした，最も基本的な精神療法の形態である。患者は，この治療のなかで心理的サポートや共感を得て，自分の内面やおかれた状況への理解を深め，回復への道筋を見いだしてゆく。この治療からは，治療関係（患者と治療者，患者と治療スタッフとの対人関係）についての多くの理解がもたらされている。多くの集団精神療法や家族療法には，個人精神療法における経験や理解から発展した歴史がある。

❷ 集団精神療法

　　治療のために組織された集団のなかで生じる，治療者と患者，または患者間の交流によって，参加する患者の精神機能や行動の改善を目ざす治療法である。個人精神療法と比較すると，対人関係の障害がおもな標的とされ，社会的交流の視点が重視される点が特徴である。

　　治療理論や技法によって，治療法にはさまざまなものがある。集団で行う芸術療法や社会生活技能訓練（→122ページ）も，集団精神療法に含まれる。これらの集団精神療法では，以下のような体験が治療的要因となる。
　（1）集団から自分が受容されると感じること
　（2）感情のカタルシス：感情を発散・解放する

(3) 修正感情体験：ありのままの感情が受け入れられ，共有され，新たな適応的な感情へと変化する
　(4) 普遍化：ほかの参加者の気持ちや行動を知り，悩んでいるのは自分1人ではないことに気づく
　(5) 新たな適応的な行動の学習
　集団で実施されるレクリエーション療法・作業療法・心理教育・デイケアなどでも，これらの治療的要因が作用していると考えられる。

③ 家族療法

　患者の家族を対象として患者の改善をめざす精神療法である。特定の家族成員の問題は，その背後にある家族もしくは家族関係の要因を反映しているという考え方に基づいて行われる。精神分析理論や対人関係理論，システム理論（家族を全体として1つのシステムとみる考え方）などに基づき，さまざまな様式の治療が実践されている。

2 さまざまな種類の精神療法

① 精神分析的精神療法

　フロイト S. Freud が20世紀初頭に創始した精神分析の流れをくむ精神療法で，力動的精神療法ともよばれる。イド・自我・超自我（◯5ページ）といった精神内界の構造を想定する，無意識の問題を重視するといった特徴がある。この精神療法の考え方は，ほかの多くの精神療法に取り入れられている。
　この治療の目標は，患者の精神の内部（無意識）でおきていることを解釈によって患者に伝え，自己洞察を深めること（無意識を意識化すること）である。治療関係において生じる転移（◯60ページ）を積極的に治療に利用しようとする。少なくとも週2回の面接が必要である。適応は，ある程度以上の安定した現実検討力と内省力をもつ患者に限られる。

② 支持的精神療法（精神療法的管理）

　個人面接から外部環境への介入（家族への援助など）までを含む幅の広い精神療法の様式である。また，薬物療法などさまざまな治療法をまとめる役割を担っており，精神療法的管理とよばれることがある。
　この種の精神療法はごく一般的に実施されている。その目標としては，患者の現実適応の向上，患者の苦痛や現実的問題の解決といったわかりやすいものが選択されることが多い。面接は週1回で数年間続けられることが標準的であるが，その頻度や継続期間を幅広く，柔軟に設定することができる。そこでは，生活指導，患者教育，家族などの外部環境への介入，社会資源の利用などさまざまな作業が進められる。適応は広く，ほとんどあらゆる症例

に適応可能である。

3 認知行動療法（CBT）

認知行動療法とは，認知療法や行動療法の技法を用いて行われる心理社会的治療の総称であり，以下のようなものが含まれる。また，リラクセーションや呼吸法の訓練は，認知行動療法のなかにその一部としてしばしば取り入れられている。

行動療法　1950年代終わりごろウォルピ J. Wolpe らによって開発が進められた治療法である。個人精神療法の設定で行われる。ここでは，非適応的行動パターンが誤った学習過程，つまり病的な条件づけや周囲から適切な反応が得られないことに由来するものと考えられ，その治療として適応的な行動を学習することが目ざされる。

このような理解に基づいて，行動療法では不安を生じる刺激に身をさらして，それに徐々に慣れることによって不安を抑制する**曝露法**や，徐々に刺激に慣れて段階的に不安を減らそうとする**系統的脱感作療法**など，多くの技法が開発されている。

認知療法　1960年代の後半にベック A. Beck によって創始された，患者の認知にはたらきかけることを主眼として進められる治療法である。多くが週1回計十数回の個人精神療法の設定で行われる。ここで前提とされているのは，認知のゆがみを通じて精神障害が形成されるのならば，その極端なゆがみを修正することがその障害の治療につながるという考え方である。

認知療法では，まず問題を明確化し，ついで問題にかかわる**認知のゆがみ**を同定し，これに検討を加えることが行われる。そして，日常生活におけるこれらの認知のゆがみを記録するなどの課題を通じて，認知のゆがみを確認し，その修正をはかることが進められる（◯図4-4）。うつ病や恐慌性障害（パニック障害）などの治療で実績をあげており，近年は，多くの種類の精神障

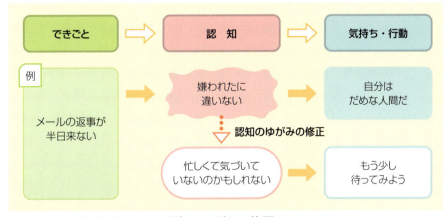

◯ 図4-4　認知療法における認知のゆがみの修正

害や問題行動などへの応用が進められている。また，多くの集団精神療法の形態の治療が開発・実践されている。

社会生活技能訓練(SST) 　社会生活技能訓練 social skills training（SST）とは，対人行動の障害の原因を社会生活技能の欠如としてとらえ，不適切な行動を修正し，必要な社会生活技能を習得することを目的とした治療法である。SSTで教えられる社会生活技能には，相手を傷つけないように自分の要求や権利を主張すること，就職の面接でよい印象を与えること，社会的問題解決技能，不快な精神症状への対処技能といったものがある。実際には，4～12人の患者が参加する集団精神療法の設定で，1回ごとに定められたテーマにそって，ロールプレイなどを使って技能訓練が行われる。ここでは，参加者を批判しないで受け入れることや，訓練で学んだことを生活場面で実践することが推奨される。

当初は統合失調症患者に用いられていたが，最近では，精神遅滞（知的障害）・学習障害・自閉症（広汎性発達障害）などの対人関係の問題にも応用されるようになっている。

3 森田療法，内観療法

森田療法　森田正馬によって1920年ごろ創始されたわが国独自の精神療法である。これは，森田神経質に対する治療として開発された。

森田神経質は，過度に注意を自己の身体や精神に集中しつづけることで感覚が鋭敏になることや，みずからのあるべきすがたと現実のすがたが矛盾することといった過程のなかで，症状が発展・固定化されるにいたるととらえられる病態である。このような病態に由来する精神障害としては，不眠・疲労感などの症状を示す普通神経質，対人恐怖，種々の恐怖症，パニック障害などがある。

この治療を森田は，症状形成をもたらす感情執着の悪循環をたち切り，本来人間に備わっている自然治癒力を発揮させることだと考えた。そして絶対臥褥の第1期，隔離・臥褥・日記指導などからなる第2期，畑仕事など単純な作業を実践する第3期，社会に戻る準備を行う第4期からなる森田療法を考案した。これによってみずからの「あるがまま」を受け入れ，目的本位・行動本位に行動する状態を実現することができるとされる。

内観療法　内観療法は，森田療法と同様に日本で，吉本伊信によって1930年代に開発された精神療法である。内観とは「内心を観る」ことであり，浄土真宗の「身調べ」とよばれる修養法が基本にある。内観療法には，患者が静かな部屋の一室で約1週間，集中的に内観を行う集中内観と，日常生活のなかで1日約2時間内観を行う日常内観とがある。治療者（指導者）は，患者にとって重要な人（多くは両親）との関係のなかで「自分がしてもらったことや，しかえしたこと，迷惑をかけたこと」を問いかけ，内観のあと，その内容を傾聴する。この治療では，内観を繰り返して深めることによって，深い感情が生じ

て，その人や自分についての認知が変化する。

4 芸術療法

芸術を媒体として用いる心理社会的治療法である。絵画・音楽・造形・陶芸・ダンス・劇・箱庭など多くの芸術活動が用いられ，それぞれ絵画療法，音楽療法などとよばれている。言語表現の不得手な患者に対して，非言語的な精神療法として用いられることがある。個人精神療法と集団精神療法のどちらの形態でも行われる。

5 遊戯療法

遊びをおもな媒介手段として行われる心理社会的治療法である。言語発達の未熟な子どもをおもな対象とする。ここでは，遊びのなかでなされる創造的体験や情緒的解放が治療要因として重視されている。個人精神療法と集団精神療法のどちらの設定でも行われる。

6 自律訓練法

自律訓練法は，シュルツ J. H. Schultz が**自己弛緩法**(リラクセーション法)として体系化した治療法である。自律訓練法は，①背景公式(安静練習)，②第1公式(四肢重感練習)，③第2公式(四肢温感練習)，④第3公式(心臓調整練習)，⑤第4公式(呼吸調整練習)，⑥第5公式(腹部温感練習)，⑦第6公式(額涼感練習)，の7段階からなる。心身症や神経症性障害の治療法としてだけでなく，ストレス対処法としても広く用いられている。

7 催眠療法

一定の暗示操作(催眠誘導)によって引きおこされた，心理生理学的に特有な状態(催眠状態，トランス)を利用して，治療効果を得る治療法である。弛緩・集中・暗示によって催眠状態とし，さまざまな指示・暗示を行って標的となる精神症状や問題行動を改善しようとする。

D 精神科リハビリテーション

精神障害のために失われる，もしくは低下した機能を回復するために行われる治療が精神科リハビリテーションである。たとえば，統合失調症などの精神病性障害では，急性期症状が改善したのちに精神機能の低下をきたしたり，長期入院のために社会的機能が低下したりする。この能力障害は，身辺処理能力，対人関係機能，社会資源を利用する能力，就労能力，余暇をうまくいかす能力などにあらわれる。

ここに含まれる治療法としては、生活指導・精神科作業療法・レクリエーション療法・社会生活技能訓練などがある。いずれも看護師・作業療法士・臨床心理士・精神保健福祉士など多くの職種が関与して、個人精神療法と集団精神療法のどちらの設定でも行われている。治療の場としては病院・診療所・保健所・精神保健福祉センターなど、さまざまな社会復帰施設で実施されている。

1 精神科作業療法

精神障害のために失われた機能を回復したり、その機能障害をやわらげたりするために生活のなかの活動を行うことによって進められる治療法である。精神活動の活性化、日常生活の自立、社会適応や就労能力の改善などが目的とされる。作業療法には、職業能力の改善（職業的リハビリテーションへの橋渡し的役割）も期待されている。

とくにわが国では、作業療法が入院治療において重要な要素となっている。そこでは、生活用品の製作、園芸作業、食事の支度、芸術作品の創作などが集団療法の設定で実践されている。

2 レクリエーション療法

入院治療やデイケアなどで行われる運動会・遠足・ゲーム・コーラスなどを楽しむことに重点がおかれているリハビリテーション活動である。これらは広く患者の生活全般にかかわるものであるため、アクティビティ療法・環境療法とよばれることがある。

3 職業リハビリテーション

職業につく者としての基本的能力（作業耐久性・作業速度など）や、職場で必要とされる資質（規律の遵守、協調性など）を高める目的で行われる作業療法である。リハビリテーションの後期において、職業訓練の前段階として行われる。

まとめ

- 入院治療は、診断や治療を確実に、そして安全に行うことができる場として実践されてきた。近年、急性期治療病棟・長期療養型病棟・高齢者病棟などと、機能分化が進んでいる。
- 地域精神科医療は、近年とくに重視されるようになり、その実現のために訪問看護・デイケア・ナイトケアといった医療活動が地域にいる精神障害患者を支えることに貢献している。
- 精神科身体療法には、薬物療法・電気痙攣療法・光療法などがある。主体は薬物療法であり、現在急速に進歩をとげている。

- 精神療法は心理社会的治療の重要部分であり，個人精神療法や集団精神療法の設定でさまざまなものが実践されている。
- 精神科リハビリテーションでは，患者のかかえる障害に合わせて，精神科作業療法・職業リハビリテーション・レクリエーション療法などが選択されて行われている。

復習問題

❶ 次の文章の空欄を埋めなさい。

▶ わが国の精神病床数は約（①　　　）万床であり，先進国のなかでは群を抜いて多い。

▶ 中枢神経系に作用して精神機能に影響を及ぼす薬物を（②　　　）という。

▶ 抗精神病薬は，神経伝達物質である（③　　　）の受容体遮断作用をもち，この薬理作用が陽性症状を抑える効果を生むと考えられている。

▶ 認知療法では，まず問題を明確化し，ついで問題にかかわる（④　　　）を同定し，修正をはかる。

▶ （⑤　　　）は，対人行動の障害の原因を社会技能の欠如としてとらえ，不適切な行動を修正し，必要な社会技能を習得することを目的とした治療法である。

❷ 左右を正しく組み合わせなさい。

① リスペリドン　・　・Ⓐ抗精神病薬
② 炭酸リチウム　・　・Ⓑ抗躁薬
③ ジアゼパム　　・　・Ⓒ抗うつ薬
④ SNRI　　　　　・　・Ⓓ抗不安薬

❸ 左右を正しく組み合わせなさい。

① 吉本伊信　　　・　・Ⓐ精神分析
② あるがまま　　・　・Ⓑ内観療法
③ フロイト　　　・　・Ⓒ自律訓練法
④ リラクセーション・　・Ⓓ行動療法
⑤ 系統的脱感作　・　・Ⓔ森田療法

❹ 次の①〜⑥の症状に関連する向精神薬の副作用をⒶ〜Ⓕからそれぞれ1つずつ選びなさい。

① 口渇・鼻閉・尿閉・便秘　〔　〕
② 四肢の筋肉の硬直・前屈姿勢・手指振戦・小きざみ歩行・流涎　〔　〕
③ じっとしていられない，歩きまわる。　〔　〕
④ 自分の意思にかかわりなく身体が動いてしまう。　〔　〕
⑤ 筋緊張による捻転性または反復性の運動や異常な姿勢。　〔　〕
⑥ 強度の筋硬直，頻脈，血圧変動，発汗，高熱，高 CK 値　〔　〕

Ⓐ悪性症候群　Ⓑアカシジア
Ⓒパーキンソン症候群　Ⓓ抗コリン作用
Ⓔジストニア　Ⓕジスキネジア

第5章 精神看護の実際

学習目標
- 精神疾患患者の理解の方法や観察・アセスメントの実際の基礎を学ぶ。
- 精神科で看護を実践する際に必要な，患者の行動制限と権利擁護，入院のしくみについて理解する。
- 精神疾患患者によくみられる精神症状や問題となる行動とその看護を学ぶ。
- 精神科の治療における看護，精神科リハビリテーションとその看護を学ぶ。
- 精神科病院入院中の患者の看護，地域で生活する患者の看護を学ぶ。

精神看護の実際を学ぶ前に　精神看護の実習で患者に出会うと，「あの人はどんな気持ちなのか」「なぜ夏なのにたくさん重ね着をしているのか」「どうしてあんなにうつむいて歩いているのか」などと知りたいことがたくさんわいてくるだろう。これまで学んできた基礎知識をふまえ，その疑問の解決や看護の糸口につながる精神看護の実際を，この第5章で学ぶ。

自分が経験したことがないからわからないとあきらめず，誰でもさまざまなきっかけで精神疾患になりうることを考え，「こうかもしれない」と想像力を十分に発揮しながら看護を提供してほしい。

A 対象である患者の理解

1 患者の理解とその方法

1 なぜ患者の理解が必要か

看護の基本は，対象者のニード need[1] を満たすことである。そのためには，対象者その人自身のさまざまなこと，たとえばその人の健康状態，生活，気持ちや思いを知らなければ，看護を提供できない。とくに精神看護は「人の

---
1) 人間が生きるために必要な欲求のこと。呼吸・飲食・排泄・安楽・安全・休息・睡眠などの生理的なものから，愛情・承認・自我実現などの高次なものまでさまざまなレベルのものがある。

心」にアプローチするものであるため，対象者と看護師の信頼関係に基づく「心の交流」が重要である。対象者の心のうちにある感情や考え，願いや希望，対象者の人格やこれまでの歩みなどへの深い理解が必要である。

なお，第2章の39ページで述べたように，精神看護の対象者は患者だけでなく当事者などさまざまなよばれ方をするが，ここからは基本的に患者を使用する。

❷ 患者を理解するためには

患者を理解するためには，まずその人とたくさん話し，その人と同じ時間を一緒に過ごし，その人の「見えているもの」や「感じていること」を共有することが大切である。そして，現在の姿や状況だけではなく，その人の歴史や背景，いわゆる**生活歴**(生育歴・生活背景・家族背景など)を知ることが理解をたすける。また，その人の「病んでいる部分」や「足りない部分」だけでなく，健康な部分やプラスの面もとらえることが重要である。

患者の理解とは，その人の過去・背景・健康な部分を含めた「その人全体」をとらえ，理解することである。

❸ 患者理解のツール

「その人全体をとらえ，理解する」といっても，簡単にできることではなく，あまりにも漠然としすぎているだろう。いくつかの視点で全体のなかの部分をとらえ，その1つずつを観察して必要な情報を収集し，全体をとらえる足がかりとする。

精神疾患の患者の場合，精神症状が顕著になると，日常の生活に変化が生じることが多い。たとえば「毎日入浴できていたのに，急に清潔に対する関心がなくなり，顔も洗わなくなった」「おしゃべりが好きだったのに，最近は1日中ベッドで臥床している」など，いままでできていた日常生活行動ができなくなる。一方で精神症状が軽減すれば，日常生活行動は回復することも多い。

このように，精神症状と日常生活行動は深く関連するため，精神科における看護援助は日常生活への援助が大半を占める。よって，患者を「生活」の視点でとらえることは，「その人全体」を理解するために有用である。

患者を「生活」の視点でとらえる方法にはいくつかあるが，ここでは精神看護の臨床で広く使われているオレム-アンダーウッドのセルフケア理論の枠組み(→第2章，62ページ)を使った患者理解の方法を1つの例として説明する。患者は，入院前は私たちと同じ「生活者」であり，退院後はまた「生活者」に戻る存在である。オレム-アンダーウッドのセルフケア理論の枠組みは，患者を「生活者」としてとらえ，対象者が社会生活を送るうえで「なにができてなにが不足しているか」について観察・情報収集し，看護を展開していく方法である。

4 セルフケアという視点による患者の理解

セルフケアとは　セルフケアとは，人が自分の生命や健康，良好な生活を維持するために必要な行動を適切に行い，かつ遂行することをいう。たとえば「爪を切る」「入浴する」といったことから，「定期的に運動する」「気分転換のために仲間と趣味を楽しむ」といったことまでセルフケアに含まれる。人は本来，成長の過程で，セルフケアを行う能力を身につけていくが，疾患や障害によってセルフケアが十分に行えない場合に，他者によるケアを必要とする。

　セルフケアは，目的をもった意図的な行動である。自分にとって必要な行動はなにかを調べ，その行動をするにはどうすればよいかという知識を得て，どのような方法でそれを行うかを選択して実行に移し，そのあとふり返りをするといった一連の流れで展開される。その遂行のためには身体能力，思考力や判断力，意思決定能力，コミュニケーション能力，対人関係を構築する能力など，さまざまな能力が必要とされる。セルフケアを行う能力（**セルフケア能力**）は，これらさまざまな能力の結合体である。

セルフケア能力の影響要因　その人のセルフケア能力には，たとえば次にあげるようなさまざまな要因が影響する。

> ①**背景**：年齢や性別，社会生活環境，過去の入退院の期間や回数など
> ②**病状とその関連因子**：病状，服薬量など
> ③**いままでのセルフケア能力**：精神症状が安定していたときのセルフケア能力，精神症状が不安定なときのセルフケア能力など

　看護師は，対象者のセルフケア能力にはさまざまな影響要因があることを理解して観察する必要がある。そして，患者が自分自身の健康を自分自身で維持するために，意図的にセルフケア要件（●第2章，63ページ）を満たす行動ができるよう支援することが大切である。

5 心理的側面の理解

ストレス脆弱性対処モデル　患者の心理的側面を理解する「とらえ方」の1つに，**ストレス脆弱性対処モデル**がある（●9ページ）。

　脆弱性とは「もろさ」（弱さ）という意味である。ストレスに対するもろさの程度は人によって異なり，その結果，どの程度のストレスまでたえられるかは人によって異なる。一方，**対処**とは，ストレスの度合いに応じて自分自身で工夫し，ストレスをため過ぎないようにできる能力（スキル）をいう。たとえば趣味で気分転換する，仲間と楽しい時間を過ごすなどを生活にじょうずに取り入れ，ストレスをコントロールするような能力である。

ストレスへの対処能力は経験や学習などによって獲得するものであり，その程度も人によってさまざまである。ストレス脆弱性対処モデルは，精神疾患の発症をその人の脆弱性と対処能力の関係から説明するものである。

精神疾患の患者は，ストレスに対して弱く，対処能力も低いことが多い。とくにストレスへの対処能力の不十分さは精神症状の出現と深く関連している。前述のように，精神症状が顕著になると日常生活機能も低下するため，ストレスへの対処能力および精神症状とセルフケア能力の関連は深い。

レジリエンスモデル 一方，ストレスへの対処能力だけでなく，その人の困難に耐える心の防御力・抵抗力・回復力に着目し，それをさらに高めるためにアプローチする方法として**レジリエンスモデル**がある。**レジリエンス**とは，ボールのような物体が外側から圧力を受けて生じたゆがみを元に戻す力をイメージした回復力・復元力をいう。レジリエンスモデルによるアプローチは，患者本人とその周囲の環境にあるさまざまな「強み」（ストレングス）に着目するストレングスモデル（◯64ページ）の考え方を基本とし，その人の「強み」や困難に耐えてきた力を認め，それをともにのばしていくものである。

看護師は，精神症状だけでなく，患者のストレスへの対処能力，患者のもっている力（ストレングス，レジリエンス）を観察することが大切である。

2 アセスメントの実際

看護におけるアセスメントとは，患者の情報を収集し，その情報の意味を分析することである。准看護師は，「医師，歯科医師又は看護師の指示を受け」（「保健師助産師看護師法」第6条）て看護を実践する。看護チームの一員として，どのような視点で観察すべきかを理解するため，アセスメントの実際を簡単に紹介する。

1 精神状態のアセスメント

精神疾患の患者の現在の精神状態をアセスメントする方法として，**メンタルステータスイグザミネーション** mental states examination（MSE, 精神状態の査定）[1]が使われている。この方法では，①外見，②行動，③気分，④思考過程，⑤思考内容，⑥言葉，⑦認識，⑧洞察，⑨判断と日常生活，⑩自分・他者への危険度などの項目[2]について観察し，精神状態をアセスメントする。そして，精神状態がその人のセルフケアにどのように影響し，どのような**セルフケア能力の低下**がおきていると考えられるかをアセスメントする。

1）宇佐美しおりほか：，オレムのセルフケアモデル——事例を用いた看護過程の展開，第2版．p.53，ヌーヴェルヒロカワ，2003．
2）項目の内容や数は施設によって多少の違いがある。

2 セルフケア状況のアセスメント

　セルフケア理論では,本来人間は自立した生活を営むことができる能力をもっていると考える。そのため,精神疾患によって阻害されたセルフケア能力を把握し,その人らしい生活を送るためにはどのようなセルフケア能力を獲得すればよいかを考え,看護を提供する。アセスメント項目は,次の8つである[1]。

1 空気・水・食物のアセスメント
- 食事行動の自立度,食物に対する特別な考えやこだわりの有無,摂食方法,栄養状態,偏食・嘔吐・盗食・過食・拒食の有無
- 水分摂取量,水分摂取行動(多飲水〔→161ページ〕の有無など),水分の種類

2 排泄のアセスメント
- 排泄習慣,運動低下による自然な排泄機能の低下の有無,向精神薬による便秘(下剤服用の有無,イレウス徴候の有無など),放尿・放便・失禁・尿閉の有無,便・尿遊び,排泄回数,月経不順

3 体温と個人衛生のアセスメント
- 発熱(向精神薬による有害事象や身体合併症の可能性の確認など)
- 清潔に対する意欲,清潔行動の所要時間,準備の仕方,用具の使用方法,清潔に対する特別なこだわりの有無
- 身だしなみ(着衣と更衣),着衣のつり合い,着方,着がえの洗濯
- 整理・整頓の能力,意欲,特別な物へのこだわりの有無,自分と他人の物の区別の有無,物の収集癖の有無

4 活動と休息のアセスメント
- 不眠(入眠困難・中途覚醒・早朝覚醒・熟眠感のなさ)の有無,不眠の程度,昼夜逆転
- 疲労感・倦怠感の有無,過活動

5 孤独と付き合いのアセスメント
- 他者との交流状況,家族との関係,医療従事者との関係,友人関係

6 安全を保つ能力のアセスメント
- 自殺企図・自傷行為・希死念慮の有無,暴力・暴言・衝動行為の有無
- 治療に対する意識,服薬状況,服薬管理,服薬に対する思い
- 病気の理解・認識,病気に対する思い

アセスメントの方法　セルフケア能力は,現在の状況だけではなく,①過去(入院前の状況),②現在(入院中の現在の状況),③今後に期待される(到達可能な)状況をアセスメントし,記載する。

---
1) 項目の内容や数は施設によって多少の違いがある。

3 社会的側面のアセスメント

　セルフケア能力は、対象者の社会的状況によっても変化する。周囲からの支援の有無や程度は、セルフケア能力に大きく影響する。また、社会で生活を送るためには、必要なときに必要な社会資源を選択し、それを活用しながら自分で自分の社会生活を継続していく力が必要である。このことから、対象者の社会資源の活用状況や、社会的相互作用のバランスを自分でとりながら生活していくための能力（他者と協力し合いながら生活のバランスをとる力）についてアセスメントする必要がある。

■心理的支援のアセスメント
1 人間関係のアセスメント
　日常生活を送るうえで、人間関係を構築する能力はとても重要となる。しかし、患者の多くは、人間関係において、「自分を表現することが苦手」「相手を理解することが苦手」といった心理的負担を感じていることがある。そこで看護師は、対象者の人間関係の特徴や傾向を知る必要がある。
　アセスメントの視点としては、(1)対人関係の構築に困難さをかかえているか、(2)個人と関係構築ができるか、(3)複数人と関係構築ができるか、(4)集団と関係構築ができるかなどがある。

2 家族関係のアセスメント
　患者の社会資源の1つとして家族がある。家族は多くの人にとって人間関係の基盤であり、信頼関係を築いて生活をともにする存在である。家族の接し方や感情表出(EE)の傾向、共依存(◯30ページ)の存在などは、患者のセルフケア能力に影響を及ぼす。家族との関係や、そのなかにセルフケア能力に影響を及ぼす要因はあるかなどについてアセスメントする必要がある。
　たとえば臨床では、患者が自分の困っていることを主治医に説明しようとすると母親が説明しだしてしまい、その結果、患者が自身の言葉で語ることができなくなってしまう光景によく遭遇する。こうしたことを繰り返していると、母親が患者にかわって語るというかたちがあたり前になってしまい、ついには本人の口からはなにも語られなくなってしまう。患者は第三者からみると「おとなしい人」「無口な人」とみられるかもしれない。しかし、ていねいに情報収集すると、本来の患者の姿がみえてくることもある。
　アセスメントの視点としては、(1)同居家族との関係、(2)別居家族との関係、(3)親戚との関係などがある。

3 社会的役割のアセスメント
　人は、家庭や学校、職場など、その人が所属する集団のなかで、さまざまな役割を担いながら社会生活を送っている。それらの役割の遂行は、その人が社会生活を送るうえでの自信につながる。しかし、役割を果たせなかった

り，役割の遂行に困難をかかえたりする場合は自尊心の低下をまねき，それがストレスにもなる。その結果，精神症状が出現あるいは悪化し，セルフケア能力の低下につながる可能性もある。患者の社会的役割や，そのなかにセルフケア能力に影響を及ぼす要因はあるかなどについてアセスメントする。

アセスメントの視点としては，(1)社会的地位，(2)家族内の役割と役割遂行状況，(3)地域社会の役割と役割遂行状況などがある。

■物理的支援のアセスメント

患者のセルフケア能力の向上のためには，心理的サポートとならんで物理的支援の活用が重要となる。たとえば各種の福祉制度や行政サービス，民間ボランティアなどの社会資源をうまく活用できれば，自分の力以上の能力を発揮できる。したがって，物理的支援の活用に関連する患者の状況，利用可能なさまざまな制度・社会資源などについてアセスメントする必要がある。

アセスメントの視点としては，(1)就労の状況，(2)経済的な状況，(3)利用可能な社会保険，(4)利用可能な福祉サービス(障害年金，生活保護，自立支援医療，就労支援など)などがある。

4 生活全般にわたる機能の評価

■機能の全体的評価尺度

機能の全体的評価尺度 global assessment of function(GAF)とは，その人の機能の全体レベルを評価するための尺度である。心理的・社会的・職業的機能のみを評価し，環境的制約や身体的制約による機能の障害は含まれない。評価に必要な情報は，患者との面接や記録物から取得する。

B 精神看護における看護過程と記録

1 精神看護における看護過程

看護過程は，看護の目的を達成するための道筋や手順であり，対象者の問題を解決するための連続した活動である。看護過程は精神看護においても用いられるが，身体疾患の患者と同じ考え方で看護過程を展開すると大きな乖離が生じる。精神看護における看護過程展開の注意点を，以下にまとめる。

看護過程展開の注意点 ①**患者・看護師の価値観がアセスメントに影響しやすい** 通常，看護過程の展開における情報のアセスメントは，客観的な根拠に基づいて行うことが原則である。しかし，精神看護は患者の主観的な訴えや発言・行動が情報の中心であり，客観的な根拠は得にくいことが多い。そのため，患者や看護師の価値観がアセスメントに影響しやすく，同じ情報を用いても人によって異

なるアセスメント結果が出ることがある。自分の解釈を唯一のものと考えず，ほかの看護師の意見を参考にしながら看護過程を展開する姿勢が重要である。

　②**看護の目標として患者のリカバリーが重視される**　精神看護においては疾患の治療や症状管理だけでなく，患者のリカバリー（◯第2章，63ページ）が重視される。とくに精神症状が落ち着いている長期入院患者の場合は，疾患の治癒よりも，患者が自分の障害を受容して自分らしく生きていく力を身につけることに焦点をあてた看護目標が設定されることが多い。

　③**患者の協力が得られない場合がある**　精神科では，激しい精神症状があったり，病識がなかったりして，患者が納得して治療に取り組むことがむずかしい場合があり，看護計画の実施を患者が受け入れることができない場面も発生する。根気強いかかわりや信頼関係の構築が重要になる。

●**看護過程をどのように用いるか**　看護過程の基本的な考え方は，なんらかの「問題」を見いだし，それを解決するという問題解決過程である。しかし精神看護の場合，問題解決過程の概念だけでは看護の展開がむずかしい。対象者の「強み」を見いだし，それにアプローチするなど，患者がリカバリーを実現できるような目標を設定し，1人ひとりに合った計画をたてることが重要である。

2 精神看護における記録

　看護記録は，患者の状態や，看護師が提供した看護行為の目的，必要性の判断の根拠，実施内容を記録したものである。看護記録は，医療チーム内での情報共有や看護の継続性の確保，看護内容の評価や質の向上のために活用されるほか，患者情報の管理および開示のための貴重な資料となるものである。医療訴訟などの際は重要な証拠となり，裁判資料としても扱われる。

　精神科における看護記録の特徴として，精神看護ではコミュニケーション場面から患者の精神状態を観察・アセスメントすることが多いため，叙述的な記述が重視されることがある。そのため，看護師が観察した対象者の行動や会話をありのまま時間の経過を追って記録する**経時的（逐語）記録**や，**POS**（problem-oriented system），**フォーカスチャーティング®**などの記録方式がよく使われている。

C 患者の権利の擁護と行動制限の実際

1 患者の権利の擁護の実際

1 なぜ権利の擁護が必要か

　精神疾患の患者は精神症状によって，自己を傷つけたり周囲に攻撃的に

なったり，自身の健康や生活を大きく阻害するような状況になったりして，本人の同意によらない医療や保護が必要になる場合がある。その際は行動の自由を一時的に制限したり，本人の意思に反した治療が行われたりすることもある。行動の自由が制限されれば，本来は本人が行うべき行為（私物の管理や日用品の購入など）を看護師が代行する代理行為（◆147ページ）も行われる。また，精神症状により適切な行動や判断ができなかったり自己決定能力が低下していたりするために，家族などや専門職が本人のさまざまな意思決定に大きな影響を与えることがある。

このように，精神科においては個人の権利を一時的に制限せざるをえない場面があり，看護師はそのなかで患者の最善の利益を目ざして行動し，その人の尊厳をまもり，権利を尊重しなければならない。

❷ 入院患者の処遇の基本理念

処遇とは，人を適切に取り扱うこと，待遇することを意味する。精神科の入院患者の処遇については「精神保健及び精神障害者福祉に関する法律」（精神保健福祉法）に規定され，その詳細については同法第37条第1項に基づいて厚生労働大臣が定める「**処遇の基準**」（昭和63年4月8日厚生省告示第130号）に規定されており，その基本理念は次のとおりである。

> 入院患者の処遇は，患者の個人としての尊厳を尊重し，その人権に配慮しつつ，適切な精神医療の確保及び社会復帰の促進に資するものでなければならないものとする。また，処遇に当たって，患者の自由の制限が必要とされる場合においても，その旨を患者にできる限り説明して制限を行うよう努めるとともに，その制限は患者の症状に応じて最も制限の少ない方法により行われなければならないものとする。

看護師をはじめとする医療者は，患者の処遇がこれらの基本理念や原則にのっとっているかをつねに考えなければならない。

❸ 入院患者の医療や処遇が適正に行われるためのしくみ

精神科病院における入院患者の医療や処遇が適正に行われるためのしくみとして，精神保健指定医制度や精神医療審査会がある。

■精神保健指定医

精神保健指定医は，1987（昭和62）年に「精神衛生法」が改正されて「精神保健法」になった際に創設された。患者の人権にも十分に配慮した医療を行う必要な資質を備えた医師として，一定の精神科実務経験（5年以上の医師の経験と3年以上の精神科実務経験）があり所定研修を終了した医師のな

かから厚生労働大臣が指定する。患者本人の意思によらない入院の是非や継続，行動制限の判定などを行う（➡第7章，214ページ）。

なお，精神保健指定医（以下，指定医）の資格取得にはかなりの期間が必要であり，地域によっては確保がむずかしい状況が生じたため，2006（平成18）年の「精神保健福祉法」の改正で新たに特定医師[1]制度が導入された。これは一定の要件を満たした病院（特定病院）であれば，指定医が不在であっても，緊急その他やむをえない場合には指定医のかわりに12時間に限って入院や行動制限についての指示ができるという制度である（➡第7章，214ページ）。

■精神医療審査会

精神医療審査会は，指定医制度と同じく1987（昭和62）年の「精神保健法」で創設された。精神障害者の人権に配慮しつつ，その適正な医療および保護を確保するため，精神科病院に入院している精神障害者の処遇などについて，第三者機関として専門的かつ独立的に審査を行う。都道府県知事が任命する5人の委員から構成される。

精神科病院に入院中の患者や家族は，精神医療審査会に①入院中の処遇改善，②退院請求などの審査を求めることができる。審査の結果，改善の必要がある場合，精神医療審査会は病院に対して必要な措置をとるように命じることができ，病院はそれに従わなければならない。

④ インフォームドコンセントの実践

■インフォームドコンセントとは

インフォームドコンセントは，1947年の「ニュルンベルク綱領」を起源とする，患者の「知る権利」「自己決定権」「自律の原則」を尊重する考え方である。その基本は，①診断のみたて，②治療目的，③ほかに可能な治療法，④予想される副作用などの情報を説明し，同意を得ることにある。

インフォームドコンセントは精神医療においても徐々に導入され，1991年12月の国連総会で採択された**「精神疾患を有する者の保護及びメンタルヘルスケアの改善のための諸原則」（国連原則）**にも盛り込まれるなど，現在では欠かせない要素となっている。

■精神医療におけるインフォームドコンセント

精神医療の場では，精神症状が著しく判断能力が低下するなど，本人の同意を得ることが困難で，インフォームドコンセントを成立させるのがむずかしい場面が存在する。

1）特定医師：医籍登録後4年以上，精神科実務経験2年以上が必要とされる。

たとえば，幻覚・妄想が悪化し，隔離や身体的拘束が必要な切迫している場面では，行動制限に関する説明はできても同意を得てから治療を開始することはむずかしい。また，精神症状から薬物療法を拒否している患者の場合，薬物療法の必要性をいくらていねいに説明しても，患者がそれに納得して薬物療法に同意をすることは少ないのが現実である。このような場合に治療や看護をどうすべきか，むずかしい課題もある。

しかし，インフォームドコンセントによって患者がみずから治療に参加し，疾病の自己管理を行うようになれば，社会生活に向けたセルフケアの確立によりつながりやすくなる。医療者はそのことを念頭におき，インフォームドコンセントの成立に向けた継続的な努力が必要である。

■**看護の役割**

看護師は，患者にとって最も身近な存在であることを意識する。患者の同意がとれずに治療や行動制限をせざるを得ない場面であっても，患者が最善の適切な医療を受けることでき，できる限り患者の権利が尊重されるよう，患者を擁護しなければならない。

本人の同意に基づかない入院や治療の場合，患者は孤独感や疎外感，不信感や不満，不安感などさまざまな思いをいだいているだろう。看護師は患者の気持ちに寄り添い，できる限り納得が得られるよう説明を行い，人間関係を構築しながら，患者が安心して治療に向き合うことができるよう支援する。そのうえで，精神科治療に共通する最終的な目標である「患者が自分らしい社会生活を送れるようになること」を実現するために，さまざまな情報を提供し，患者とともに考え，患者の自己決定を支えていく。これが精神看護のインフォームドコンセントのあり方といえる。

5 患者の自己決定の援助

援助の重要性　患者が「自分らしい社会生活」を実現するためには，自分自身のことを自分の意思で決定（**自己決定**）できることが必要であり，患者の自己決定への援助は精神看護の重要な役割の1つである。

看護師の役割　精神疾患の患者の場合，精神症状により判断能力や現実検討能力が低下していたり意欲や自発性が乏しかったりするため，自己決定できる範囲を広げていくには長期的な根気強いかかわりが必要なことも多い。しかし自己決定の拡大は，日常生活のセルフケア能力の向上だけでなく，本人の自信と自己効力感（自分でうまくできるという感覚）の向上につながることから，看護師は患者の状況に応じて本人が最終的に自己決定できるよう，必要な情報を提供したり，選択肢を準備したり，意思を確認したり，ともに考えたりしながら患者の自己決定を支持していくことが重要である。

精神症状が激しい急性期や，長期入院中で陰性症状が顕著な場合など，実

際には自己決定を求めるのがむずかしい時期もある。しかし看護師が「患者は自己決定する能力が欠如している」と判断し，患者の自己決定を尊重せずに意思も確認せず看護を実践していくことは，精神看護の目標にそぐわない行為であるだけでなく人権の侵害にあたるため，患者の生命保護を優先する場合を除いては行うことはできない。

6 守秘義務

■法律による守秘義務規定

保健師助産師看護師法における守秘義務規定　精神科に限らず，医療職は職務上知り得た患者の情報を正当な理由なしに他者にもらすことは許されない。看護師の守秘義務については「保健師助産師看護師法」第42条の2に，「保健師，看護師又は准看護師は，正当な理由がなく，その業務上知り得た人の秘密を漏らしてはならない。保健師，看護師又は准看護師でなくなつた後においても，同様とする。」と規定されている[1]。

精神保健福祉法における守秘義務規定　精神医療においては，精神科病院の「職員又はその職にあつた者」の守秘義務も「精神保健福祉法」の第53条に「職務の執行に関して知り得た人の秘密を正当な理由がなく漏らしたときは，一年以下の懲役又は百万円以下の罰金に処する。」と規定されており，より厳重な患者の情報の保護がなされている。精神医療においては個人の内面の吐露や，生育環境・家族環境についてなど，プライバシー性の非常に高い情報に接する機会が多いことに加え，精神疾患や精神障害に対する偏見やスティグマから本人や家族をまもるため，このような厳重な規定がある。

■患者情報の管理

本人の同意を必ず得る　患者の情報の管理については，病院をはじめ組織全体で取り組む問題であるが，スタッフ1人ひとりの取り組みがとても重要になる。看護師は患者の情報を多く取り扱いながら看護実践を行うため，そこで知り得た情報は他人に話さないよう注意しなければならない。また，情報を第三者に提供する際には，必ず本人の同意を得ることが必要である。提供先がたとえ家族であっても本人の同意が必要である。家族から得た情報を患者に伝える場合も同様であり，家族の同意が必要である。

実習における注意点　学生の臨地実習の場合は，実習記録に患者の氏名や出身地，勤務先，施設名，生年月日，入院月日など，個人を特定できる可能性がある情報については記さず，暗号化するなどの配慮が必要である。実際の名前や名称のイニシャル表記（たとえば医学太郎氏→T.I.氏など）も，個人が特定されるおそれがあるので避ける。

---

[1] 守秘義務における「秘密」とは，少数者しか知られていない事実で，他人に知られることが本人の不利益となるものをいう。

2 患者の行動制限の実際

精神科病院では，医療および保護を目的に，入院患者の行動の自由を制限することがある。このことは「精神保健福祉法」第36条第1項に次のように記載されている。

> 精神科病院の管理者は，入院中の者につき，その医療又は保護に欠くことのできない限度において，その行動について必要な制限を行うことができる。

●行動制限の種類　行動制限の種類には，①開放処遇の制限，②通信・面会の制限，③保護室（隔離室）の使用（隔離），④抑制帯・保護衣による行動制限（身体的拘束）がある。行動制限は患者の人権を一時的に制限するものであり，その適用や内容については，「精神保健福祉法」や同法に基づく「処遇の基準」でさまざまな事項が規定されている。

これらの行動制限は，患者の人権に配慮しながら適切に精神医療を確保し，社会復帰の促進につなげるものでなければならない。そのためには，患者に行動制限の主旨を説明するとともに，その制限は症状に応じて最小限で行われなければならない。

1 入院形態と開放処遇の制限

精神科病院への入院は，本人の希望や同意による**自発的入院**が基本であり，その場合は夜間を除き，本人の求めに応じて自由に病棟・病院を出入りできる状態（**開放処遇**）が原則である。しかし実際には，患者の病状によって自発的入院および開放処遇とならないことも多い。

■開放病棟と閉鎖病棟

入院治療が必要とされる患者は，その病状などに応じて，開放病棟あるいは閉鎖病棟に入院する（両者の中間の半〔準〕開放などもある）。

①**開放病棟**　日中（一般的には1日8時間以上）は病棟の出入り口が開錠され，原則的に自由に出入りができる病棟をいう。

②**閉鎖病棟**　出入り口が施錠されており，患者の意思だけでは病棟外に出られない病棟をいう。

●閉鎖病棟を使用する目的　閉鎖病棟を使用する目的は，自傷行為や自殺企図などの危険性のある患者の，安全の確保と保護である。しかし，その目的を十分に説明しても，とくに自発的な入院でない患者の場合，「意思に反して閉じ込められた」という思いをいだくことが多い。家族との面会や外出などから病棟に戻る際，医療者はドアを施錠するが，その行為は患者からすれば権威の象徴にも見え，患

閉鎖処遇の意味をふまえた援助　看護師は，患者のこのような気持ちを受けとめ，患者が「まもられている」という安心感をもてるようにかかわり，安心できる療養環境を整え，納得して治療を受けられるように援助する必要がある。また医療者側は，施錠するという行為は本来，当然，患者が行うべきことであり，医療者側はそれを代行しているのであって，その責任を負っているという意味があることを理解しておく必要がある。看護師は患者の安全の確保と保護という行動制限の意味を十分に理解しておかなければならない。

■入院形態

　入院には，本人の同意の有無などに基づくいくつかの形態があり，これを入院形態とよぶ。現行の「精神保健福祉法」では，①**任意入院**，②**医療保護入院**，③**応急入院**，④**措置入院**（緊急措置入院を含む）の 4 種類の入院形態を定めている（応急入院はあくまで応急のために種類に含めない場合もある）。

1 任意入院

　本人が入院に同意し，自分から入院する場合の入院形態である（→第 7 章，215 ページ）。**開放処遇**が原則であり，基本的に開放病棟への入院になる。

退院制限　本人の意思で退院できることが原則だが，精神保健指定医（以下，指定医）の診察の結果，「医療及び保護のため入院を継続する必要がある」と認めた場合には **72 時間**（特定病院における特定医師の診察の場合は 12 時間）に限り**退院を制限**することができる。さらに入院の継続が必要な場合は，医療保護入院などのほかの入院形態への変更が検討される。

入院継続の意思確認　任意入院については，入院が長期化しないよう，入院が 1 年をこえる際は入院継続への同意を書面で確認することとなっている。

2 医療保護入院

入院の適用　指定医の診察の結果，入院治療が必要と判断されるが，本人から入院の同意が得られない場合に選択される入院形態である（→第 7 章，216 ページ）。本人の同意がなくても，**家族等**（→第 7 章，216 ページ）の同意で入院させることができる。

退院請求　本人の意思では退院できず，医師の判断が必要になる。退院を希望するが認められない場合，本人および家族等（入院時の同意者以外も含む）は，都道府県知事に退院を請求することができる（**退院請求**→第 7 章，217 ページ）。

退院促進措置　医療保護入院は，本人の同意のない入院であるため，入院の開始時（入院後 10 日以内）と 1 年ごとに精神医療審査会の審査や，さまざまな**退院促進措置**（退院後生活環境相談員の選任など）が設けられている。

3 応急入院

入院の適用　指定医の診察の結果，すぐに入院治療が必要と判断されるが，本人から入院の同意が得られず，かつ，家族と連絡がとれなかったり，すぐには来院できなかったりして家族等の同意を得ることができない場合に選択される入院

形態である(→第7章, 216ページ)。

4 措置入院

入院の適用 精神症状が激しく，入院保護しなければ，自己を傷つけたり他人に害を与えたり(**自傷他害**)するおそれがある場合に，都道府県知事の責任で行政処分として行われる入院形態である(→第7章, 215ページ)。2人の指定医が診察(**措置診察**)し，ともに措置入院が必要と判断した場合にのみ可能で，入院先は国や都道府県などが設置した精神科病院または**指定病院**[1)]でなければならない。

措置解除と退院請求 入院後，本人の意思では退院できず，都道府県知事による入院措置の解除(**措置解除**)が必要になる。本人および家族等が退院を希望するが認められない場合には，本人および家族等(入院時の同意者以外も含む)は，都道府県知事に退院を請求することができる(**退院請求**→217ページ)。

緊急措置入院 なお，措置診察が必要にもかかわらず指定医が1人しかいない場合，都道府県知事は72時間を限度に入院を命じることができる(**緊急措置入院**)。

■任意入院患者の開放処遇の制限

処遇の原則 任意入院患者は，原則として，開放処遇を受ける。もし任意入院患者が閉鎖病棟に入院せざるを得ない場合には，本人の求めに応じてスタッフが開錠するなどの対応をとることが原則である。

開放処遇の制限 一方で，任意入院患者の精神症状が悪化し，開放処遇では患者の適切な保護および医療を継続できないと医師が判断した場合には，**開放処遇の制限**を行うことができる。指定医でない医師によって制限が始められた場合は，おおむね72時間以内に指定医が診察を行うこととなっている。

この任意入院患者の開放処遇の制限については，これが不当に，あるいは漫然と行われることがないように注意しなければならない。前述の「処遇の基準」では，基本的に開放処遇を制限できるのは次の場合に限定されている。

> ①ほかの患者との人間関係を著しく損なうおそれがあるなど，その言動が患者の病状の経過や予後に悪く影響する場合
> ②自殺企図または自傷行為のおそれがある場合
> ③①または②のほか，当該患者の病状からみて，開放処遇を継続することが困難な場合

また，任意入院患者の開放処遇の制限については，「処遇の基準」で次のようなルールが定められている。

---

1) 指定病院：都道府県は精神科病院を設置する義務があるが，その設置のかわりとして都道府県知事が指定する民間病院。厚生労働大臣の定める基準に適合するなどの要件がある。

- 開放処遇の制限が制裁や懲罰あるいは見せしめのために行われるようなことは厳にあってはならない。
- 開放処遇を制限された任意入院患者について，指定医は必要に応じて積極的に診察を行うように努める。
- 開放処遇を制限する際は，患者に制限を行う理由を文書で知らせるように努める。
- 開放処遇の制限を行ったこととその理由，開始日時を診療録に記載する。
- 任意入院者の開放処遇の制限が漫然と行われることがないよう，任意入院者の処遇状況および処遇方針について，病院内における周知に努める。

　医療者は，不当あるいは不必要な開放処遇の制限は患者の人権および自己決定をそこなう行為であることを心にきざまなければならない。

●閉鎖処遇の希望があった場合

　なお，患者本人から閉鎖処遇の希望が出される場合がある。この場合は，開放処遇の制限にあたらないとされているが，本人の意思による開放処遇の制限である旨を書面で得なければならないこととなっている。

2 通信・面会の制限

　入院形態や開放処遇か否かにかかわらず，患者の院外との**通信**（手紙・電話など）や来院者との**面会**は，社会との接点の確保や人権保護の観点から，自由が原則である。しかし，患者の病状によっては，●表5-1のものを除き，やむを得ず制限をする場合がある。制限は，患者の医療および保護のために合理的な理由があり，かつ合理的な範囲内および方法で行う場合に限られる。また，制限を行う理由を診療録に記録し，患者や家族等に説明しなくてはならない。

■信書

　信書とは，特定の受取人に対して差出人の意思を伝えたり，事実を通知したりする文書のことである。手紙やはがきはもちろん，請求書や招待状，証明書なども信書に該当する。

●表5-1　どのような場合でも行うことのできない行動制限

①信書の発受の制限（刃物，薬物などの異物が同封されていると判断される受信信書について，患者によりこれを開封させ，異物を取り出したうえ患者に当該受信信書を渡すことは，含まれない）
②都道府県および地方法務局その他の人権擁護に関する行政機関の職員ならびに患者の代理人である弁護士との電話の制限
③都道府県および地方医務局その他の人権擁護に関する行政機関の職員ならびに患者の代理人である弁護士および患者または保護者の依頼により患者の代理人となろうとする弁護士との面会の制限

（「精神保健及び精神障害者福祉に関する法律第36条第2項の規定に基づき厚生大臣が定める行動の制限」〔昭和63年厚生省告示第128号〕による）

表5-1にあるように，信書の発信および受信は制限できない。ただし，患者の医療または保護に欠くことのできない限度での制限が行われる場合がある。たとえば，もし家族などからの手紙が患者の治療効果を妨げる場合，その家族などに連絡を控えるように要請したり，主治医宛に郵送するように要請したり（病状をみて主治医から渡す）する場合などもある。また，表5-1のとおり，危険な異物が同封されている可能性がある場合は，看護師などの立ち会いのもとで患者に開封してもらい，場合によってはその異物を病院側が預かることがある。

■電話

閉鎖病棟を含む各病棟には自由に使用できる公衆電話を設置し，電話機の近くの見えやすい場所に，都道府県精神保健福祉主管部局や法務局人権擁護主管部局の電話番号を掲示することが定められている。近年は携帯電話が普及しているが，病棟への持ち込みや利用などについては施設によってさまざまな対応がとられている。病室や夜間の通話を禁止するなどの一定のルールを設け，基本的には利用を自由にしている病院も多い。

通常，電話の使用を制限することはないが，病状を悪化させたり治療効果の妨げになったりする場合には，必要に応じて制限することが可能である。ただし，表5-1のとおり，都道府県や法務局の職員，本人の代理人となる弁護士への電話は制限することができない。これは患者が隔離や身体的拘束の最中であっても同様であり，患者から要求があった場合にはコードレス電話を使用するなどして対応しなければならない。

■面会

面会も患者の病状などによっては必要な範囲内で制限可能である。ただし，都道府県や法務局の職員，本人の代理人となる弁護士との面会は制限することができない。また，家族等の面会者あるいは患者自身の依頼がない限り，原則として看護師などの病院職員が面会に立ち会うことはできない。

■通信・面会の制限における看護の役割

本来ならば，入院患者の通信・面会は，できるだけ自由を保障することが望ましい。もし制限せざるをえなければ，患者の精神症状をよく観察し，できるだけ早い時期の解除を目ざす。制限中も家族や友人などの近い人たちと関係を継続する機会をつくり，制限によって関係が疎遠にならないようにすることが大切である。ただし制限を要する際の患者は，病状が悪化している場合が多く，周囲とのトラブルをおこしやすい。看護師は，患者の会話の内容や精神症状の注意深い観察が必要である。

また，本人が通信・面会を拒否する場合や，家族が拒否する場合がある。

看護師は患者と家族との板ばさみになる場合もある。このようなときは、家族や指定医を交えて適切な対処を考える必要がある。

面会時には、面会者が病棟では禁じられている物品や危険物を持ち込むことがあるため、人権に配慮しながら安全の確保に努めなければならない。

❸ 隔離と身体的拘束

隔離は医師、身体的拘束は指定医が直接診察して必要と認めなければ行ってはならないことが「精神保健福祉法」によって定められている。たとえ、5〜10分程度の短時間であっても、看護師の判断で行ってはならない。また、けっして懲罰や見せしめのために実施してはならない。

■隔離
1 隔離の基本的な考え方

隔離とは、患者を隔離室・保護室などの1人部屋に収容して施錠することをいう。患者に激しい興奮や自傷行為、衝動行為などがみられる場合に、周囲からの過剰な刺激を避け、自傷・他害行為などの事故を防ぐことを目的として行う。隔離はその方法と患者の適応を十分考慮して行われるものである。

12時間をこえる隔離については指定医の判断を要する。また、本人の意思により閉鎖的環境の部屋に入室させることもありえるが、この場合には隔離にはあたらない。この場合においては本人の意思による入室である旨の書面を得なければならないものとする。

2 隔離室・保護室

隔離室と保護室は同義語であり、隔離を目的として設置された個室である。同一の部屋に複数人を隔離することはできない。ただし、隔離は一般病室の個室に鍵をかけて行うこともある。

3 隔離の対象

隔離は、以下の場合に該当し、隔離以外によい代替方法がない場合において行われる。

(1) ほかの患者との人間関係を著しくそこなうおそれがあるなど、その言動が患者の病状の経過や予後に著しくわるく影響する場合
(2) 自殺企図または自傷行為が切迫している場合
(3) ほかの患者に対する暴力行為や著しい迷惑行為、器物破損行為がみとめられ、ほかの方法ではこれを防ぎきれない場合
(4) 急性精神運動興奮などのため、不穏・多動・爆発性などが目だち、一般の精神病室では医療または保護をはかることが著しく困難な場合
(5) 身体的合併症を有する患者について、検査および処置などのため、隔離が必要な場合

4 隔離時の看護

①**患者への説明**　隔離室を使用する患者は，精神運動興奮が顕著であり，みずから希望して隔離室を使用する場合は少ない。患者は孤立した状況のなかで疎外感や不満をいだき，保護室や隔離室を出ようとする気持ちが強くなり，その過程で看護師への暴言・暴力が生じてしまう場合がある。看護師は，患者の不安や不満を軽減し，少しでも安心して隔離室での治療を行うことができるよう，患者に対して十分な説明をする必要がある。また，なぜ隔離になったのか，どのような状態になったら隔離が解除となるのかといった具体的な理由とゴールを伝え，患者が今後の見通しをもてて，目標をもって治療にのぞめるように援助する。

②**観察**　看護師は患者の隔離中，15分〜30分ごとの頻回な観察を行い，一般状態（バイタルサイン，水分・食事摂取量，排泄の有無・量），看護計画の立案，日常生活の援助，環境の整備を行ったうえで，その旨を記録する。活動や睡眠状態，精神状態の観察も十分行い，その際には静かに声をかけ，見まもっていることを伝えることが大切である。

③**日常生活の援助**　水分の補給，食事の援助，排泄の援助，口腔や身体の清潔などの日常生活行為の援助を行う。また，これらの要求があった場合には迅速に援助する。

④**環境調整**　室温・日光・照明を調整し，においの除去や室内の清潔に努める。

⑤**所持品の持ち込み**　人権保護と安全管理の両側面から考える必要がある。治療上必要のないむやみな制限は患者との信頼関係をそこない，人権を侵害するおそれがある。しかし，患者の病状・状態像を考慮することなく無制限に持ち込みを許可すると，自傷行為や重大な事故へつながる危険性がある。患者の精神状態を考慮しながら，カンファレンスなどで持ち込み品について検討し，医師の指示にのっとり実践する。とくにケア後の物品の置き忘れについては厳重に注意する。

⑥**隔離室入室の際の注意事項**　医療者の安全を確保するため，原則として2人以上で入室しケアにあたる。入室前には，必ずモニターや隔離室の窓などから患者の精神状態や在室位置を観察し，安全を確認してから入室する。入室後は，患者が安心感・安全感をもてるようかかわり，会話などによる綿密な観察を行う。

■身体的拘束

1 身体的拘束の基本的な考え方

興奮状態，意識障害，希死念慮，自傷などのある患者の場合には，隔離室・保護室への収容だけでは対処できないことがある。そのような場合に，抑制帯や保護衣（後述）などを利用して一時的に身体を拘束し，患者の危険を

避けることを**身体的拘束**という。

身体的拘束は制限の程度が強く，長時間続けば二次的な身体的障害を生じる可能性が高い。そのため代替方法が見いだされるまでの間のやむをえない処置として行われる。できる限り早期にほかの方法に切りかえるよう努めなければならない。また，患者の生命の保護および重大な身体損傷の防止に重点をおいた行動の制限であり，制裁や懲罰あるいは見せしめのために行われるようなことは厳にあってはならない。

抑制帯・保護衣　身体的拘束を行う場合は，身体的拘束を行う目的のために特別に配慮してつくられた綿入り帯（抑制帯〔拘束帯〕）または衣類（保護衣）などを使用し，手錠などの刑具類やほかの目的に使用される紐縄その他の物は使用してはならない。

身体的拘束を開始する際には，必ず指定医の判断により行い，たとえ短時間であっても看護師の判断で行うことはできない。

2 身体的拘束の要件

身体的拘束の実施は，次の場合に限られる。
(1) 自殺企図または自傷行為が著しく切迫している場合
(2) 多動または不穏が顕著である場合
(3) (1)または(2)のほか，精神障害のために，そのまま放置すれば患者の生命にまで危険が及ぶおそれがある場合

なお，点滴・経管栄養・中心静脈栄養などの生命維持に必要な処置のために身体的固定を行うことがある。このような医療行為の場合は，身体的拘束に該当しない[1]。しかし，これが長時間に及ぶ場合は身体的拘束と同様に指定医の指示が必要になる。

3 身体的拘束時の看護

①**患者への説明**　身体的拘束が実施される患者は精神運動興奮が顕著である場合が多く，実施する旨を説明しても，そのときには同意を得ることはむずかしい。しかしそのときの看護師の言動を鮮明に覚えていることも多い。隔離を実施するときと同様，患者の不安や不満を少しでもやわらげ，安心して治療に向き合えるよう，根気強くていねいに説明を行う。

説明の際には，なぜ拘束になったのか，どのようになれば拘束が解除できるのかといった具体的な理由とゴールを伝え，患者が今後の見通しや目標をもてるように援助する。

②**安全への配慮**　身体的拘束は患者にとってとても苦痛である。そのため，抑制帯を外して自傷行為に及んだり，点滴ラインを自己抜去したりするなどの事故につながる可能性が高い。また抵抗が強かったり苦痛そうだからと

---

1) 浅井邦彦：精神科医療における行動制限の最小化に関する研究——精神障害者の行動制限と人権保護のあり方，第Ⅱ報（平成12年度厚生科学研究費補助金〔障害保健福祉総合研究事業〕）．2000．

いって抑制帯をゆるめたり，あるいは漫然と必要以上に長くしたりすると事故をまねく。精神症状の程度や変化に合わせて抑制帯の長さを調整したり選択したりしながら，安全に身体的拘束を行わなければならない。身体的拘束が必要な患者は，精神運動興奮が著しい場合が多いため，看護ケア時は必ず2人以上で対応し，患者と看護師の双方の安全をはかる。

　③**観察**　身体的拘束中は，10分～15分ごとの頻繁な観察が必要となる。精神状態や一般状態，向精神薬の効果と副作用，バイタルサイン，拘束部位の血行障害（うっ血・発赤・褥瘡），神経障害の有無の観察が必要である。

　④**二次的障害の予防**　身体的拘束により，二次的な身体障害が生じる危険がある。とくに循環障害・廃用症候群・関節の拘縮・深部静脈血栓症に注意しなければならない。このうち深部静脈血栓症による肺血栓塞栓症は致命的になる場合がある。その予防策として，早期の身体的拘束の解除および積極的な四肢の運動，水分管理，弾性ストッキングの着用，間欠的空気圧迫法[1]などの方法が有効である。

　⑤**日常生活の援助**　食事・清潔・排泄などの日常生活行為の援助を実施する。療養上の世話に関連した拘束の一時解除については，看護師が患者の精神状態を考慮しながら主体的に判断を行うことができ，医師の指示は必要としない。

　⑥**環境の整備**　室温・日光・照明を調整し，においの除去や室内の清潔に努める。

4 身体的拘束以外の「拘束」

●**心理的拘束**　**心理的拘束**とは，物理的な拘束は行っていないが，結果として患者に制限が加えられている状態である。心理的拘束は，目に見えない，さまざまなかたちで行われていることが多い。患者が，「これを言ったら医師や看護師にわるい印象を与えてしまう」「ぐあいがわるいと思われて，薬を増やされてしまう」などと思い，表現したいことをがまんしてしまうなども，心理的な圧迫により患者を拘束していることになる。

　看護師は，患者に心理的拘束をしてしまう可能性が高い立場であることをつねに意識し，看護援助を実践しなければならない。

●**化学的拘束**　向精神薬は，中枢神経系に直接作用し精神機能の変容を促す。向精神薬により著しい精神症状をコントロールすることができるため，精神科において薬物療法は欠かせない治療法の1つである。しかし，激しい精神症状を鎮静化すると同時に，感情の平板化・意欲の減退を引きおこし，表情の変化さえなくなってしまう場合もある。このように化学的な作用により患者の自発性を低下させる状態を**化学的拘束**という。

---

1) 下肢などにエア発生機器とチューブでつないだマット装具を装着し，空気による間欠的圧迫を加えることによって深部静脈の血流を改善し，血栓ができるのを防ぐ方法。

4 代理行為

行動制限によって，患者が本来行うべき日常的なものごとを患者自身あるいは家族が行うことができないため，看護師がかわりに行い，その責任を負うことを**代理行為**という。

代理行為には，私物の管理や日用品の購入，家族への連絡など，さまざまなものがある。行動制限が強ければ強いほど，看護師の代理行為が必要になり，看護師の責任は重くなる。

代理行為の目的は，単に管理することではなく，代理行為という看護援助を通して患者の社会性を養うことである。この看護援助が患者の自立を妨げたり個人の権利を剝奪したりすることのないように注意をする必要がある。

また，看護師が患者の私物の管理をする場合には，患者へ代理行為の必要性とその方法について説明し同意を得てから行う。また管理する物品は最小限にし，必要のない物は家族などに持ち帰ってもらう。私物台帳に記載する際には患者や家族に同席してもらうなどの方策をたてて，トラブルが発生しないよう注意しなければならない。

D 精神症状・問題となる行動とその看護

1 不安

患者の特徴と問題

不安とは，対象のない漠然としたおそれであり，これまでの自分自身の存在価値が揺るがされるときに生じる感情である。一方，特定の対象があるおそれは恐怖といい，不安とは異なる。

不安に対する反応には，①情緒的反応，②行動上の反応，③生理的反応がある（→表5-2）。軽度・中等度・強度のレベルがあり，さらに高まるとパニックの状態になる（→表5-3）。軽度・中等度は日常生活における緊張が強い状態であり，学習や成長を促すような介入ができる。しかし強度の場合は安定を得ることが患者のすべての行動の目的になってしまい，パニックとなれば畏怖や恐怖が伴い，筋肉運動が強まるなどの生理的反応が顕著になってしまうため，長いかかわりが必要になる。

援助の要点

不安状態にある患者は，落ち着きのない態度や目的のない行動が目だち，看護師に同じことを何度も訴えたりするが，患者が自身の不安を言語で表現することはむずかしい。看護師は不安をあらわす反応の有無と程度を観察し，

表 5-2　不安に対する反応

情緒的反応	患者の個人的経験について，憂うつ，自己卑下，自信がない，無力感，早くこの状態から抜け出したい感じ，落ち着かない感じなどの主観的訴え，などの反応が生じる。不安への防衛的反応としての行動も含まれる。
行動上の反応	多弁，無口，話題がかわりやすい，支離滅裂な言動，表情の変化，落ち着きのなさ，手のふるえ，身ぶるい，声の調子の変化，まとまりや一貫性のなさ，イライラ感，新しいことに取り組めない，引きこもり，保証を求める（繰り返し同じことを言う，聞く），自分の不安状態を否定する，などの反応が生じる。
生理的反応	自律神経系の身体的反応である，脈拍・呼吸数の増加，口渇，発汗（とくに手掌），排尿回数の増加，便秘，下痢，筋緊張，顔色の変化（顔面蒼白，紅潮），食欲の低下，過食，吐きけ，不眠，疲労，などの反応が生じる。

表 5-3　不安の程度と患者の状況

	軽度	中等度	強度	パニック
見る力・聞く力・理解する力	鋭くなる。	低下する。	非常に低下し，特定のことがら（ささいなことの場合が多い）に集中しがちになる。	ゆがめられ，効果的に機能しなくなる。
関心・注意	用心深くなる。	当面の心配に関心が向く。ほかのことには無関心になり，注意力が散漫になるが，促されれば注意を向けることができる。	当面の心配以外のことはなにも考えられなくなる。ほかのことに目を向けるためには強い指示が必要になる。	制御力をなくし，命令されても行動することができない。

患者の心配や苦しみをくみとり，真剣な態度でかかわることが大切である。かかわり方の例としては，「不安そうに見えますよ」「つらそうに見えますよ」などと，看護師が患者の状態をどのように感じ，受けとめているかを伝える。また，「憂うつなのですね」「早くいまの状態から抜け出したいという感じですか」など，患者の不安な気持ちを看護師が代弁することによって，患者が不安を言語化できることもある。

2 興奮状態

患者の特徴と問題

興奮状態とは，周囲からの刺激に対して敏感な状態であり，不安や怒り，喜びや不快などの刺激で感情が高まり，抑制がきかなくなった状態をいう。

入院初期や，幻覚・妄想，緊張病症状，躁状態のときによくみられる。気分の高揚があり病識に乏しいことが多い。そのため，興奮状態にある患者の入院当初は，音・光・物・対人関係などの刺激を最小限にするような環境整備が求められる。刺激の遮断の目的で，個室を使用したり一時的に行動制限を行ったりする場合もある。

興奮状態のときは，感情のコントロールが困難になり，自傷行為や他害行為の危険性が高まる。そのため，患者と周囲の者の安全をはかることが優先される。患者だけでなく周囲の者もストレスが高まる，つらい状態である。

D. 精神症状・問題となる行動とその看護 ● 149

援助の要点 ● 興奮状態のとき，患者は日常生活行為全般においてセルフケア不足になる可能性が高いため，不足しているセルフケアの援助が必要である。また，刺激に対して過敏であり，思考も混乱するため，看護師に攻撃的な言動が向けられることがある。看護師は患者のペースに巻き込まれないように注意し，同時に命令的・威圧的な態度にならないようにする。

3 攻撃的言動・暴力

患者の特徴と問題 ● **攻撃的言動**や**暴力**は衝動行為の1つであり，不安・怒り・恐怖などの不快な感情を伴い，自分でその感情を処理できず興奮が高まる際にあらわれることが多い。

　幻覚や妄想状態にあるなど現実検討能力が低下している患者の場合，不安や恐怖などをそのまま攻撃的言動や暴力行為に移してしまうことがある。幻覚や妄想の内容から自分をまもろうとする，自己防衛のための行為とも考えられる。また，自分の思いや考えを言語化することが苦手なため，感情や考えの表現方法として暴力にいたる場合もある。

　境界性パーソナリティ障害の患者の場合，自分の感情をうまく処理できずに，相手を巻き込む対人関係のゆがみのなかで，攻撃的言動や暴力行為が生じることもある。発達障害の患者の場合は，突然の予定変更や環境の変化などで不安感を高める際におこりやすくなる。

援助の要点 ● 看護師は，毎日の患者の精神状態や対人関係の特徴を綿密に観察し，患者がいまどのような状態であり，どのような状況におかれているのか知る必要がある。また，患者の日々の不安や困りごとをともに話し合える関係を築き，攻撃的言動や暴力以外で自己表現できる場や機会(作業療法，レクリエーション，スポーツやゲームなど)を設け，リスクを軽減できる援助が大切である。

　また，攻撃的言動や暴力に対して，専門的な知識や技術をもとに「包括的に対処できる技能」として**包括的暴力防止プログラム(CVPPP)**がある(●図5-1)。このプログラムによって早期の介入ができ，暴力の発生を予防したり，暴力が発生したあとに生じるストレスや不快な感情を軽減させたりすることができる。

4 幻覚・妄想

患者の特徴と問題 ● **幻覚**は，実在しない対象を知覚する「対象なき知覚」の体験である。幻視・幻聴・幻触・幻味・幻嗅など，人間のもつ五感すべてにおいて生じる。

　妄想は，ある判断が誤った推論によって行われ，現実でのできごとと明らかにくい違っている状態をいう。本人は異常なほどの確信があり，他者により訂正が困難もしくは不可能で，その判断と確信の根拠は，他者には心理的に了解不能もしくは困難である。

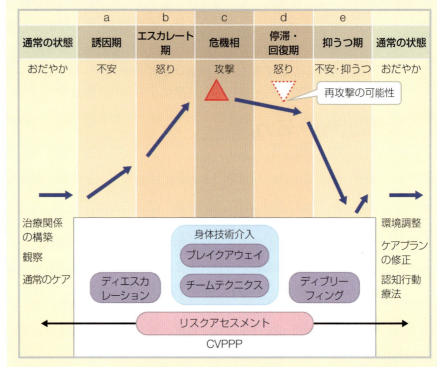

（包括的暴力防止プログラム認定委員会：DVDブック　医療職のための包括的暴力防止プログラム．p.46，医学書院，2005による）

ディエスカレーションは患者の衝動性・攻撃性をやわらげるコミュニケーション技法，ブレイクアウェイは暴力発生時に安全に攻撃を回避する身体的技法，チームテクニクスは暴力発生時にチームで患者を安全に抑制・移動する身体的技法，ディブリーフィングは暴力発生後，当事者参加で行う短時間の話し合いである．

◯ 図 5-1　攻撃のサイクルモデルと包括的暴力防止プログラムの構造

　　妄想には，発生が了解できない**一次妄想**と，感情状態からみて了解可能な**二次妄想**に分けられる。うつ病の微小妄想や躁病の誇大妄想は，二次妄想に分類される。

援助の要点　幻覚・妄想に基づく非現実的な訴えに対しては，否定をすることなく，患者がいだいている気持ちを尊重するかかわりが望ましい。また，現実的な訴えに対しては，必ず状況の確認を行い，そのできごとに対してできるだけ多くの情報収集を行う。しかし，聞き出すことで病的体験を活性化させてしまうことがあるため，患者によっては無理に病的体験を聞き出さないことも大切である。

　　患者は，便秘のため腹満がある場合に「妊娠をしている」など身体症状と妄想を関連させて表現することもある。看護師は，日々のケアのなかで，患者の訴えを容易に妄想と決めつけないよう注意する。さまざまな視点から観察を行い，訴えを聴き，問いかけ，身体的な変化や異常がないかを確認する。身体的な問題が否定されて，はじめて妄想であるといえる。

看護師がそばに寄り添い，安心できるような言葉をかけることも大切である。患者の気持ちをしっかり受けとめ，看護師がつねに患者を気にかけていることを伝える。幻覚・妄想の内容や状態に応じて，刺激を避ける，あるいは積極的に介入を行うなど，援助方法を検討する。

5 抑うつ状態

患者の特徴と問題
抑うつ状態とは，気分の落ち込み・憂うつ・悲哀感・さびしさ・意欲の低下・絶望感・罪責感などの気分の状態をいう。軽度から重度まであり，その程度はさまざまである。

軽度の抑うつ状態では，憂うつな気分になり，集中力が低下し，ものごとに興味がもてない。重度の抑うつ状態では，強い絶望感や無力感をいだき，ときには希死念慮が強くなり自殺企図にいたる場合もある。また罪業妄想や心気妄想，貧困妄想といった妄想などの精神症状がみられる。さらに食欲不振や不眠，強度の疲労感などの身体症状が著しくなる場合がある。

抑うつ状態は，うつ病においてよくみられる症状である。統合失調症の急性期を脱したあとにも抑うつ状態を呈することが多い。陰性症状である意欲低下や活動の低下を主として，空虚感や希死念慮をいだくこともある。

援助の要点
抑うつ状態の際には，活動のエネルギーが減退しているため，看護師は日常生活上でセルフケアが充足していない部分をアセスメントし，不足している部分に介入する。抑うつ状態は，日常生活全般に影響を及ぼすことを念頭においてアセスメントを行う。

患者は，ものごとを否定的にとらえやすいため，そのつらい気持ちを受けとめ，肯定的で現実的な考え方ができるようなかかわりが必要である。希死念慮がある場合や，うつ病の回復期には自殺の可能性が高いため，頻回に訪室したりしながら自殺の予防をし，患者の安全をはかる。

6 躁状態

患者の特徴と問題
躁状態では，気分が著しく高揚し爽快感を伴うことから，易刺激性・易怒性が顕著になる。思考面では誇大的内容や観念奔逸（刺激に対して観念がつぎつぎとあふれ出てくる）があり，行動面では多動多弁になって活動が亢進した状態になる。

活動性の亢進により体力を消耗し，本来であれば休息が必要にもかかわらず疲労に気づかなかったり，刺激に敏感になったりすることから休息や睡眠が不足になりやすい。対人関係では，他者への過干渉が目だち，トラブルを生じやすくなる。

援助の要点
躁状態では，刺激に敏感になり感情のコントロールができにくくなるため，人的・物的環境の調整が必要となる。とくに急性期には，看護師自身が刺激にならないよう短時間のかかわりを多くしながら，セルフケアの不足の程度

や精神状態，身体状態を綿密に観察をする。無意識の衝動や葛藤の行動化（アクティングアウト）としての**逸脱行動**[1]が生じる可能性を念頭におき，自他の安全確保のために，個室を使用したり病棟内の活動を調整したりしながら，社会的信頼を失わないようにする。

また，薬物療法で炭酸リチウムを使用している場合は，副作用や中毒症状（胃腸障害，吐きけ，手の振戦，痙攣，意識障害など）の観察とアセスメントが重要になる。

7 無為・自閉

患者の特徴と問題　**無為**とは，周囲への関心や興味が乏しくなり，日常の多くのことに無関心になってしまう状態をいう。**自閉**とは，自分のなかに閉じこもってしまうことであり，現実世界から離れるような状態になることをいう。自閉は，幻覚・妄想などの病的体験に基づいていることもある。

無為・自閉の状態は，**陰性症状**とよばれる。その原因には，抗精神病薬による感受性の低下，脳の器質的な問題などがある。ただし，病前性格が影響することもあり，内向的な性格で集団生活を苦手としたり，人との付き合いが苦手だったりすると，無為・自閉の傾向が強くあらわれる場合がある。

援助の要点　無為・自閉の要因の情報を整理しアセスメントする。意欲低下や興味・関心の低下に対しては，レクリエーションや作業療法などを通じて患者の健康的な側面を引き出し，基本的なセルフケア能力を身につけられるような支持的援助を行う。

看護師のはたらきかけに対して，患者の反応が乏しい場合があるが，生活歴・病歴・行動特性を理解し，患者の思いを尊重しながらあせらず根気よくかかわることが大切である。

8 拒絶

患者の特徴と問題　**拒絶**は，妄想・幻覚などの病的体験，他者への恐怖や不信感などを背景としている。他者との関係を避け，近づくと身構えたり，反対に攻撃的になったりする。症状として，食事をしない（**拒食**），薬を飲まない（**拒薬**），話しかけてもひとことも発しない（**緘黙**），日常生活行動の拒否などがある。また，疼痛や消化器症状などの身体症状から生じていることも考えられるため，身体疾患の有無について確認する必要がある。

援助の要点　幻覚・妄想などの精神症状が著しい場合には，無理に介入せずに時間をおいたり，人をかえて対応してみたりするなど，さまざま方法でアプローチする。精神症状が落ち着いた際に，あらためてそのことの必要性について説明したり，すすめたりする。患者に病識がなかったり納得しない入院の場合は，

---

[1] 逸脱行動とは，犯罪・非行・問題行動・異常行動など，社会規範から外れた行動をさす。

患者の考えを訂正しようとしても受け入れられないことも多いが、無理やり介入すると、精神症状が悪化したり看護師との関係が悪化する場合があるため、必ず説明をしてから援助を行う。

周囲への不信感が強い際には、信頼関係の構築をはかることが重要である。患者の拒絶の理由や思いをよく聴き、不安を表出できるようにかかわりをもっていく。この援助の過程において拒絶の原因を知ることが信頼関係を確立していくことへとつながる。また、同時に、病状および服薬や食事などの必要性を説明し、治療には患者自身の協力が必要であることを理解してもらうよう努力する。

拒食に対して　患者の拒食の理由にそった援助を行うことが必要である。しかし、長期にわたる拒食の場合は、栄養補助食品や持続的な輸液などにより、必要なエネルギーを摂取できるよう工夫する。

拒薬に対して　病的体験のほか病識の欠如、有害反応へのおそれ、治療者に対する不信などから生じることが多い。拒薬の原因に対して、患者が理解し納得して薬物療法に取り組むことができるよう、わかりやすい説明をする必要がある。

9 自傷

患者の特徴と問題　自傷とは、自分自身を傷つける行為のことである。自殺が目的というよりも、不安の解消や自己認識など生きるための行為であり、ストレスコーピングの1つと解釈することができる。自傷行為は依存性があり、本人はやめたいと思いながら自傷行為を断ち切れないつらさをかかえている。また、自傷行為の瞬間や痛みの記憶がないというような解離的な精神症状を呈することがある。

自傷行為を行う傾向にある人は、自分の気持ちを表現することが苦手であったり、感情が激しく動揺しやすいなど感情のコントロールが苦手であったり、他者にたすけを求めることが苦手であったりする人が多い。思春期の女性に多く、一貫して安定した自己像をもつことができないといったパーソナリティ障害の障害特性や、幻覚・妄想の精神症状から生じる場合が多い。

援助の要点　自傷行為の背景や要因について情報収集しアセスメントする。背景にはつらい気持ちや複雑な環境があることが考えられる。自傷行為を「いけない」ものだと注意するのではなく、生きるために一生懸命で肯定的な部分をみとめ、つらい気持ちを受けとめることが大切である。

看護師は、患者とともに自傷行為以外のストレスコーピングについて考えていく。また、パーソナリティ障害の障害特性として**見捨てられ不安**や**試し行為**[1]がみられるため、それに巻き込まれないようにすることが重要である。

---

1) 周囲の人が自分をどこまで思ってくれているのか、どの程度まで受けとめてくれるのか、どこまで要望にこたえてくれるのかをさぐるために、困らせてみるなど、わざと試すような行動をとること。

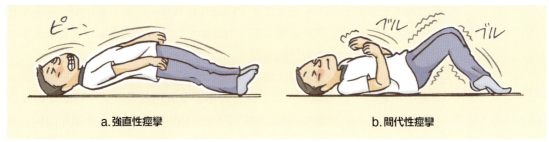

○図 5-2　全身性の痙攣の種類

10 痙攣発作

患者の特徴と問題　痙攣発作は，先天性要因，あるいは出産時の要因，脳外傷によるもの，脳腫瘍，脳動静脈奇形，脳炎などがある。また，脳の器質疾患（てんかんなど），水分の大量摂取による水中毒によるものがある。

　痙攣は全身性のものと局所性のものがある。全身性の痙攣は強直性痙攣と間代性痙攣に分かれる（○図 5-2）。時間や場所に関係なく突然おこり転倒するため，外傷の危険性が高い。

援助の要点　痙攣発作時は，外傷防止のために，立位や座位の場合は臥位にさせ，身のまわりの危険物を除去する。また，舌根沈下や誤嚥防止のために顔を横に向ける。窒息の原因になるため，舌をかみそうだからとタオルなどを口の中に入れてはならない。衣服の緊縛をといて身体をらくにさせ，痙攣発作が終わるのを待つ。

　痙攣発作を記録する際は，客観的にみた状態をありのまま時間的経過にそって記録する。①誘因（過労，過食，水分の大量摂取，過剰な光・音刺激など），②前駆症状（気分の変調，頭痛，めまい，吐きけなど）の有無，③痙攣発生時間と終了時間，④痙攣の種類，⑤意識障害の有無についての観察と記録が必要である。

　痙攣発作の予防のためには，気分の変調・頭痛・めまい・吐きけなどの前駆症状に注意をはらい，発作の誘因となる過労・過食・水分の大量摂取などを避けるよう援助する。また，長期間にわたり発作がみられる場合には，頭部を保護するための装具の工夫も必要となる。

11 パーソナリティ障害

患者の特徴と問題　パーソナリティ障害は，自己像や感情および対人関係が不安定であり，衝動性が激しいなどの特徴がある。その背景には，感情の不安定さ，衝動性・抑うつ・焦燥・不安感と激しい怒りが存在し，怒りをコントロールする力が欠如している。**自我同一性（自己同一性，アイデンティティ）**の障害をもち，「自分のなかによい自分とわるい自分がある」といったような**両価性（アンビ**

バレンツ)がある。

　患者は，相手に依存的であったり，自己中心的な言動や相手の都合を考慮できない行動をとったりするなど，しばしば対人関係上の問題が生じる。また，自殺をほのめかしたり，操作的な自殺企図や自傷行為，自己破壊的行動(浪費，性行為，物質乱用，むちゃ食いなど)を繰り返したりすることもある。その背景には，慢性的な空虚感や孤独感があり，この気持ちに耐えられなくなると自傷行為にいたる可能性が高い。一見したところ症状としてとらえられにくく，性格上の問題としてとらえられる可能性が高い。

援助の要点　援助の目的は，患者が自己破壊的行動をとらずに自分の感情に直面することができ，感情のコントロールが可能になることである。自殺企図や自傷行為などの自己破壊行為は，見捨てられることへの不安から生じる，人の関心を自分に引きつけるための行動であり，その根底には対人関係の不安定さがある。対人関係が深まる際には，見捨てられ不安が高まり，看護師を試す行為(わるい看護師とよい看護師に分けるなど)や自傷行為などが繰り返される。看護師は，一貫した態度で患者にかかわることができるよう，医療チームで情報を共有する。また，依存的傾向が強いことから，看護師は支援できる内容を明確に患者に伝えることが必要である。

家族への支援　パーソナリティ障害の患者の家族は，患者が入院したあとも緊張や葛藤，家庭内の問題が残されたままのことが多い。看護師は医師とともに家族との面接を繰り返し行い，家族が直面している問題を解決できるよう支援する。

12 依存(アルコール)

患者の特徴と問題　**依存**は，アルコールや薬物などの嗜好性のある物質の摂取や特定の行為を習慣的に行い，健康や利益を害するようになってもやめられず，それを中断すると**離脱症状**とよばれる身体的苦痛や自律神経失調，痙攣などの中枢神経系の症状がおこる状態をいう。依存物質(精神作用物質)にはさまざまなものがあるが，そのなかでもアルコールは最も頻用される物質である。

　依存は，心理的・身体的な依存，および耐性から形成される。アルコール依存の場合は，おもに次の3つの症状があらわれる。

(1) アルコール摂取の強い欲求が持続する(**心理的依存**)。
(2) 飲酒のコントロールができない，離脱症状があり離脱症状を防止するために飲酒する(**身体的依存**)。
(3) 健康問題などの原因が飲酒とわかっていながら断酒できない，アルコールの効果を得るために摂取量が増加する(**耐性**の存在)。

　大切にしていた家族・仕事・趣味よりも飲酒をはるかに優先させる状態であり，生活はアルコールに支配され，思考のゆがみや否認の傾向が高まる。

援助の要点　入院時，離脱症状の出現時とその後の援助の要点を述べる。
　①**入院時**　離脱症状，肝機能障害，低栄養，脱水，電解質のバランス異常

などをおこしている可能性が高いため，全身状態の観察とアセスメント行う。また，入院前の情報として，飲酒歴・過去の離脱症状・せん妄の既往・血液データ（血中アルコール濃度，血糖値など）を把握する。

②**離脱症状の出現時**　全身の観察を綿密に行い，安全に離脱症状を脱することができるよう援助する。この時期には，セルフケア能力が低下するため，不足しているセルフケアへの援助を行う。

③**離脱症状を脱したあと**　規則正しい生活を送ることができるように，活動と休息のバランスや栄養状態を整えるよう援助する。また，リハビリテーションへ移行できるよう，アルコール依存の病理や回復過程について学ぶ機会を設け，自分の意思で回復へ向かえるよう援助する。看護師は，患者のひとりの時間の過ごし方，酩酊状態ではないときの感情表出の方法と傾向，他者との交流のもち方などを観察し，対象者の社会性を知っていくことが重要である。

また，飲酒により生命がおびやかされ，社会生活が奪われていることを本人がどの程度実感しているかも重要なことである。「断酒しないと取り返しのつかないことになる」と実感することを「**底つき体験**」といい，「このままではだめだ，なんとかしたい」という実感をもってから回復が始まることが多い。リハビリテーション期間では，断酒会やアルコホーリクス-アノニマス®（AA）などの自助グループ（セルフヘルプグループ）への参加が有効である。

●**家族への援助**　アルコール依存症者の家族は，断酒をさせようとする一方で，たとえば会社への欠勤の連絡や器物破損のあとしまつをかわりにするなど，飲酒の失敗を尻ぬぐいして本人が問題に直面する機会を奪ってしまうことが多い。その結果，本人の依存を継続可能にしてしまう状態をイネイブリングといい，イネイブリングをする者をイネイブラーという。また，イネイブラーは依存症者の世話をすることでみずからの存在価値を見いだし，その結果，依存症者もイネイブラーに依存を深めるという**共依存**（⬀30ページ）の関係にあることが多い。

患者の入院をきっかけとして，新しい家族関係の構築をするために，家族への支援として家族の自助グループへの参加が有効である。

13 老年期精神障害

●**患者の特徴と問題**　**老年期精神障害**には，器質性のものとして**認知症**があり，機能性のものとして**老年期うつ病（初老期うつ病）**，老年期の妄想状態，老年期の神経症性障害がある。

①**認知症**　記憶力（記銘力・保持力・想起力）の低下，知的・情緒的・人格的水準の低下，自己中心的考え，計算力の低下，性格変化，失見当識（年月日・季節・場所），感情失禁，睡眠障害，夜間せん妄，失禁，幻覚，妄想，

徘徊，不潔などの症状がある。

　②**老年期うつ病**　加齢における心身の変化や社会的役割の変化に適応しきれないことが原因である。不安や焦燥感が強くなり，貧困妄想や罪業妄想を伴うことが多い。また，希死念慮が強くなり，自殺に結びつく可能性が高くなる。

援助の要点　認知症の患者は，症状が重度になっても他者との感情の交流には敏感であり，しばしば自分を情けないと思い，自尊心を傷つけられる体験をしている。みずから意思表示をすることが困難になると，その人が自分らしさを発揮できるかどうかは，周囲の人々のかかわり方によるところが大きくなる。日々のかかわりのなかでは，誤りやできないことを指摘するのではなく，患者がいまなにを思い，なにを言おうとしているのかを推察し，少しでもその人に寄り添っていくことが重要である。また，栄養状態・身体合併症などに注意をする。

家族への援助　家族は，在宅における介護でストレスが高まっていることが多い。看護師はこれまでの家族の労をねぎらいながら，家族の介護上の困りごとに目を向ける。また，ソーシャルワーカーや訪問看護を提供する看護師などと連携をはかりながら，必要な社会資源を活用できるよう支援する。

14 発達障害および二次障害

患者の特徴と問題　発達障害は，発達期に行動および情緒の特徴が顕著になる障害であり，**自閉スペクトラム症（自閉症スペクトラム障害，ASD），注意欠如・多動性障害（ADHD），学習障害（LD）**などがある。

　ASD には，①社会性の障害，②コミュニケーションの障害，③社会的イマジネーション（想像性）の障害の 3 つの特徴がある。他者に無関心である，人より物への興味が強い，コミュニケーションや言葉の発達に遅れがみられる，強い「こだわり」をもつ，次におこることを想像することがむずかしく自分なりの見通しをもつことができない，感覚刺激に過敏である，感情のコントロールができにくいなどの特徴がある。ただし，これらの特徴をすべてもつわけではなく，程度もさまざまである。

　一方，ADHD は，注意散漫と落ち着きのなさ，衝動性が特徴であり，忘れ物が多い，不注意による間違いが多い，思ったことをすぐに口に出してしまう，すぐに行動に移してしまうなどがある。しかし衝動性は大人になると徐々に落ち着いてくることが多い。LD は，知的発達に遅れはないのに，読む・聞く・話す・計算する・推論するなどの特定の能力の習得に著しい困難を示すものである。

援助の要点　発達障害の当事者本人は，その障害特性から，「自分はなんだかほかの人とは違う」「いつもなにかうまくいかない」という**生きづらさ**を感じている。この生きづらさが自己効力感や自尊心を低下させることにつながり，二次障

害(抑うつ状態，不安障害，適応障害，パニック障害)へつながる。

発達障害の障害特性を「できる・できない」「よい・わるい」としてとらえるのではなく，ASDでは**発達の凸凹**(でこぼこ)ととらえ，この凸凹を患者の個性ととらえてかかわることが大切である。またADHDではその特性への理解を深め，集中できやすい環境調整や手順・注意点などの可視化を行ったり，LDでは不得意な部分を把握し，本人に合った方法をゆっくりさぐるなどしながら，その人らしい生活を送るために，障害特性とともに生活していく方法を患者と一緒に見つけ，支援していくことが重要である。

家族への支援● 家族は，幼少期から発達の経過を心配し，「しつけができていない」「育て方を間違っていたのでは」「かかわり方がわからない」「将来が心配」など，さまざまな不安をかかえていることが多い。

家族への支援として，①心理的支援，②教育的支援がある。心理的支援としては，家族がかかえる悩みや不安などを相談できる場の提供や機関の紹介，ネットワークづくり，ほっとできる場・気持ちを共有できる場などの提供が大切になる。また，教育的支援としては，家族が発達障害児への理解を深め，対応する力を養うことができるよう勉強会を開催したり，発達障害児とその家族が地域生活を送るために活用できるような社会資源の情報を提供するなどがある。家族のニーズは，その家族のライフステージによってそれぞれ異なる。家族の現在もつ「強み」(ストレングス)をいかす，家族全体への看護介入が必要である。

多職種連携● 発達障害の障害特性は，幼児期からはっきりしだし，学童期には顕著になる。そして，小学校から高等学校あるいは大学にいたる学校生活，就労後の社会人生活に大きく影響する。社会生活を円滑にするためには，子どもと家族の成長・発達段階やニーズにそった援助が必要であり，本人や家族の援助・支援にかかわる関係職種どうしの連携がとても大切になる。

E 治療時の看護

1 薬物療法時の看護

精神疾患の治療は，薬物療法が重要な役割を担っている。精神疾患の患者は，症状の程度に差はあるものの，長期にわたる継続的な治療が必要な場合が多い。つまり，精神疾患は慢性疾患であるともいえる。慢性疾患とうまく付き合うためには服薬の継続が必要であり，服薬が継続できる生活様式を身につけることが重要である。

① 服薬の必要性を理解するための援助

病識と必要性の理解　精神疾患の患者は，疾患にもよるが，自分が病気であるという認識（**病識**）をもちにくい。そのため，服薬の必要性の理解や，服薬の継続が困難である場合が多い。

たとえば発熱は，患者自身が症状を自覚しやすい。そのため，解熱薬の服薬の必要性も理解しやすい。しかし，たとえば幻覚・妄想などの精神症状は一般的な身体症状の様態とは異なるため，患者自身がその体験を病気の症状として客観的に理解し，受け入れることが困難である場合が多い。そのため，「なぜ薬を飲まなければいけないかわからない」「薬を飲んでもかわらない」などの認識をもつことが多い。「自分は病気ではないのに無理やり薬を飲まされる」「薬を飲むとおかしくなる」などと被害的な妄想に発展したり，薬の副作用に強い不安をもったりすることもある。

家族や周囲の理解　発熱の場合は，患者の周囲の人々にも症状（発熱）を理解しやすく，症状（発熱）に伴う苦しみも共感できるだろう。しかし，幻覚・妄想などの精神症状の場合は，家族や周囲の人々が患者の示す症状を理解し，患者の経験している痛みや苦しみに共感することがむずかしい。そのため，家族や周囲の人々も服薬の必要性への認識が一般的な身体症状よりも低かったり，服薬の継続に積極的になれなかったり，副作用への強い不安をもつことが多い。

援助　看護師は，上述のような特徴を理解し，そのうえで患者が安心して服薬でき，薬の効果を実感して自分にとって必要なものであるという認識をもてるようにかかわることが大切である。

② 服薬を継続するための援助

■服薬支援の概念の変化

コンプライアンス　薬物療法においては，医師の指示どおりの服薬回数・服薬量をまもることが大切であり，患者自身が服薬を継続することが治療の継続になる。服薬回数・服薬量などの服用方法が正しくまもられていること（服薬遵守）を「コンプライアンスが良好」といい，まもられないことを「ノンコンプライアンス」と表現する。コンプライアンスは「法令や規則・ルールをまもる」という意味の言葉で，ビジネスなどさまざまな分野で用いられている。

アドヒアランス　最近では，**アドヒアランス**という，治療者と患者の相互理解を基本とした考え方が重視されてきている。患者が治療に積極的に参加し，自身の決定にそって治療を受けることで，患者が自分の病気を理解し，治療に対しても主体的にかかわることができるという考え方である。

コンコーダンス　アドヒアランスよりさらに進んで，「患者と医療者は同じチームの一員」と考える**コンコーダンス**という考え方が登場し，広がりつつある。患者と医療者のパートナーシップに基づき，両者間で情報を共有し，対等の立場で話

し合ったうえで治療(服薬も含む)を決定していくことを目ざす。

■具体的な支援方法

インフォームド●　アドヒアランスやコンコーダンスを高める援助として，薬物療法に対する
コンセント　**インフォームドコンセント**を患者自身に行うことが重要である。看護師は，患者が理解できるように向精神薬の効果と副作用(有害反応)について説明を行い，患者が自分の心身の状態の変化を家族や医療従事者に相談したり，たすけを求めたりすることができるようになることを目ざす。

薬の心理教育●　また，薬の効果や副作用以外に，患者が服薬に対して気になる点として，**薬剤の形状**がある。錠剤・液剤・粉剤・注射剤などから患者の生活スタイルに合わせて自分自身で選択できるよう，看護師は情報を提供していかなければならない。そのため，入院治療やデイケアなどの外来治療においては，薬の心理教育が行われている。

③ 副作用への看護

■代表的な副作用

　おもに統合失調症の治療に使われる抗精神病薬を例にあげると，薬物が脳内のドパミン受容体を遮断することにより，服薬中の患者に次のような全身に及ぶ副作用が出現する可能性がある。

　①**錐体外路症状**　大脳基底核の損傷によって生じる不随意運動や筋緊張異常などの総称である。

（1）**パーキンソニズム**：パーキンソン病様症状ともいう。抗精神病薬による抗ドパミン作用によって生じるパーキンソン病に類似した症状で，動作緩慢，手足のふるえ(振戦)，筋肉のこわばり(固縮)，歩行障害(こきざみ歩行，すくみ足)，仮面様顔貌，発語障害(小声)，嚥下障害などが生じる。

（2）**急性ジストニア**：服薬の初期に生じる。筋肉のひきつれにより，首が横に向いたり，舌が突出したり，眼球が上転したりする。患者は激しく動揺するが，抗コリン性パーキンソン薬の投与ですぐに改善するため，そのことを伝える。

（3）**アカシジア（静座不能症）**：軽い場合は，落ち着きがなくなる程度だが，中等度になると，体がむずむずして1か所にとどまることができなくなる。不眠の原因にもなる。精神症状の悪化と間違われることがあり，注意が必要である。

（4）**アキネジア（無動症）**：運動不能症などともいう。運動や行動が極端に鈍くなり，陰性症状や抑うつと間違われやすいため，注意が必要である。

（5）**遅発性ジスキネジア**：数か月から数年の服薬によって生じる，口唇・下顎・舌などのゆっくりとした不随意運動であり，四肢体幹などに拡

大することもある。投与期間が長いほど発生するリスクが高くなる難治性の有害作用で，高齢者に多い。

②**悪性症候群**　すぐに適切な治療が行われないと死にいたることもある重篤な有害反応である。38℃以上の高熱，筋のこわばり（筋強剛・筋固縮），振戦，意識障害，頻脈，発汗，唾液分泌過多（流涎^{りゅうぜん}）などが出現し，血液検査では白血球・クレアチンキナーゼ（CK）・ミオグロブリンの上昇がみられる。悪性症候群がみられたら，すぐに服薬を中止し，ダントロレンナトリウム水和物などを投与する。早期発見が治療のカギとなる。

③**抗コリン症状**　抗うつ薬や抗精神病薬の抗コリン作用による副作用で，消化管活動の低下，消化液の分泌低下，膀胱収縮の抑制などが生じる。
(1) **口渇**：唾液分泌の減少により喉が渇く。これにより患者が1日に大量に水を飲むことで水中毒になることがあり，注意が必要である。
(2) **便秘・排尿障害**：ひどい場合はイレウスや尿閉に発展するため，注意が必要である。

④**その他**　下記のようなさまざまな有害反応が生じる可能性がある。
(1) **循環器症状**：血圧低下・頻脈・心電図異常など。起立性低血圧に注意が必要である。
(2) **過鎮静**：眠けやぼんやりするなどの意識の低下，倦怠感である。
(3) **代謝障害**：体重増加・メタボリックシンドローム・脂質異常症・糖尿病など。とくに非定型抗精神病薬に生じやすい。
(4) **ホルモン分泌異常**：高プロラクチン血症による女性化乳房と乳汁分泌
(5) **性機能障害**：勃起不全や月経障害
(6) **その他**：肝機能障害，嚥下障害など

これ以外に，飲水行動をコントロールできずに大量の水分を摂取する**多飲症（多飲水）**，その結果，脳浮腫が生じて意識障害や痙攣などのさまざまな精神・神経症状が生じる**水中毒**などがあるが，これらは薬物の有害反応であるかどうかはまだ判明していない。

■副作用への援助

患者には，服薬するにあたり，どの時期にどのような効果と副作用がおこりやすいか，事前に具体的に説明をしておく。そうすることにより，副作用が出現した際に，患者が不必要な不安や心配をいだくことが少なくなり，あわてずに看護師や医師に相談することができる。

患者によっては，副作用を自覚しているものの，的確に表現できない場合がある。患者の示す表現と患者の要求は必ずしも一致していないことをふまえて，綿密な観察を行う。患者の訴えや行動の変化が，副作用の重要な情報となる。

たとえば副作用の影響が，日常生活場面における誤飲・誤嚥というかたち

であらわれることも多い。服薬後の患者の様子や症状などの変化を十分に観察することが大切である。

4 確実な服薬実施のための援助

看護師は、薬物療法の効果を保つため、確実な服薬を実施しなければならない。

服薬の中断・拒否時の看護 服薬の中断や拒否の背景として、飲み忘れ、飲む気力がない、病識がない、薬の必要性についての理解不足、「毒が入っている」などの妄想、経済的要因、副作用に対する不安感、副作用の日常生活への影響など、さまざまな要因があげられる。

看護師は、患者が服薬を中断・拒否する場合、理由が必ずあることを理解しておく必要がある。患者が服薬を継続できるよう、患者の薬剤に対する思いを聞き、患者の生活スタイルに合わせた服薬指導を行い、セルフケアを獲得できるように支援する。

誤薬の防止 誤薬とは、医師の指示から患者に薬剤を投与するまでのプロセスのいずれかにおいて発生する、与薬に関する過誤をいう。

精神科で使用する薬のなかには、中枢神経系に強力な作用をもつものがあり、用法・用量をまもらなければ重篤な中毒や副作用を引きおこす可能性がある。投与量の誤りや患者の取り違え、あるいは患者自身による不適切な服用などがおこらないようにしなければならない。看護師は患者を与薬に関する事故からまもるために、与薬マニュアルを遵守して確実な手順で与薬することが必要である。患者については、薬の遺失（廊下などに落ちていることもある）、薬包内の飲み残し、他者への譲渡、内服後にかくれて薬を吐き出すなど、さまざまなことがおこりうるので、そのようなことがおこらないようチームで情報を共有しながら確実な与薬を行っていく。

「麻薬及び向精神薬取締法」の対象薬の管理 また「麻薬及び向精神薬取締法」の対象となる向精神薬は乱用の危険性があり、医療従事者が常時いる場所以外では、麻薬・毒物・劇物とは別の場所に鍵をかけて保管しなければならない。また、一定の量以上の滅失・盗取・所在不明その他の事故が生じたときは、都道府県知事への届出が必要であるなど、厳重な管理が必要であり、遺失・他者への譲渡などの事故がおこらないようにしなければならない。

2 精神療法時の看護

1 一般的な精神療法時の看護

精神療法とは 精神療法とは、治療者が心理的な手段を用いて患者の心理的側面にはたらきかける治療である。精神療法にはさまざまなものがあるが、患者をひとりの人間として尊重し、その訴えを傾聴するような支持的なかかわりが基本である。

患者は，治療者にみずからの思いをすなおに話すことで，いままで気づかなかった自分の心のありように気づくことができる。治療者は，患者がかかえる心の問題を見つけ出し，患者とともにその解決方法を発見する。それにより患者は自分の問題を客観的に見直し，自身の不安に前向きに向き合うことで，不安を感じても，いたずらにそれを増幅させなくなり，しだいに心の問題を自分で解決できるようになる。

治療過程における注意点　精神療法で，患者は自分の心の問題に直面する。その過程において，患者は悲観的になったり誤ったものの見方をしたり，自分自身や家族の問題が再燃したりすることがある。これを治療過程における**抵抗**とよぶ。「治りたい気持ち」はあるものの，同時に過去の自分のへの愛着から「治りたくない気持ち」も内在し，それがジレンマとなり，新しい自分を受け入れることへのとまどいとなって表現される。

この過程にある患者は，イライラしたり，怒りをぶつけたり，自分を傷つけたり，乱暴なふるまいをしたり，甘えるなどの極端な行動をしたりすることがある。こうした行動は，身近にいる看護師に**攻撃**や**依存**としてあらわれる場合が多い。そのような患者の行動に看護師はとまどい，患者に陰性感情をもつこともある。

患者の支持とチームでの支え　看護師は，このような患者の心理状態を十分に理解したうえで，治療の継続を支持していくことが大切である。同時に看護師も自分自身に生じている陰性感情や，そのときどきにいだいた自分の感情について**洞察**する必要がある。治療的な援助を継続するためには，定期的にカンファレンスを開催し，患者の変化や看護師の感情の変化を医療チームのなかで情報共有し，チームで患者を支持することが重要である。医療チームで看護師自身の感情を支えることにより，看護師がゆとりをもって患者に向き合うことができ，患者の理解を一層深められることにつながる。

❷ 認知行動療法（CBT）時の看護

認知行動療法とは　認知行動療法（CBT）とは，「現実の受け取り方」や「ものの見方」などの認知と行動にはたらきかけて情緒や思考，行動を自分自身でコントロールする力をつけることで，患者の社会生活上のさまざまな問題を解決していく治療法である。

統合失調症・うつ病・パーソナリティ障害・アルコール依存など，さまざまな疾患が対象となる。「どうせ私なんて」（根拠のない決めつけ），「〜すべき」（すべき思考），「どうしてするのか」（全か無か思考），「過大評価」「過小評価」などの認知のゆがみにはたらきかけ，それを変容していく。

看護師の役割　認知行動療法は，患者自身が自分で解決できる力を身につけていくものであり，看護師には患者を支える役割が求められる。認知行動療法は，とくに面接というかたちをとらなくても，患者の日常生活にそって練習することが

できる特徴がある。看護師は，患者の特徴的な否定的思考や禁止思考から，患者自身が肯定的な面を見つけることができるようかかわることが重要である。また，患者と看護師の間に信頼関係が構築されていると，治療の効果が高いといわれている。

③ 社会生活技能訓練（SST）時の看護

社会生活技能訓練（SST）は，患者の対人行動の障害の原因を社会（生活）技能の欠如としてとらえ，不適切な行動を修正し，必要な社会技能を習得することを目的とした治療法である。

SSTは，4～12人の患者が参加する集団精神療法である。患者と医療者も含んだ集団で行われるため，協同関係の構築が求められる。参加者を批判せずに受け入れることや，訓練での学びを生活場面で実践することが求められる。

④ 作業療法時の看護

精神科における作業療法とは，作業（食事や入浴，仕事，遊びなど）を用いて生活に必要な機能や能力を高めたり，障害がありながらも生活しやすいように環境を整えたりする治療法である。「作業」という言葉から内職的な作業や労働をイメージし敬遠する患者も多いため，作業療法と一般の作業の意味が異なるという点について十分に説明をする。

作業療法の目的は，精神活動の活性化，日常生活の自立，社会適応や就労能力の改善などがあり，1人ひとりその目的は異なる。作業療法の効果を得るためには，患者自身がその目的を理解することが大切である。

患者は，作業療法を通じて必要な技術を学習し・習得したり，つらさや苦しみを少なくしたり，生きている喜びを見つけたりしている。それを看護師と一緒にふり返り，話し合うことによって，変化している自分自身に気づき，励まされ，成長しつづけることができる。

⑤ レクリエーション療法時の看護

●レクリエーション療法とは
レクリエーション療法は，遠足・スポーツ・ゲーム・歌などの楽しむことに重点をおいた活動を通じて，社会性や生活機能の向上，心理的な治療効果をねらう治療法である。

レクリエーションには，「楽しい」という感情や，他者が楽しんでいる姿を見て「うれしい」という感情の発生により，対人関係の緊張をやわらげる効果がある。また，他者との一体感や連帯感が生まれることで，孤独感をやわらげる。こうした体験により，自分の役割を見いだせたり，今後の生活への意欲を高めたりする効果を期待する。

●看護師の役割
レクリエーション療法では，患者の自立や自己決定を促すかかわりが大切になる。看護師や医療従事者が一方的にレクリエーションの企画をするので

はなく，患者たちと企画の段階から相談して進めていくことが望ましい。

　レクリエーション中は，患者の参加の仕方，他者とのかかわり方などを注意深く観察し，患者の不足している部分に介入する。たとえば，他者の輪の中になかなか入ることができない，他者と協力してレクリエーションを進めることができないなどがあれば，可能な限り見まもる姿勢を保ちつつ，最小限の介入を行う。

F 精神科リハビリテーションと看護

1 障害とはなにか

ICIDHとICF　心の病を精神疾患とよぶ場合と精神障害とよぶ場合の両者があり，明確な区分はむずかしいと第2章で述べた（◎40ページ）。これは「疾患」と「障害」のどちらの面を中心にとらえるかの違いである。では，「障害」とはなんだろうか。

　障害は，WHOが1980年に国際疾病分類（ICD）の補助として発表した**国際障害分類（ICIDH）**により，疾病によっておこる「機能障害」とそれによる「能力障害」「社会的不利」とはじめて位置づけられた。これは障害をもったことで「なにができなくなるか」という視点からの理解であった。その後，2001年にICIDHは**国際生活機能分類（ICF）**に改訂され，障害は「健康状態」と位置づけられた。これまでの能力障害は「活動」，社会的不利は「参加」という肯定的な表現に変更され，「できないこと」より「できること」に視点があてられるようになった（◎図5-3）。これにより，障害はその人の個性であるという認識が，福祉の分野だけでなく病院などの医療現場にも徐々に

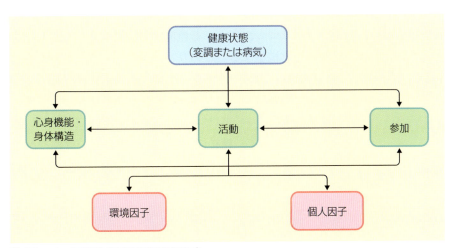

◎図5-3　国際生活機能分類（ICF）

浸透し，患者へのアプローチの仕方や目標が変化してきている。

2 リハビリテーションとはなにか

概念と目的　リハビリテーション rehabilitation という概念は，ICIDH の障害の概念を基盤としたものである。リハビリテーションといえば，医療・介護の現場で行われる運動機能や生活機能の回復のための治療というイメージがある。しかしリハビリテーションの語源は，ラテン語の「re（再び）」「habilis（適した）」であり，リハビリテーションとは運動機能や生活機能に限らず「なんらかの理由で失った能力・機能を回復する」という意味である。また，リハビリテーションには権利を回復するという意味も含まれる。ただし，この場合の回復は「完全にもとの状態に戻すこと」ではない。その人が希望し，かつその人の状態に適した最善の生活に近づけることである。

ノーマライゼーション　ノーマライゼーション normalization は，障害者は特別なニーズをもつ人々ではなく，当然にほかの障害をもたない人々と同じニーズをもつ人々であり，障害のためにそのニーズの実現が困難な状況におかれているという考え方にたち，障害者がニーズを実現できる，つまりノーマルな（ふつうの）生活を実現できるように社会そのものをかえていこうという考え方である。1982 年の国連総会においてノーマライゼーションの理念を反映した「国際障害者年行動計画」が採択され，以後，各国で障害者の社会生活の保障と参加の推進に向けた施策が進められている。わが国では「障害者基本法」，および 1995（平成 7）年に策定された「**障害者プラン～ノーマライゼーション 7 ヵ年計画戦略～**」にこの理念が盛り込まれている。

3 精神科リハビリテーションの目的

精神科リハビリテーションは，精神症状から生じる「**生活のしづらさ**」を改善し，安定した日常生活を送れることを目的に行う。単に社会復帰や機能訓練を行うだけではなく，社会参加や社会生活の向上を目標にする。機能回復をはかりつつ，残存する機能をいかして新たな能力を獲得し，**その人らしい生活**を再構築する。このリハビリテーションの考え方は今日，入院患者だけではなく，地域で生活する対象者にも広がっている。

近年，精神科リハビリテーションの実践において重要となる考え方に，第 2 章で述べたストレングスとリカバリーがある。その人のストレングス（強み）に焦点をあて，精神障害をもつ人が自分の課題や問題に立ち向かうために使うことができるよう支援する**ストレングスモデル**の視点にたち，その人のリカバリー（回復）を目ざす。リカバリーは，単に精神症状がよくなることだけの回復ではなく，その人が精神障害によって失ったものを回復し，人生の新しい意味と目的をつくり出すという回復である。リカバリーはつねに順調に進んでいくものではない。リカバリーを進めるためには多方面からの支

援が必要であり，医療・福祉・教育など関係する多職種の連携が重要になる。

4 精神科リハビリテーション看護

1 短期入院患者のリハビリテーション看護

　入院治療の目標は，社会生活ができる状態に戻ることにある。そのためには，入院早期からリハビリテーションを開始することが重要である。

リハビリテーションの導入　入院初期は多くの場合，患者の精神症状が著しく，心身の安静を保つことが優先される。この時期，看護師は患者の心身の状態を観察し，ケアを通じてリハビリテーションの導入時期を見きわめていく。患者は，入院直前まで生活者として社会生活を送っていたのであり，その社会生活における患者のストレングスに着目し，退院後の生活を見こして段階的にリハビリテーションを進めていく。

看護師の役割　入院早期から患者の社会生活を視野に入れたリハビリテーション援助を行うにあたっては，看護師自身がリハビリテーションの方法，疾患や障害特性，社会資源の知識を得ておかなければならない。また看護師には，他職種と患者の情報共有を綿密に行い，多職種間のコーディネーターの役割を果たすなど，多職種連携の中心となることが求められている。

2 長期入院患者のリハビリテーション看護

　精神科の長期入院患者は，精神疾患の再発を繰り返しながら慢性化をたどる場合が多い。このような患者を支援するためには，精神疾患の治癒を目標とする「**医療モデル**」の視点からだけではなく，患者の生活・人生の質（QOL）の向上を目ざす「**生活モデル**」の視点から看護を展開していくことが求められる。リハビリテーションは，患者の日常生活を支援するための多面的なアプローチであり，看護師の長期入院患者への継続的なはたらきかけが重要である。

■退院促進の支援

　長期入院の1つの要因に，**社会的入院**があげられる。社会的入院とは，医学的には入院の必要がすでになくなっているが，退院先がないなどの事情で入院している状態をいう。精神症状は落ち着き，地域や家族の受け入れが可能であれば退院可能であるが，患者の担い手や受け入れ先がないために入院を余儀なくされている精神科の入院患者は多い。

　入院生活が長期に及ぶと，それだけ社会生活から遠ざかることになる。入院生活では，看護師（医療従事者）に管理された生活が主となり，患者みずからの自己決定のもとに日常生活を送る機会が少なくなる。また，無気力・感情鈍麻・情緒不安定・依存性などの傾向が強くなる。この状態を**施設症**（ホ

スピタリズム）という。

他職種と連携しながら退院先を見つけ，継続的なはたらきかけによって退院が実現できるよう，看護師が積極的な役割を果たしていく必要がある。

■看護師の役割

①**日常生活の「自立」をめざしたアプローチ**　リハビリテーションでは，特定の機能の回復や日常生活動作（ADL）の向上だけを目標とするのではなく，患者のQOLの向上を目標にする。患者を生活者としてとらえ，患者の「自立」に向けた支援を考える必要がある。「自立」とは，必ずしも生活のすべてを自分で行うという意味ではない。看護師などの援助を受けながら行うことも含めた意味と考える。実際，福祉サービスなどを使えば，地域でも援助を受けながら単身生活を行うこともできる。たとえば買い物でいえば，いままで看護師にまかされていた品物の選択を患者自身で行うことができるようになれば，それだけでも買い物に関連する患者のQOLは向上したといえる。

②**人間性の回復をめざしたアプローチ**　施設症予防のためには，病棟の規則の量や制限の内容について検討を行う必要がある。患者の日常生活を管理しすぎると患者の意欲を低下させるだけでなく，患者の権利を奪う危険性もはらむ。生活者としての患者のストレングスに着目し，患者が自分の人生を取り戻すリカバリーが実現できるよう，個別的なアプローチが重要である。

③**退院に向けたアプローチ**　患者が長期入院にいたった原因，これまでの取り組みが退院に結びつかなかった要因について医療チームであらためて分析し，検討を行っていくことが重要である。看護師にはとくに，患者の希望を尊重し，患者が退院への意欲をもてるような援助が求められる。

❸ 地域における精神科リハビリテーション

地域における精神科リハビリテーションの目的は，ノーマライゼーションの理念にのっとり，当事者が地域で自分らしい生活を送ることができるような環境をつくることにある。そのため，医療機関に限らず，さまざま社会資源を活用しながら地域ケアを展開することが重要であり，精神障害者の地域生活を総合的に支える精神障害者ケアマネジメントの取り組みに大きな期待がよせられている。

地域における精神科リハビリテーションを進めるため，さまざまな法律・制度の整備が行われているが，そのような状況のなかで重要なのは，対象者にかかわる関係職種間の連携であり，とくにデイケアや訪問看護が担う役割が大きい。

G 入院中の患者の看護

看護師の役割 入院患者の病態や症状，背景，入院した経緯はさまざまであり，看護師には患者の個別性に応じた看護が求められる。第1章（●9ページ）で述べたとおり，患者はさまざまな葛藤によって精神疾患を発症し，精神症状に苦しみ入院にいたったのである。看護師は，患者が安心できる環境を提供し，十分な休息をはかりながら，徐々に地域生活に戻るための援助を行う。また，患者の権利の擁護者であることも，看護師の重要な役割である。

1 精神科病棟特有の看護

1 日常生活自立のための援助

　幻聴や妄想に支配されている時期は，ふつうならあたり前に行えるはずの食事・排泄・清潔の保持ができないことがある。このような患者に対しては，身のまわりの整理をはじめとした必要な日常生活行動を，できる限り患者とともに計画しながら実施していくことで患者の QOL の拡大をはかる。

　日常生活の援助には根気強さが求められる。患者のペースを知り，そのペースに合わせ，しかも患者の生活能力の向上の手だすけにならなければならない。入院中の日常生活の自立が確立してくれば，おのずと主体的な行動が広がり，ほかの患者とのかかわりやさまざまな興味・関心が増えてくる。入院生活への適応が順調に進めば，その後は病棟外，さらには院外へと活動が広がっていく。

2 私物の管理

　入院初期などの混乱状態にある時期は，患者の記憶がはっきりしないことも多い。そのため，その時期に患者と一緒に持ち物を確認しても，あとでトラブルになることがある。それを避けるため，私物の持ち込み品を記録（私物台帳）に残す場合が多い。私物台帳に記載するときには，患者だけではなく家族にも同席してもらうとよい。また，病棟で私物を預かったり，必要のない物は家族に持ち帰ってもらったりして，なるべく持ち込みを最小限にすることも1つの方法である。ただし，私物は患者にとって大切なものであることから，どんなものであっても看護師のかってな判断で捨てたりしてはならない。

3 日用品の購入・金銭の管理

　前述のとおり，看護師や病院職員が代理行為として日用品を購入したり日用品購入費などの金銭を管理することがある。物品の購入は，必ず患者の意

向を十分に確認し，了解を得てから行う。とくに金銭の取り扱いには注意する必要がある。たとえば，患者が考えている預かり金の残額と実際の残額とに相違が生じてトラブルになることもある。物品購入後そのつど残額を患者と一緒に確認するなどの工夫が必要である。

金銭管理能力の低い患者の金銭管理を，病院で行う場合もある。その場合は使途不明金を生じさせないため，金銭管理の権限が1人の職員に集中しないような体制をつくり，病院全体で不正の予防に努める必要がある。

4 外出・外泊

外出や**外泊**は，治療の一環として，精神症状の好転とともに段階的に行われる。一般的には，はじめは家族の付き添いのもとで自宅に帰ったり，買い物や食事に出かけたりすることから始まり，段階をふみながら1人での外出や家族の送迎なしの外泊に切りかえていく。

早く退院したいという気持ちのあせりから，患者ががんばりすぎたり気負ったりしてしまい，精神状態が悪化する場合もあるので注意が必要である。

患者の外出や外泊は，家族にとっても緊張や不安が高まる行動である。とくに入院前に攻撃的であった患者の家族ほど，緊張や不安は強い。しかし，外出や外泊は家族関係の修復・調整をはかる機会であり，社会復帰の第一歩でもある。患者・家族の双方が安心できるよう，患者・家族の外出・外泊への思いを引き出したり，一緒に実施後のふり返りをしたりするなど，患者・家族が安心して外出・外泊できるように環境を調整することが大切である。

2 入院中のリスクマネジメント

1 転倒・転落

精神科病院には，病院が生活の場になっている長期入院患者が多く，高齢患者の割合も高い。そのため，転倒による骨折や打撲が生じやすいので注意が必要である。また向精神薬の副作用とみられるふらつきや，肥満が原因と考えられる転倒もある。

転倒予防のためには，日ごろから転倒リスクのアセスメントを行い，転倒が予測される患者を把握しておくことが大切である。また精神科病棟では，睡眠薬を使用している患者が多いため，夜間のトイレ時に転倒する危険性が高く，転倒防止対策が必要である。

看護師間で転倒につながる要因・原因を話し合い，障害物の撤去や段差の確認などの環境整備を行って，患者の安全を確保する。

2 生活習慣病

精神疾患の患者には，意欲の低下，身体への関心の低さ，日常生活行動に

おける自己管理能力の低さなどがよくみられる。また向精神薬の副作用に，口渇・高血糖・食欲亢進・体重増加などがある。これらの影響から，肥満・脂質異常症・糖尿病・循環器系の身体合併症などの生活習慣病がおこりやすい。

とくに，炭酸飲料や果汁ジュース，スポーツドリンクなどの甘い飲料水を好んで大量に飲んだり，スナック菓子や甘いお菓子をたくさん摂取する患者は多く，その結果，肥満やメタボリックシンドロームになる患者が多い。肥満により身体維持に無理がかかり，少し転んだだけで骨折して動けなくなってしまう患者もいるほどである。

看護師は，患者の体重管理を行い，食事量，嗜好品の摂取状況，活動量を観察し肥満防止に努めなければならない。今後の精神医療において生活習慣病予防は重要な課題であり，看護師が積極的に取り組む必要がある。

❸ 自殺

入院患者の自殺リスクの要因には，①自殺願望や希死念慮の存在，②うつ病の回復期，③入院直後や転棟の前後，④主治医や担当看護師の交代などの環境変化などがある。患者は自殺企図の前に，看護師になんらかのメッセージを送っていることが多い。看護師はそのメッセージを受けとめ，患者とのかかわりのなかから自殺の兆候を察知することが重要であり，綿密な注意力や観察力が求められる。

自殺の兆候を察した際には，看護師どうしの連携をはかり，自殺を未然に防ぐ手だてを講じなければならない。希死念慮がある患者には，はかり知れない葛藤や苦しみがあり，自殺を防ぐことは容易ではない。しかし，その要因を少しでも取り除くように努め，環境を整備し，日々の看護を通じて自殺を防ぐことが重要である。

❹ 外出・外泊で発生する問題

外出・外泊時には，事前に患者の言動に細心の注意をはらい，離院などの事故が発生するおそれがないか観察する。家族・同行者に患者の状態を十分に説明し，服薬時間や帰院時間を確認することが大切である。帰院後は，外出の状況や自宅での生活状況を確認し，今後の看護に役だてる必要がある。また，外出・外泊前に患者の状態がよくないと判断した際には，無理をせず中止することも検討する。

外出・外泊中は，薬を飲み忘れたり，指示と異なる時間に服薬したりするなど，服薬に関する問題が発生することが多い。外出・外泊前に患者に十分確認し，家族や同行者などへ説明を行い，外出・外泊後は服薬状況を確認することが必要である。

外出・外泊後，患者が酒類やライターなどの危険物を病棟に持ち込むことがある。患者の人権尊重や倫理的配慮の観点から所持品検査には限界がある

ため，対応のむずかしい問題であるが，患者の安全のために対策を講じなければならない。

5 離院

　離院とは，精神科の入院患者の無断外出・外泊をいい，精神科特有の事故である。精神科は強制医療の側面をもつため，ほかの診療科病棟とは無断外出・外泊の意味が本質的に異なる。医療保護入院や措置入院の患者は，「自分は病気ではないのに入院させられた」と思う患者が多く，とくに入院直後に離院が発生しやすい。措置入院の患者が離院した場合は，ただちに警察署・関係機関・家族などに連絡をとりながら対策を講じる必要がある。

　離院を防止するためには，患者の状態（病識の有無）や施設の管理状況にたえず気を配ることが大切である。閉鎖病棟では施錠の確認が重要であり，すべての職員がその重要性を認識する必要がある。開錠してなにかの作業を行う際は，電話の呼び出しや患者からの声かけなどによって注意力が散漫にならないようにする。

　病識のない患者が離院を企図する場合，ふだんの言動から察知可能なこともある。そのためにも，日ごろから患者とコミュニケーションをとり，注意深く観察をしなければならない。

6 隔離・身体的拘束

　隔離・身体的拘束は，自殺企図・暴力・自傷などが切迫している状態のときに実施されるため，重大な事故につながる可能性が高い。隔離中に多い事故は，隔離室・保護室へのマッチやライターなどの持ち込みによる火災である。たとえば喫煙介助をした看護師が，ほかの看護師や患者に呼ばれてその場を離れてしまう，マッチやライターを床頭台の中に入れたまま回収を忘れてしまうなどの置き忘れが原因となることが多い。

　身体的拘束中に多い事故は，抑制帯（拘束帯）に関連した事故である。身体的拘束時の手技について，日ごろから指導を受けたり，勉強会を開催したりして，看護師全員が安全に拘束を実施できるようにしておくことが必要である。

　隔離・身体的拘束という，患者の自由を制限した状況下での事故は，刑事事件に発展するものであり，当事者の責任だけではすまされない。実際に隔離・身体的拘束時の看護場面ではインシデント報告も多い。実施者は看護手順を確認し，責任の所在を明確にして，事故をまねくようなミスをしないよう細心の注意をはらう必要がある。

　なお，安全に配慮するあまり過剰に隔離室を使用したり，看護師不足を理由に隔離・身体的拘束をしたりすることは許されない。人権に配慮し，**隔離・身体的拘束は最小限**とし，安全に留意しなければならない。

3 経過に応じた看護の実際

統合失調症などの精神疾患も経過があり,それぞれの時期に合わせ,一般的に必要とされる援助がある。患者は入院後,どのような過程を経るか,それぞれの段階で看護はどのようにかかわるか,そのほんの一例を,次のAさんの事例をもとにみていく。

1 急性期の看護の実際

> 【事例】 Aさんの急性期
> Aさん,40歳男性。統合失調症を発症してから20年間,入退院を繰り返している。70代の両親と3人暮らし。同胞3人中の第1子。他のきょうだいは結婚をして県外に住んでいる。もの静かであるが,がんこな面もある。幼少期から人との付き合いは積極的ではなかった。2年前に退院をして,デイケアや地域活動支援センターを利用しながら社会生活を送っていた。お寺めぐりが好きで,全国のお寺を訪れていた。
> 2週間前にデイケアのメンバーとトラブルがあり,そのことが気になって眠れなくなっていた。デイケアにも行くのも躊躇しだして,1週間前からは自室に引きこもるようになった。食事もとらなくなり,1日中ブツブツとひとりごとを言うようになった。昨日の夜に突然部屋から飛び出し,「俺がわるいんじゃない! のぞくのをやめろ!」と隣家に包丁を持ってどなり込みに行ったが,警察官の介入で落ち着きを取り戻した。翌日,両親と一緒にかかりつけの精神科病院を受診し,精神保健指定医の診察の結果,両親の同意のもと医療保護入院となった。Aさんは「俺はわるくない! 俺はわるくない!」と言いつづけ,最後まで入院を拒否していた。
> 入院直後は,独語が著しく,壁に向かって大声で「やめろ!」「俺はわるくないんだ!」と叫んでいた。食事の時間になっても自室から出てこず,看護師が食事のセッティングをするが,摂取せずにたえず周囲をうかがうような様子である。また,夜間も眠れず,看護師が睡眠薬の服用をすすめるが,拒否をしていた。

■症状・状態の特徴

急性期の患者はAさんのように妄想や幻聴などの陽性症状が顕著であり,精神運動興奮をきたし混乱している場合が多い。また,自分や他者を傷つけたり,器物を破損したりする自傷他害行為にいたる場合もある。幻覚や妄想のある患者は,恐怖感・不安感・絶望感など,とてもつらい思いをしている。そして,入院直前は,これらの精神症状の影響により,服薬中断,栄養の不足,清潔の欠如,睡眠障害など日常生活がとても乱れている場合が多い。

また,入院をする際には,「自分は病気でない」「入院する必要はない」と訴え,入院を拒否することが多い。自分の意思による入院治療の開始となることは少なく,医療保護入院や措置入院となる場合が多い。

観察● 急性期は,精神機能の低下と身体機能の低下が同時におきている状態であ

る。看護師は，これらの機能の低下がセルフケア能力にどのような影響を与えているのかを観察し，患者の状態を適切にとらえなければならない。

■援助の実際
1 入院時のオリエンテーション

入院時は，治療が開始されると同時に，患者と看護師が出会う場でもある。入院は患者にとって日常生活が一変し，経済的にも大きな負担になるできごとである。患者が少しでも安心して入院生活を開始することができるよう，入院生活についてわかりやすく説明する。病棟の1日のスケジュールや週間スケジュール，浴室や食堂およびトイレの場所，入院生活の約束ごとについて，パンフレットなどを用いてわかりやすく説明する。

2 環境の整備

精神科病棟では，集団的な管理が優先されがちであり，患者個人の空間が狭いなど，必ずしもプライバシーが保たれているとは限らない。しかし，入院生活を送る患者にとって，居住空間の快適性（アメニティ）は，気持ちの安定につながるものであり，QOLを高め1日も早い退院へ向かうために大切な要因である。

とくに，幻覚・妄想などの精神症状が著しい急性期の患者は，音や光，人の気配などから刺激を受けやすい。症状に応じて個室を使用したり，安心できる場所を提供したりするなど，物的環境を整備することも大切である。また，精神症状が著しい際は自傷他害のおそれが高いため，頻回に訪室し，患者の気持ちをしっかり聴いて受けとめ，精神的安定をはかる。

Column

精神科救急

日本精神科救急学会は，精神疾患によって自他への不利益が差し迫っている状況を「精神科救急状態」と定義している[*1]。

精神科救急医療の対象は，精神疾患により現実検討能力が低下しており，改善のために急速な介入が必要である者である。また，不安感や焦燥感が強い，向精神薬による副作用が急に出現しているなど，早急に治療が必要であると判断された者である。幻覚・妄想，暴力，易刺激性，易怒性，躁状態，抑うつ状態などからくる自傷他害の危険性の回避，および精神症状の鎮静と緩和を目的に，専門的な看護実践が求められる。

「精神保健福祉法」の2010（平成22）年の改正で，都道府県に対する精神科救急医療体制の整備の努力義務が盛り込まれた（第19条の11）。これ以降，精神疾患により緊急な医療を必要とする人への精神科救急医療体制を確保するため，精神科救急医療体制が全国で整備されてきている。

*1：日本精神科救急学会監修，平田豊明・杉山直也編：精神科救急医療ガイドライン2015年版，日本精神科救急学会，p.3，2015による。

3 セルフケアへの援助

　Aさんの場合，前回の退院後2年間は社会資源を活用しながら社会生活を送ることができていた。このことから，セルフケア能力が高かったことが推察できる。しかし，入院時は，対人関係のストレスによる精神症状の悪化から精神機能が低下し，それがAさんのセルフケア能力に影響を与えている状態である。

　よって，急性期の援助としては，Aさんのストレスを減らし，確実な服薬によって精神症状が安定するのを待ちながら，Aさんの不足しているセルフケア部分に介入することが求められる。セルフケアの向上を目ざすことを目標にするのではなく，まずは看護師のかかわりによりニードの充足ができることを目標にして看護介入を行う。

　この時期は，患者の休息・安心感を最優先する時期であるが，精神症状が活発なため，自分では休息をとることができない場合が多い。そのため，Aさんが十分な休息をとることができるような看護介入が必要となる。

4 家族への支援

　入院に不安をいだくのは家族も同様である。入院後の患者の状況を家族にていねいに説明して，少しでも不安を取り除くように努め，家族と信頼関係を築くことが重要である。

　また，患者から暴力・暴言などを受けてきた家族の場合は，疲弊しきっていることが多い。家族にねぎらいの言葉をかけ，十分に休息できるようにはたらきかける。Aさんの場合のように隣家など近所の住民も巻き込んでいる場合は，Aさんの退院後の生活の環境調整を行うためにも，近隣住民へのなんらかの手当てが必要であり，それに向けて家族を支援する。

❷ 消耗期（休息期）の看護の実際

■症状・状態の特徴

　精神症状が著しく心身ともにエネルギーの消耗が激しい急性期をこえると，感情の起伏が平板化したり，意欲が低下したりする状態に移行する。この時期を消耗期（休息期）という。急性期で消耗したエネルギーをためる，とても重要な時期であり，十分な休息が必要となる。

> 【事例】　Aさんの消耗期（休息期）
> 　Aさんは，入院2週間が経過すると，だんだんと独語が少なくなり，周囲を警戒するような様子も少なくなってきた。看護師の問いかけに対して，無表情であるがおだやかに答えることができてきた。食事・洗面・更衣・入浴は，看護師が促すと，ゆっくりとしたペースで行うことができたが，みずから行う様子はなかった。薬物療法の拒否はなく，看護師に促され服用できている。夜間はときどき中途覚醒があるが，追加の睡眠薬を服用すると，朝までよく眠れるようになっていった。ほかの患者との交流はなく，1日の大半を自室で過ごしていた。

■援助の実際
■1 環境の整備

　この時期にある患者は，休息を十分とることが第一の目標となる。看護師は，患者の精神状態を見きわめながら，個室を使用したりデイルームや食堂から離れた部屋を使用したりするなど，患者が十分に休息できるように環境を整備する。精神症状は一見すると落ち着いたかにみえるが，再燃しやすい時期であるため，できればナースステーションに近い部屋が望ましい。

　患者が安心して休息できる環境をつくるためにも，患者に寄り添い，あたたかい態度で接することが必要である。

■2 セルフケアへの援助

　消耗期（休息期）は休息が第一の目標であるため，急性期同様に患者の不足しているセルフケア部分に看護師が介入してニードの充足をはかる時期であり，セルフケアの拡大よりも患者との援助関係の構築を重視する。身体的ケアや空間・時間の共有により，患者との心の交流をはかる。

　患者の意欲は低下していても，精神症状が落ち着くにしたがって，しだいにセルフケアの範囲が拡大していく時期でもある。患者に無理をさせないように気をつけながら，身のまわりの整理などの日常生活に必要なセルフケア行動を患者と計画し実行していく。

3 回復期の看護の実際

■症状・状態の特徴

　回復期は精神症状が軽減し，意欲が少しずつ出てくる時期である。周囲への関心が広がり，現実検討能力が高まる。この時期になると，今後の生活について考えることが可能となり，退院への意欲も出てくる。回復は直線的に進むわけではなく，ゆっくり進んだり，あと戻りしたりしながら一歩一歩進んでいく。精神症状がすべて消失することが回復の目標ではない。退院に向けて，妄想・幻聴などの精神症状とうまく付き合いながら社会生活を送る術を見つけたり獲得していくことが目標となる。

> 【事例】　Aさんの回復期
> 　Aさんは，入院3か月が経過しようとしている。「のぞかれている」という感覚と「悪口を言われている」という幻聴はある程度残っているが，Aさんは，これらは自分の思い過ごし（幻聴・妄想）だと理解できるようになった。これらの症状が気になるときの対処方法も見つけることができてきた。
> 　日常生活行動は自立できてきたが，服薬はどうしても忘れてしまうことが多かった。作業療法では，革細工に夢中になり，決まった患者とならおしゃべりをしながら参加する姿も見られるようになった。
> 　退院後は，入院前に利用していたデイケアと地域活動支援センターへ通いたいと言っている。両親も自宅への退院を望んでいる。

■援助の実際
1 環境の整備

　この時期には，退院に向けた具体的な取り組みが必要である。Aさんは，入院前に利用していたデイケアや地域活動支援センター[1]の利用を希望している。このように，希望や目標を見いだす力はAさんの強みである。この強みを最大限にいかしてAさんの自尊心を高めることができれば，Aさんが自分に自信をもって今後の生活を送ることができるだろう。

　退院後にAさんの希望する生活が送れるよう，看護師はどのような支援が必要なのかを考え，多職種と連携しながらその実現をはかる。Aさんが利用を希望しているデイケアや地域活動支援センターのスタッフとの連携も大切である。このほか，Aさんは隣家とトラブルになっていたことから，保健所や民生委員などと連携して，地域住民との関係を修復していくことも必要になるだろう。

2 セルフケアへの援助

　Aさんは，基本的なセルフケアは回復しほぼ自立している。しかし，服薬の自己管理についてセルフケアが不足していることから看護介入が必要となる。

　飲み忘れの要因には，服薬の時間の問題，薬の置き場所の問題，うっかり，過眠や欠食などの日常生活の乱れなどがあると一般的にいわれている。Aさんの要因について情報収集・アセスメントし，服薬を継続できるよう，Aさんとともに対策を考え，継続できる方法を選択することが大切である。

　また，Aさんは対人関係が苦手である。対人技能の獲得は再発予防にとても有効であるため，作業療法で他者との楽しいかかわりを経験する，社会生活技能訓練（SST）で苦手な場面を練習する，認知行動療法で思考と行動のゆがみを修正するなどを行っていくとよい。日常生活行動がほぼ自立できていて，革細工などの活動を楽しむことができ，しかも集中できることはAさんの強みである。看護師はAさんの強みをいかして，Aさんが自分らしい生活を自分で構築できるように支援する。

3 家族への支援

　入院前に，患者から暴言・暴力を受けた家族や高齢の家族にとって，患者の退院は，うれしいだけのできごとではなく，そこには複雑な思いがある。看護師から「よくなりましたので退院になります」と伝えられても不安な気持ちが強いことも多い。看護師は，家族に日ごろから患者の日常生活の様子を説明したり面会に来てもらったりしながら，家族が患者の経過を把握できるよう配慮していくことが必要である。

1）「障害者の日常生活及び社会生活を総合的に支援するための法律」（障害者総合支援法）に基づく，障害者の日中活動や社会との交流の機会を提供する通所施設（⮕187ページ）。

Aさんの両親のように自宅への受け入れを望んでいる場合も，なんらかの不安を感じているものである。Aさんの退院後の環境を整えるためにも，家族の相談窓口になったり，ほかの相談先を紹介したりするなど家族への支援を継続していくことが重要である。

4 慢性期の看護の実際

■症状・状態の特徴

慢性期の患者は，幻覚・妄想，興奮，混乱などの急性期にみられる精神症状は落ち着いてきているが，意欲の低下・無関心・感情の平板化などの陰性症状が出現しやすい。一見するとおだやかな状態のため，周囲からはなまけているのではないかと誤解されることもある。

1年以上の入院を**長期入院**とする[1]が，精神科病院では入院期間が1年以上に及ぶ患者が6割以上に上る。長期入院では施設症（ホスピタリズム）のような弊害が出てくるため，注意が必要である。

> **【事例】　長期入院のBさん**
> Bさん，60歳男性。Bさんは，精神科病棟に5年間入院している。入院時は，幻聴・妄想，興奮などの陽性症状が激しかったが，現在は意欲の低下・感情の平板化・無関心などの陰性症状が強い状態である。また，「退院するといやなことがおこるから退院しない」と言いつづけている。
> 日常生活行動は，看護師が声をかければ自力でできるが，みずから行おうとする姿はみられない。作業療法は休まず参加しているが，さっさと1人で終わらせてしまい，他患者と交流する様子はない。歴史が好きなのか，病棟では歴史に関するテレビをよく見ている。
> 外出や高齢の母親のいる自宅への外泊をすすめるが拒否する。病棟内でも他者とかかわる姿はなく，いつもひとりで，デイルームでテレビを見ているか，自室で臥床していることが多い。

5 援助の実際

1 環境の整備

Bさんは，長期入院により施設病を助長させてしまった状態である。日常生活行動を自分で行う能力はあるため，退院後の生活を見こして，その力がいかせるように入院環境を調整する必要がある。また，Bさんが退院後に自分らしい生活を送ることができるよう，訪問看護・デイケア・地域生活支援

---

1) 長期入院精神障害者の地域移行に向けた具体的方策に係る検討会：長期入院精神障害者の地域移行に向けた具体的方策の今後の方向性．p.2，2014による（https://www.mhlw.go.jp/stf/shingi/0000051136.html）（参照 2018-11-08）

センターなどの社会資源の利用をふまえ，生活環境を整備する必要がある。

2 セルフケアへの援助

Bさんは，看護師が声をかければ日常生活行動をできる力はある。この能力はBさんの強みである。しかし，Bさんは日常生活のいずれに対しても無関心な状態である。看護師は，Bさんの希望や生活への望みを引き出し，その実現のために日常生活上で必要なことをBさんとともに考え，計画・実行していく。そしてBさんにそのことがQOLの向上につながることを実感してもらう。

日常生活行動などを行う力はあるが意欲の低い患者の援助には，看護師の根気強さが求められる。看護師はあせったり投げやりになったりすることなく，セルフケア能力の向上をめざして支援していかなければならない。日常生活が軌道にのり自立が確立すれば，おのずと主体的な行動が広がり，ほかの患者とのかかわりが盛んになる。そして生活への適応が順調に進むと，活動は病棟外へ，さらに院外へと広がっていく。患者を取り巻く看護師やそのほかの関係職種が，多方面から患者にアプローチを行い，患者が自分らしい生活を送ることができるよう支援していくことが必要である。

3 家族への援助

長期入院になると，患者のいない生活が定着したり，家族構成が変化していたりして，家族は患者が退院してきて生活に変化がおこることをためらう場合がある。また，入院前の患者に暴言・暴力があった場合は，そのときの恐怖感を忘れることはなかなかできない。さらに家族が高齢の場合は，患者の世話をする自信がもてず，退院（同居）にとまどうこともある。

患者の退院について，家族はうれしいという気持ちと，よろこびきれない複雑な気持ちをあわせもっていることを忘れてはならない。入院中から患者と家族の関係が離れないよう，看護師は家族をねぎらったり，気持ちを聴いたりしながら，家族との連絡を綿密にとっていくことが大切である。

4 退院調整

病気になって入院治療を受け，症状が改善すれば退院して「もとの生活」に戻る，これはふつうのことである。しかし，精神疾患では，長期入院によって地域生活とは異なる病棟のルールにそった非日常的な生活や，かかわる人も少ない生活があたり前になってしまい，その結果，「もとの生活」に戻ることに大きな困難をかかえてしまう例が多い。

看護師や家族などの周囲の人々も，患者の「もとの生活」がどのようだったのか，患者には本来どの程度の力があったのか，患者の希望はなにか，患者らしい生活とはどのようかなどがわからなくなってしまいがちである。それらに意識が向かなくなってしまうことも多い。

患者が地域社会であたり前の生活を送るため，看護師はねばり強くはたら

表 5-4　退院後生活環境相談員と退院支援相談員

	退院後生活環境相談員	退院支援相談員
設置	2013(平成25)年「精神保健福祉法」改正により，医療保護入院者の退院促進を目的として設置された。	2014(平成26)年の診療報酬改定により導入された。
要件	①精神保健福祉士 ②保健師，看護師，准看護師，作業療法士または社会福祉士として精神障害者に関する業務に従事した経験のある者。 ③3年以上，精神障害者およびその家族等との退院後の生活環境についての相談・指導業務に従事した経験があり，かつ厚生労働大臣が定める研修を修了した者。	①精神保健福祉士 ②保健師，看護師，准看護師，作業療法士または社会福祉士として精神障害者に関する業務に従事した経験が3年以上ある者。
役割	①個々の医療保護入院者の退院支援のための取り組みにおいて中心的役割を果たす。 ②医師の指導を受けつつ，多職種連携のための調整や行政機関を含む院外の機関との調整に努める。	退院支援相談員は，精神療養病棟の入院患者に対して退院に向けた意欲の喚起と個別の相談支援を行う。
業務	医療保護入院者の退院に向けて，相談支援や地域援助事業者などを紹介し，円滑な地域生活への移行のために，退院後の居住の場の確保などの調整などの業務を行う。	退院支援計画を立案し，毎月支援委員会を開催する。患者の退院に向けて，退院後の住居の場の確保などの退院後の環境にかかわる調整を行う。そして，必要に応じて多職種と連携を行い，円滑な地域生活に移行することを目ざす。

きかける必要がある。患者が望む生活に近づくことができるよう，地域の支援者とともに取り組んでいくことが重要である。

退院調整については，2013(平成25)年の「精神保健福祉法」改正(翌年4月施行)により，すべての医療保護入院の患者に**退院後生活環境相談員**が，また2014(平成26)年の診療報酬改定により，精神療養病棟に入院する患者について**退院支援相談員**が選任されるようになった（表5-4）。これら相談員やケースワーカーなどと連携しながら，退院調整をはかっていくことになる。

H 精神医療におけるチーム医療・リエゾン精神看護

1 精神科入院治療におけるチーム医療

1 チーム医療の必要性

病院では，患者の入院治療の目的を完遂するため，医師・看護師・薬剤師・臨床検査技師・理学療法士・作業療法士・栄養士・医療ソーシャルワーカーなどのさまざまな職種がチームを編成して医療を提供している。ひとりの患者に対して入院から退院まで多くの職種がかかわり，それぞれの専門性

を発揮している。

とくに精神医療の場合は患者の疾患の治療だけが入院の目的ではなく，日常生活全般の自立への援助やリカバリーが大きな目的となるために，総合的な介入が必要である。そのため，一部の特定の職種だけのかかわりでは入院治療の目標を果たすことはむずかしい。それぞれの専門職が得た情報の共有，それぞれの専門的見地からの意見交換，方向性の検討や決定・評価をすることにより，患者を多面的にとらえることができる。そして，患者にとって必要なサービスについて役割分担することができる。

2 チーム医療にかかわる職種

チーム医療が円滑に行われるためには，それぞれの専門職種の役割を互いに理解することが必要である。

各職種の役割
①**医師**　精神医学的な診断・治療・検査の指示，コンサルテーション，本人および家族への説明・教育など

②**看護師**　日常生活援助，診療の補助，病状の観察とほかのチームメンバーや他職種との情報の共有，家族への支援，多職種間のマネジメントなど

③**薬剤師**　薬剤情報の提供，服薬指導，調剤，薬剤の効果と副作用の観察など

④**精神保健福祉士**　入院治療や地域での生活に関する経済面の相談，社会資源の情報提供と調整，家族や職場などとの調整，本人のケースワーク，ほかのチームメンバーとの情報の共有，家族への支援など

⑤**作業療法士**　社会生活技能の向上のための訓練（SSTなど）や職業前訓練（就労SST）の実施，ほかのチームメンバーへの作業療法中の状態についての情報提供など

⑥**栄養士**　栄養のバランスのとれた食事の提供，栄養指導，治療食の献立作成，栄養評価など

⑦**臨床心理士**　心理面接，心理テストと結果の活用，心理テスト結果のほかのチームメンバーへの提供，個人精神療法および集団精神療法の実施など

3 チーム医療における看護師の役割

看護師は24時間，患者の生活にかかわっている。患者の精神状態や薬剤の副作用，生活面の変化などの情報をどの職種よりも迅速に把握することができる。また，環境の整備，日常生活上の困りごとへの援助やセルフケアを支える援助，自己決定を促す援助など，キュア（治療）とケアの両方からアプローチができることが看護師の特徴である。

看護師は，患者の治療や援助の方向性を検討する材料として，日常生活の援助から得た患者の情報をほかのチームメンバーに伝える。この際，看護の視点を根拠を示しながら盛り込み，うまくチームメンバーに伝える力が求め

られる。また、患者の代弁者として、患者の考えや思いをほかのチームメンバーに伝える役割もある。さらに各専門職が患者に行った説明の補足をしたり、患者の自己決定ができるよう支援したりする役割がある。

2 リエゾン精神看護

1 リエゾンとは

　リエゾン liaison とは「連携」や「連絡」という意味の言葉である。精神科の医師が精神科以外の診療科で、その診療科の医師と協力しながら身体疾患に伴う精神的問題を扱うという精神医学の領域を、**リエゾン精神医学**という。たとえば一般病棟に入院中の身体疾患の患者にせん妄や抑うつなどの精神症状が生じた場合や、精神疾患の患者が身体疾患で一般病棟に入院した場合、また自殺未遂などで一般病棟に入院した患者などが対象となる。精神科の医師が、これらの患者に精神療法・薬物療法などを実施し、退院後も必要があれば外来における精神医療が継続できるように調整する。

2 リエゾン精神看護とは

　リエゾン精神看護は、リエゾン精神医学と同様に、精神的問題のある身体疾患の患者・家族などを対象とする精神看護である。リエゾン精神看護を実践する看護師を**リエゾンナース**とよび、精神看護専門看護師や精神科認定看護師がその役割を担うことが多い（◎Column「精神看護専門看護師と精神科認定看護師」）。患者の入院病棟の看護師と連携し、患者の精神的問題の解決や緩和をはかり、身体疾患の治療が進むよう、統合的で質の高い看護ケアを提供する。

I 地域で生活する患者の看護

　わが国の精神医療は、かつての「入院中心の医療」から「地域生活を支援する医療」の方向へと転換がはかられている。近年は、入院期間の短縮が進められているほか、退院後の治療や生活を支えるさまざまな社会資源の整備も進められている。しかし、患者の地域生活を支える制度、患者を地域社会の一員として迎えるための取り組みは、まだまだ不十分というのが現実である。とくに地域生活への移行およびその支援では、デイケアや訪問看護など、患者の症状やニーズに応じたサービスの提供がもっと必要であるし、通院医療や在宅医療の充実も重要である。

　このような現状をふまえ、厚生労働省は精神障害者にも対応した地域包括ケアシステムの構築を進めている。

1 外来通院患者の看護

　地域で生活する精神疾患の患者は増加しつづけており，外来医療には，より専門的で継続的な治療や，個別的な支援を提供する体制の整備が求められ，外来における看護の役割も多様化している。精神科病院や精神科診療所（クリニック）には，外来診察，カウンセリング，相談支援，訪問診療，訪問看護，デイケア・ナイトケア，地域定着支援，心理教育などの多面的な機能が期待されている。

1 外来通院患者の特徴

　患者のなかには「なにか気持ちがへん」という感じはあっても精神疾患であるという自覚はない人もいる。このような場合，外来通院の必要性を理解できず，通院を中断してしまうことが多い。

　また，精神科における入院治療の目標は疾患の完治ではなく寛解であり，患者のほとんどは精神症状を残しながら地域生活を始めることになる。陰性症状が主体の患者の場合，外来受診自体が患者にとって非常にエネルギーを

Column

精神看護専門看護師と精神科認定看護師

精神看護専門看護師

　精神看護専門看護師は，精神疾患患者に対して水準の高い看護を提供すること，およびリエゾン精神看護の役割を提供することを役割とする。日本看護協会によって1996（平成8）年から認定が開始された。

　精神看護専門看護師の活動にはさまざまなものがあるが，大別すると，患者・家族への直接ケア，看護スタッフへのコンサルテーション，看護師のメンタルヘルス支援，教育委員会活動への参加による教育，研究，さまざまな部門や他職種との連携・調整などがある。

　精神看護専門看護師の条件は，看護系大学院の修士課程を修了し，所定の単位を取得していること，通算5年以上の臨床経験（そのうち3年間以上は精神看護分野での臨床経験）であり，日本看護協会において認定される。

精神科認定看護師

　精神科認定看護師は，精神科の看護領域においてすぐれた看護技術と知識を用いて，水準の高い看護実践のできる看護師を社会に送り出すことにより，看護現場における看護のケアの質の向上をはかることを目的とする。日本精神科看護協会によって，2007（平成19）年に認定が開始された。

　精神科認定看護師は，退院調整，行動制限最小化，うつ病看護，精神科訪問看護，精神科薬物療法看護，司法精神看護，児童・思春期精神看護，薬物・アルコール依存症看護，精神科身体合併症看護，老年期精神障害看護の専門領域において，指導的役割を果たすことが期待されている。

　精神科認定看護師の条件は，通算5年以上の臨床経験（そのうち3年以上は精神看護分野での臨床経験）であり，精神科認定看護師制度の研修を修了したあと，日本精神科看護協会において認定される。

要することであるため，だんだんと通院が遠のいてしまう可能性も高い。また，病識があり陰性症状が少ない患者の場合も，精神症状が日常生活に困らない程度になった場合は，「よくなった」と自己判断して外来受診を中止してしまうこともある。

このように，患者1人の力では外来通院の継続はむずかしい場合が多い。

2 精神科外来看護師の役割

外来治療は，地域における継続治療の柱である。看護師は，患者が外来通院を継続できるよう，さまざまな支援を行う。たとえば，来院時や待合室での患者の表情や言動を観察し，重症度・緊急度などの病状や，看護の必要性を判断し，必要な対応を行ったり，患者と直接話をして情報を収集し，患者の生活状況を把握して必要な助言を行ったりしながら，患者の通院の継続と地域生活を支援する。また，患者のがんばりを認めたり励ましたりして，徐々に信頼関係をつくっていくことも外来看護師の役割である。

3 看護の実際

■環境の整備

精神科外来を受診する患者は，精神症状によって引きおこされる不安や苦痛・苦悩をかかえている。誰かにこの気持ちを聴いてもらいたいと思っている患者もいれば，他者と一緒にいることさえも苦痛な患者もいる。このようにさまざまな精神状態にある患者が多く集まる外来環境を，少しでも安心して過ごせる環境にするように整備することが必要である。

1 待合室

ゆったり座れる椅子や1人がけの椅子などを配置し，他者との距離を十分に確保できるようにする。また，他者の視線が気にならないように観葉植物を配置したり，温度や湿度の調整，照明の調整，壁の色などに配慮する。精神医療ではとくにプライバシーの保護に注意が必要なため，呼び出しのアナウンスの方法についても配慮が必要である。

そのほか，初診の待合室と再診の待合室を分けるなど，はじめて精神科を訪れる不安の強い患者に対して，刺激を少なくする配慮も必要である。

2 診察室

医師と患者の距離感・角度(机と椅子の配置)などに配慮し，患者がリラックスして治療を受けられるようにする。診察室の声が外にもれないよう，プライバシーを確保して安心がもてるようにする。閉じられた空間で医師と2人きりになることが苦手な人の場合は，看護師が同席したり，ドアを開放したりして個別に対応する。殺風景な空間にならないよう，絵を飾ったりすることもリラックス効果がある。生花はにおいがあるため避けたほうがよいといわれる。児童精神科などでは，流行しているキャラクターグッズを準備し

ておくと，リラックス効果が期待できる場合がある。

■場面別の看護の実際
1 待ち時間中の看護
　外来では，診察時間の待ち時間が長い場合がある。患者の精神状態によっては，待ち時間がとても苦痛で待てない患者もいる。待ち時間中の患者の状態は，そのときの患者の精神状態を反映していることが多い。看護師は患者の状態をよく観察し，状況によっては声をかけたりしながら，安心して待ち時間を過ごすことができるよう支援する。家族などの同伴者がいれば，情報を得ておくのもよい。また，不穏状態が著しい場合は，すみやかに医師に報告し，ほかのスタッフに応援を依頼する。

2 診察中の看護
　診察室に呼ばれる患者は大きな不安や緊張をかかえていることが多い。看護師はできるだけあたたかい雰囲気づくりを心がける。家族などの同伴者がいる場合は，患者の状況や希望に応じて診察に同伴してもらったり，別室で待機してもらったりする。同伴者も患者同様に不安が強いため，ていねいなあたたかい態度で対応する。

　初診の場合は，治療や今後の方針が決定すると，医師から患者や家族にインフォームドコンセントがなされる。まったくの精神科初診ならば，状態や今度の見通しに大きな不安とまどいをかかえているだろう。また退院後すぐであるなら，今後の治療や地域生活の継続に不安を感じていると想像される。看護師は，患者や家族の気持ちをくみ，不安をやわらげる態度で接する。

　また，診察中に精神状態が悪化し不穏になる場合がある。診察前の観察で精神状態の悪化が予測できる場合は，医師に報告し，ほかのスタッフに待機してもらうなどの準備をしておく。実際に患者が著しい不穏状態となれば，すぐに待機スタッフに応援を依頼し，患者や診察環境の安全を保つ。

3 診察終了後の看護
　看護師は，患者の病態や治療方針，治療内容，活用できる社会資源などを把握したうえで，患者や家族が疾患や治療方針をどのように受けとめているのか，どのようなニーズをもっているのかを把握する必要がある。診察終了後は，診察中に困ったことや理解できなかったこと，納得できなかったことはないか確認し，必要に応じて説明を補足したり，疾患や治療方針の受けとめ，ニーズなどの情報を収集する。次回の予約について確認すると同時に，困ったときは，早めに受診をしたり連絡したりしていいことを伝える。

■そのほかの看護
1 多職種連携
　患者が訪問看護やデイケア，グループホームなどの社会資源を利用してい

る場合は，日ごろから関連部署と情報を共有しておくことが大切である。多職種と綿密に連携をとり，外来治療中の患者の様子や地域生活の様子などを共有することで，わずかな変化に対応でき，早期介入による再発防止につながる。

❷服薬継続の支援

　入院中は，看護師の管理のもとで確実な服薬が可能である。しかし退院後は，基本的には患者の自己管理となるため，確実な服薬を継続できるような支援が必要である。外来看護師は，入院中の服薬自己管理の状況について病棟看護師と情報を共有しておくと，たとえば服薬の必要性への理解が乏しい場合は，外来で開催している心理教育に参加することをすすめるなど，適切な支援ができる。

　家族と同居している場合は家族に協力を求め，訪問看護を利用している場合は訪問看護の看護師と連携するなど，患者が服薬を継続できるよう多方面から支援する。

❸外来相談窓口

　精神科病院や精神科診療所には，外来相談窓口が設置されていることが多い。「医療相談室」「地域連携室」などの名称で，おもに精神保健福祉士や看護師が相談の対応をしている。患者だけでなく家族も利用することができる。

　相談内容は，治療に関することから日常生活全般に関することまで幅広い。たとえば，家族や友人との人間関係，医療費や生活費，福祉制度やサービス，在宅生活や社会復帰に関する不安などの相談も受ける。また，退院困難な患者の退院調整も行っている。

2 通所型サービス利用者の看護

❶ デイケア・ナイトケア

　精神科デイケア・ナイトケアは，精神障害者の社会生活機能の回復を目的に行われているプログラムである。デイケアは1日につき6時間，ナイトケアは4時間（午後4時以降開始），デイナイトケアは10時間からなり，グループ活動を基本として実施している。

　対象は，社会生活で困難をかかえている人（就労，人間関係など），再発のリスクが高い人，自宅以外に居場所がほしい人などである。対象となる疾患は，統合失調症・うつ病・発達障害が多くを占める。

　看護師は，利用者が自分のペースの生活づくりができるように支援する。服薬の自己管理が十分になされているかどうか，食事や保清などの基本的な日常生活行動の状況などの継続的な観察が重要になる。利用者が次へのステップへと進めるよう，自立を促す援助が必要になる。

❷ 就労支援

　働くことは，人が生きていくうえでとても重要な要素である。働くことで自信がついたり，生きている実感につながったりする。これはあたり前の生活の 1 つでもある。

　2018（平成 30）年 4 月 1 日から，それまでは算定の追加対象だった精神障害者も**障害者雇用**[1]義務の対象に加わった。ハローワーク（公共職業安定所）の障害者求人のなかにも，精神障害者を対象とした仕事が増え，就労説明会や相談支援が行われている。しかし，求人数は増加しているものの，精神障害者は疲れやすかったり，通院のために会社を休まなければならなかったり，集中力が持続しなかったりするため，やむをえず離職しなければならないことが多い。働きつづけるためには，企業側の理解やさまざまな支援が必要となる。そこで，精神障害者が継続して就労することを目的に，**ジョブコーチ**[2]による支援や，休職中の精神障害者やその雇用事業者に対する**リワーク支援（職場復帰支援）**が行われている。

　看護師は，就労面接，履歴書の書き方，パソコンの練習などを一緒にしたり，集中力を持続できるようなプログラムを一緒に考えたり，コミュニケーションの練習相手になったりしながら，当事者を励まし勇気づけ，また自己決定を促していく。就労以外に楽しみをもつことも就労の継続には欠かせないため，日常のなにげない会話を大切にすることも重要である。

　障害者の就労については，就労先に障害を打ち明けない場合と，打ち明ける場合があり，どちらもメリットとデメリットがある。当事者とよく話し合い，当事者の意思を尊重しながら就労支援を行うことが重要である。

❸ 地域活動支援センター

　地域活動支援センターは，「障害者総合支援法」による地域生活支援事業の 1 つである。疾病や障害をかかえながらも地域で自立した日常生活または社会生活を営むことができるよう，日中の多様な活動の場を提供している。たとえば創作的な活動または生産的な活動の機会を提供したり，地域社会との交流の促進などをはかったりする場などとなっている。

　地域活動支援センターは，「障害者総合支援法」の旧法である「障害者自立支援法」の成立以前は，共同作業所とよばれていた施設である。共同作業

1）「障害者の雇用の促進等に関する法律」によって，民間企業，国，地方公共団体は，その「常時雇用している労働者数」の一定の割合（法定雇用率）に相当する人数以上の身体障害者，知的障害者，精神障害者を雇用することが義務づけられている。
2）障害者が一般の職場に適応し定着できるように，障害者・事業主および障害者の家族に対して人的支援を行う専門職をいう。企業に対しては当事者へのかかわり方の助言なども行い，雇用環境を調整する。

所は，疾病や障害をかかえながらも生活者として社会に適応できるよう，人との交流や安らぎの時間，居場所としての機能を重視してきており，地域活動支援センターもそれを引き継いでいる。また，「場」としての機能だけでなく日常生活の相談も行っている。

地域活動支援センターには，看護師や保健師などの看護職の資格をもつスタッフもいて，利用者が自分らしい生活を送ることができるよう，さまざまな支援を行っている。

3 入所型サービス利用者の看護

1 グループホーム

就労または就労継続支援などの日中活動を利用している者であり，地域において自立した日常生活を営むうえで，相談などの日常生活上の援助が必要な者が対象となる。

看護師は，日常生活全般において利用者のセルフケアが不足している部分に介入し，安全に生活できるよう環境を整え，関係機関と利用者の情報を共有しながら，精神症状の再燃や再発予防をする。とくに服薬管理や服薬支援は利用者の自立を促すために重要である。

2 福祉ホーム

日常生活において介助を必要としない程度に生活習慣が確立していて，継続して就労できる見込みがある者が対象となる。看護師は，利用者が困ったときに手を差しのべることを基本とし，日常生活全般において観察を行う。

4 相談支援

障害のある人が自立した地域生活を営むことができるように，市町村を中心として障害のある人のニーズにきめ細かく対応し，適切な精神保健福祉サービスに結びつけていくために相談支援が重要である。

相談支援とは，「どこになにを相談したらいいかわからない」というような場合に，市区町村や市区町村から委託された相談支援センター，市町村から指定を受けた特定相談支援事業所で相談に応じ，障害者が障害福祉サービスを利用するための，サービス利用計画の作成，利用の調整，定期的なモニタリング（計画の見直し）を行うことをいう。

日常生活上の相談，福祉サービスの利用相談，生活力を高めるための相談，就労の相談，住居の相談，権利擁護の相談などがある。

●相談支援の種類　相談支援は，大きく次の4種類に分けられる。

①**相談支援事業**（市町村・都道府県）　障害者の福祉に関するさまざまな問題について，障害者やその家族からの相談に応じ，必要な情報の提供，障害

福祉サービスの利用のアドバイスなどを行う。また，成年後見人制度の利用など権利擁護のために必要な援助も行う。市町村では，総合的な相談，サービスの利用支援，必要な情報の提供などの相談支援を行う。都道府県では，市町村をこえた広域・専門にわたる相談支援を行う。

②**計画相談支援** 障害者福祉サービスの支給決定時の利用計画・障害者支援利用計画の作成および支給決定後の見直しを行う。

③**障害児相談支援(児童福祉法)** 障害児福祉サービスの支給決定時の障害児支援利用計画書の作成および支給決定後の見直しを行う。

④**地域相談支援** 障害者支援施設または障害児施設に入所している障害者および精神科病院に入院している精神障害者を対象とする**地域移行支援**と，居宅において単身その他の厚生労働省令で定める状況において生活する障害者を対象とする**地域定着支援**がある。施設や病院を退所後の生活の準備，および退所後の生活支援を行う。

5 精神科訪問看護

精神科訪問看護とは，精神障害者が居宅において精神疾患とうまく付き合いながら地域生活を継続できるよう，医療と日常生活の両方の側面から支援を行う機能をいう。

精神障害者はストレスをためやすく，ストレスに適切な対処をしにくいことが多い。また，向精神薬により体調管理がむずかしく日常生活に支障を及ぼすこともある。このような特徴のある精神障害者の地域生活を支えるため，精神科訪問看護は大きく次の①～③の役割を果たす。

看護の役割 ①**精神症状の悪化の予防** 幻覚・妄想などの陽性症状や意欲減退などの陰性症状があったとしても，それらの精神症状が日常生活に支障を及ぼさなければ，地域生活を継続できる。地域生活を継続するためには，精神症状がありながらも現実検討ができること，精神的安定の維持を含めたセルフケア能力を高めていくことが必要である。患者の精神状態を見きわめながら，ストレス回避の支援，活動と休息のバランスの調整，生活上の困りごとなどに積極的に介入し，精神症状の悪化を予防することが大切である。また，精神症状の悪化の予防には，通院の継続と確実な服薬が欠かせないため，通院状況や服薬状況を把握し，必要があれば介入していく。また薬の効果や副作用を観察し，利用者の服薬に関する希望などの情報も収集し，必要があれば薬物療法の調整につなげるのも，精神訪問看護の役割である。

②**生活リズムの確立** 入院中は規則正しい生活が送れていても，退院後は徐々に日常生活が乱れてしまうことがある(とくに単身生活者に多い)。食生活，休息と活動，睡眠などのバランスの乱れは，精神症状を悪化させるだけでなく，生活習慣病などの身体合併症を引きおこす。精神科訪問看護では，利用者の生活リズムを把握し，必要があれば利用者とともに見直して改善し

ていく援助が必要である。

③**セルフケア能力の維持と拡大**　セルフケア能力を維持および拡大も，精神科訪問看護の大切な役割である。セルフケア能力の維持のためには，定期的な通院，確実な服薬，適切な食生活や休息・活動のバランスの維持，清潔の維持，対人関係の構築，適切な金銭管理などが重要な要素となる。これらを無事に保つことができれば，利用者は自己肯定感や自己効力感を高め，それがセルフケア能力の拡大につながる。セルフケア能力の拡大をめざすためには，利用者の強みに焦点をあてた支援が必要である。不足している部分を指摘し改善するかかわりより，努力や苦労をねぎらいながら，できている部分を支持し強化するかかわりが大切である。

④**GAFの判定**　2020(令和2)年4月より，精神障害者への適切かつ効果的な訪問看護の提供を推進するため，利用者の機能の全体レベルを把握することが可能となるように，毎月1回GAFの判定を実施することが定められた。

看護の特徴　訪問看護は，利用者のライフスタイルを尊重した支援が基本であり，利用者と相談しながら看護の目的と内容を決定する。基本的に1対1での看護の提供になるため，利用者との信頼関係の構築がより重要になる。ときには，利用者自身が不要と考えている部分への介入も必要と判断される場合があり，利用者の価値観と看護師の価値観がぶつかる場合もある。それでも援助が継続できるような関係性の構築が必要である。

利用者だけでなく，同居する家族の支援も大切である。家族の精神疾患や薬物療法の理解，利用者とのかかわり方などを観察し，必要があれば介入する。家族の努力をねぎらい，気持ちを受けとめて相談にのる姿勢が大切である。患者の精神的安定や確実な服薬などには，家族の協力が大切である。

6 包括型地域生活支援(ACT)

ACTとは　精神障害者が地域で安心して生活していけるように，多職種によるチームで支援を提供するプログラムである。一般的には入院が必要とされるような重症者が対象である。チームは看護師・精神科医・精神保健福祉士・作業療法士などによって構成される。

サービス内容　サービス内容は個別の支援計画に基づいて決定されるが，①精神科治療を継続するための支援(診察や処方，自宅への薬の持参など)，②疾患を自己管理するための支援，③危機状況時の介入や一時的な入院の間の支援，④カウンセリング，⑤身体的健康に関する支援，⑥住居に関する支援，⑦日常生活に関する支援(買い物，料理，交通機関の利用，近隣関係など)，⑧就労支援，⑨経済的サービスに関する支援，⑩利用者を取り巻く周囲の社会ネットワークとのかかわりの回復と維持のための支援(社会資源の利用やグループ活動への参加など)，⑪家族のための支援，などがある。また，24時間対応で危機介入を行うことが特徴である。

7 アウトリーチ

アウトリーチ とは　アウトリーチという言葉は,「out:外へ」「reach:手を伸ばす」を意味する。医師・看護師・福祉職などの専門職チームが,保健所などと連携して訪問型の支援を行い,精神障害者の地域生活の安定化をめざす。チームには同じ当事者でありかつ支援者でもあるピアサポーターが入ることもある。

　厚生労働省は 2011（平成 23）年度から**精神障害者アウトリーチ推進事業**を実施している。医療・福祉サービスにつながっていない,または中断している段階からアウトリーチを実施することによって,在宅生活の継続を支え,重症化や再入院を防ぐ。当事者や家族のさまざまな課題の解決を入院というかたちに頼らず,自尊心を大切にするかかわりを基本として,関係機関の連携により地域で支援を行う。医師・看護師・生活面を支援するスタッフを含めた多職種チームによって,医療面と生活面の両側面からの支援が行われる（◯図 5-4）。

支援内容　①24 時間（休日・夜間含む）対応可能な対象者および家族へ迅速な訪問,②相談対応,③ケアマネジメントの技法を用いた多職種チームによる支援,④関係機関との連絡・調整およびケア会議の開催,⑤服薬支援,⑥障害福祉サービスの紹介など内容の支援がある。

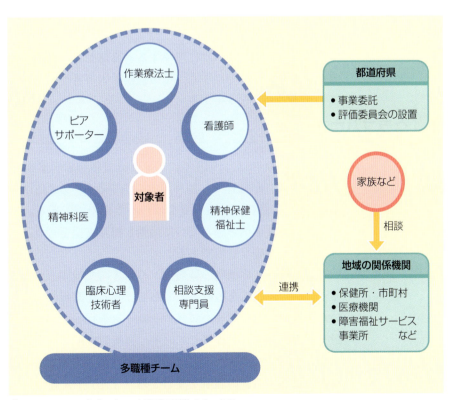

◯図 5-4　アウトリーチ推進事業のしくみ

課題 アウトリーチ事業を拡大するための大きな課題は，人的資源の不足である。現在，入院医療に多く割かれている人的資源を，地域医療に投入していくことが必要である。また同時に，地域支援を行う人材を養成することも必要である。それに加えて，退院後の住まいの整備も欠かせない。

8 その他（セルフヘルプグループ，クラブハウス）

1 セルフヘルプグループ

セルフヘルプグループとは セルフヘルグループ（自助グループ）とは，共通の悩み・苦しみ・問題をかかえる人やその家族が自主的に活動を行い，相互に支え合うグループのことをいう。気持ちや悩みを分かち合うミーティング，自分たちの問題を社会に理解してもらうための啓発活動などを行う。グループの性格によって，ピアグループ，患者会，家族会などともよばれる。

統合失調症やうつ病などを対象にしたもの，アルコール・薬物・ギャンブルなどの依存症，摂食障害，引きこもりや不登校などを対象としたものなどさまざまなグループが存在する。精神障害だけでなく，糖尿病やがんなどの慢性疾患，難病などの身体疾患を対象としたグループも数多く存在する。

特徴 セルフヘルプグループの特徴は，①同じ悩みをかかえる当事者どうしで運営を行う，②強制ではなく自発的な参加であること，③体験の共有や分かち合いを行う，④互いに対等な関係であること，⑤共通のゴールをもっていること，などがあげられる。

セルフヘルプグループに関係する看護師および関係機関や専門職は，積極的な介入をするのではなく，場の提供や当事者へのグループの紹介など，環境整備の側面から支援する。

2 クラブハウス

クラブハウスは，1948年にアメリカで精神障害者が設立した「ファウンテンハウス」が発祥で，精神障害の当事者（クラブハウスではメンバーとよぶ）の地域生活における自立をはかるための場である。当事者が主体となり，そこでの日常生活を通じて自助活動と相互支援を行う。スタッフもいるが，メンバーと対等な立場である。

クラブハウスの活動の特徴は，ハウス内で行う「仕事」を通じて自助をはぐくみ，相互支援を行うことである。共同作業所とは異なり金銭の報酬はないが，積極的な職業リハビリテーションを行っており，**過渡的雇用**という就労支援プログラムを提供している。過渡的雇用では，企業と当事者ではなく，企業とクラブハウスが雇用契約を結ぶ。メンバーである当事者は支援を受けながら働き，金銭の報酬を受けとる。また，1人分の仕事を複数人で請け負うことも可能である。支援を受けながら働くことにより，メンバーは自信を

取り戻し，自立した生活を獲得することが可能になる。

　看護師をはじめスタッフは，メンバーと対等な立場で協働を目ざし，安心できる居場所を提供する。スタッフは，メンバーのその人らしい生き方を見まもり，寄り添い，伴走する役割がある。

まとめ

- 患者を理解するためには，現在の姿や状況だけでなく，その人の歴史や背景（生活歴），健康な部分やプラスの側面をとらえることが必要である。
- 患者の病態や背景，受診や入院の経緯はさまざまであり，看護師には患者の個別性に応じた看護が求められる。
- 精神症状が顕著になると，いままでできていた日常生活行動ができなくなるなど，精神症状と日常生活行動は深く関連する。そのため，セルフケアという視点で患者を「生活者」ととらえる方法は，精神看護の患者理解において有用である。
- 精神医療においては，患者の精神症状によってやむをえず，本人の同意によらない治療や行動制限などを行う場面があるため，看護師がその状況のなかで患者の擁護者として患者の最善の利益のために行動し，患者の尊厳と権利をまもることが重要である。
- 精神科病院の入院患者の通信や面会の制限，隔離・身体的拘束，開放処遇の制限などについては，厚生労働大臣が定める「処遇の基準」に規定されている。
- 精神疾患の患者には，不安，興奮，攻撃的言動・暴力，幻覚・妄想，抑うつ，躁，無為・自閉，拒絶，自傷，痙攣発作，依存などの多様な症状やそれに基づく行動がみられるため，症状の特徴を把握し，患者の状態に適した看護を行う必要がある。
- 精神疾患の治療では，薬物療法が重要な役割を担い，長期にわたる継続的な薬物療法が必要だが，精神疾患の患者は自分が病気であるという認識をもちにくい場合があり，服薬の継続がむずかしいことがある。
- 精神科リハビリテーションは，精神症状からくる患者の「生活のしづらさ」を改善し，患者の機能回復をはかりつつ，残存する機能をいかして新たな能力を獲得し，その人らしい生活の再構築を目的に行われる。
- 精神科の長期入院患者は，精神疾患の再発を繰り返しながら慢性化をたどる場合が多く，精神疾患の治癒を目標とする「医療モデル」の視点だけでなく，患者の生活・人生の質（QOL）の向上を目標とする「生活モデル」の視点による看護の展開が必要である。
- 精神疾患には急性期，消耗期（休息期），回復期，慢性期などの経過があり，それぞれ患者の症状や状態に特徴がみられるため，それに応じた観察や看護が重要である。
- 入院が長期に及ぶと，施設症があらわれたり，家族構成が変化するなどして，退院に大きな困難をかかえてしまう例もあるが，患者が地域社会であたり前の生活を送るため，看護師によるねばり強いはたらきかけが必要であり，地域の支援者なども含めた多職種による連携が必要である。
- 精神医療の場合は，患者の疾患の治療だけでなく，日常生活の自立やリカバリーが大きな目的であり，総合的な介入が必要となるため，チーム医療が重要である。

復習問題

❶ 次の文章の空欄を埋めなさい。

▶ 身体的拘束は（①　　　　　）が直接診察して必要と認めなければ行ってはならない。

▶ 隔離中は（②　　　　　）分，身体拘束中は（③　　　　　）分ごとの頻回な観察が必要である。

▶ うつ病の自殺は（④　　　　　）期に多いため，希死念慮がある場合は注意が必要である。

▶ （⑤　　　　　）は周囲への関心や興味が乏しくなり，日常の多くのことに無関心になってしまう状態，（⑥　　　　　）は自分のなかに閉じこもり現実世界から離れるような状態をいう。

▶ （⑦　　　　　）は，死にいたることもある抗精神病薬の重篤な副作用であり，可能性があればすぐに服薬を中止し，医師に連絡する。

▶ 飲水行動をコントロールできずに大量の水を摂取することを（⑧　　　　　）という。その結果，患者に意識障害や痙攣などのさまざまな症状が生じる（⑨　　　　　）がみられることがあり，向精神薬の副作用の可能性も指摘されている。

▶ 入院生活が長期に及ぶと管理された生活に慣れて依存的になり，無気力・感情鈍麻・情緒不安定などの傾向が強くなるなどの（⑩　　　　　　　　　）が生じやすい。

❷ 次の説明が正しい場合は○，誤りの場合は×をつけなさい。

①対象のない漠然としたおそれの感情を不安という。〔　　〕

②患者の幻覚・妄想に基づく非現実的な訴えは，なるべく訂正して現実検討能力を高めるかかわりが必要である。〔　　〕

③躁状態の患者の場合，看護師自身が刺激にならないような配慮が必要であるが，セルフケア不足になる可能性も高いため，短時間のかかわりを多くしながら綿密に観察する。〔　　〕

④痙攣発作時は，安全確保のために手足を押さえて痙攣を抑制し，タオルなどを口に入れて舌をかむのを予防する。〔　　〕

❸ 行動制限に関する次の説明が正しい場合は○，誤りの場合は×をつけなさい。

①患者宛の手紙に危険物が同封されていると判断されたため，患者の目の前で看護師が開封した。〔　　〕

②信書の発信と受信は，どのような場合でも制限できない。〔　　〕

③電話の使用は，どのような場合でも制限できない。〔　　〕

④家族との面会は，どのような場合でも制限できない。〔　　〕

⑤任意入院患者の精神症状が著しく悪化したため，医師の判断により一時的に開放処遇を制限した。〔　　〕

⑥看護師の判断で行える隔離は10分以内である。〔　　〕

第6章 精神保健医療福祉の歴史

学習目標
- この章では，精神疾患および精神看護の理解に欠かせない歴史を学ぶ。
- 精神疾患の患者が過去，どのような処遇を受けてきたのかを知り，患者を精神疾患に苦しむ「ひとりの人」ととらえ，対等な援助関係を築くこと，患者の権利擁護の大切さを理解する。
- 精神疾患がそれぞれの時代でどのように理解され，どのような医療が行われてきたのかを知り，さまざまな試行錯誤の積み重ねの結果，今日の医療・看護があり，さらなる進歩が必要であることを理解する。
- わが国の現在の精神保健医療福祉の制度がどのような経緯で生まれてきたかを知り，現在の制度の内容やその意義，将来の方向性について理解する。

A 世界の精神保健医療福祉の歴史

1 古代

古代には，病気というものは神や悪霊のもたらすしわざ，あるいは魂（たましい）の喪失によって引きおこされるものと考えられており，精神疾患もまた神秘的な現象とみなされていた。この時代の精神疾患の治療には，生活から得た経験的な方法，あるいは宗教儀式的な方法が用いられた。恐怖体験が正気を取り戻すと考えられていたため，患者をヘビの住む穴に投げ入れることが試みられたり，また，シャーマン（祈禱師（きとうし））によって，身体の中に入り込んだ悪霊を追い払うという方法がとられたりしていたのである。この時代は，医学と宗教の境界がかなりあいまいだったといえる。

●ヒポクラテスの業績　その後医術が進歩し，古代ギリシアにおいてヒポクラテス Hippocrates（B.C. 460〜375 ごろ）は，病気は自然科学的な原因によっておこるという考え方を示し，悪霊や神霊のしわざというそれまでの迷信を退けた。また，精神は脳と関連があるとして「精神の病気は脳の病気である」と考えた。さらにヒポクラテスは，観察や推理に基づき，医学的な観点から解釈を加え，てんかん・ヒステリー・うつ病など，ある種の精神疾患を識別していった。

2 中世・近世

迫害と拘束 中世に入ると，キリスト教教会が強い力をもつようになり，科学の発展は停滞する。中世のヨーロッパでは精神疾患の患者を悪魔憑きとみる考え方が強まった。7世紀ごろには，精神医学はキリスト教僧侶の支配下におかれることによって医学の分野を離れ，精神医学の発展はこれまでにもまして遅れをとることとなる。当時の一般民衆にとっては，精神疾患は恐ろしいものであり，患者は迫害の対象であった。15世紀には，精神疾患の患者が魔女や魔に憑かれた者としてとらえられ，宗教裁判にかけられ処刑されるという恐ろしい時代が到来したのである。

このような時代の流れは，患者を牢獄や寺院の地下室などに収容し，手かせ・足かせを用いて鎖につなぐといった不幸な方向に向かっていった。精神疾患患者への迫害は，その後市民革命や産業革命を経てしだいに終息に向かうものの，隔離し収容するという考え方のもと**癲狂院**という患者を収容する施設が各国で建てられるようになった。

家庭看護・地域看護 その一方で，宗教的な伝説が家庭看護・地域看護に結びついた例もある。ベルギーの一地方都市ゲールには，7世紀ごろにこの地で没したアイルランド皇女の遺骨が精神疾患患者に治癒をもたらすという伝説があった。時代とともにこの伝説が各地に広まり，多くの患者が巡礼に来るようになると，患者は集落の民家に宿泊して家庭看護を受けるようになった。ここから，この集落に**ゲール-コロニー**とよばれる治療圏が形成されたのである[1]。

3 近代・現代

1 精神病者の解放

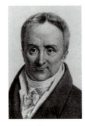
ピネル

フランス革命当時，ビセトール貧民病院の医長に就任した医師**ピネル** P. Pinel（1745〜1826）は，ともに働いていた看護長の**ピュサン** J.-B. Pussin（1745〜1811）とともに，患者を拘束していた鎖を外していった。これは「**精神病者の解放**」といわれ，患者を鎖からとき放した功績は大きい（→図6-1）。彼らの「患者を人間として尊重する人道主義の精神」は，のちの道徳療法と称する精神医療の創設につながった。

なお，後世に発見された記録によれば，ピュサン看護長はピネルよりも早い時期に患者の解放を実践にうつしていたという。ピネルから精神疾患の患者を取り扱う最善の方法をたずねられたピュサン看護長は「私はどのような場合であれ，患者を叩かないように，この点に関して以前から言っていた原

1）同様の治療圏はわが国にも存在した。最も著名なのは京都の岩倉村である（→201ページ）。

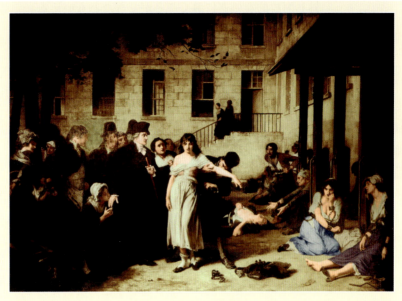

ビセートル病院から移ったサルペトリエール病院で患者を解放するピネル。ピネルはルソーや当時進行中だったフランス革命の影響を大きく受けた人道主義者だった。患者の拘束の廃止については、元患者であった看護長ピュサンの影響が大きかったといわれている。

(画像提供：PPS 通信社)

◯ 図 6-1　精神病者を鎖から解放するピネル(T. Robert-Fleury 作, 1876 年)

則を貫いた。私は最後まで看護者が患者をけっして叩かないようにし、暴力の犠牲にされたときにさえその目的を貫いた」と述べている。このような信念を貫いたピュサン看護長は、みずからの体験から、患者に対しては親切にやさしくするほうが危険が少ないことや、互いの信頼関係が生まれることを感じていた。こうしたピュサン看護長の確信があったからこそ、患者の鎖を

> **Column**
>
> ### ピネルと「道徳療法」
>
> 「精神病者の解放」のあと、ピネルらは「道徳療法」と称する治療体系を創始した。この道徳療法(モラルトリートメント moral treatment)の「モラル moral」は「心」を意味していると言われ、患者を人道的に取り扱うという意味合いが強い。また、「トリートメント treatment」は「治療」をあらわす言葉ではあるが、当時の時代背景から入院治療における処遇改善に重きをおいたものであり、今日的な意味合いでの「治療」とは少し異なっている。つまりピネルらの「道徳療法」は、人道的な治療環境の創設とはたらきかけを主義としたものといえる。このはたらきかけの部分は、現代における作業療法の起源とも考えられている[*1]。
>
> *1 加藤智也：作業療法に潜在するロマン主義的な精神──道徳療法における理性と感情に関する考察を通して. 健康科学大学紀要(9)：82-83, 2012.

外し開放的な処遇に導くことができたともいえる。

❷ 人間の心理の科学的探究のはじまり

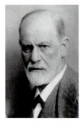
フロイト

産業革命以降の近代科学の発展に伴い、精神疾患や人間の心を科学的に探究し、それを治療に結びつけようとする動きがあらわれた。そのうちの**精神分析**は、今日の精神医学・心理学にも大きな足跡を残している。

精神分析の創始者とよばれる**フロイト** S. Freud(1856〜1939)は、ヒステリー、神経症、催眠術などの研究を通じて、精神分析による治療法を築いた[1]。フロイトは、意識・前意識・無意識という3つの心理領域による精神活動や、自我・エス・超自我という精神構造からなる力動的な関係に注目していた(◯4ページ)。フロイトによる精神分析の学説があらわされた有名な著作として、1900年に刊行された『夢判断』がある。

フロイトの弟子にあたる**ユング** C.G. Jung(1875〜1961)は、内因−外因の性格類型やコンプレックスの心理学などで著名であり、分析心理学の創始者とされる[2]。そのほか、フロイトの影響を受けた精神分析学者として、**エリクソン** E.H. Erikson(1902〜1994)が有名であり、自我同一性の概念や心理社会的発達論を提唱した。エリクソンが示した心理・発達段階(◯13ページ)は、いまでも発達を理解するうえで多く使われている考え方である。

❸ 近代精神医学の発展

近代精神医学の誕生と体系化

精神病者を鎖から解放しただけでなく、医学的見地から精神症状を分析し、さまざまな治療を試みたピネルにより近代精神医学が始まったとされる。その後、精神疾患を生物学的な立場から「脳の病気」ととらえ、近代医学の対象とする動きが広まり、精神分析の流れとは別に発展していった。とくに、ドイツの精神科医**クレペリン** E. Kraepelin(1856〜1926)は身体医学の枠組みをはじめて精神医学に導入し、近代精神医学を体系化して(記述精神医学とよばれる)、現代の精神医学の基礎を築いたといわれる。

クレペリンは、1896年に精神病を**早発性認知症**と**躁うつ病**の2大内因性精神病の疾患群に分け、両者は症状および経過も明らかに異なるとした。なお、その後、**ブロイラー** E. Bleuler(1857〜1939)が早発性認知症のかわりに**統合失調症**(スキゾフレニア schizophrenia)の名称を用いることを提唱し、この名称が現在まで使われるようになった[3]。

わが国においては、呉 秀三(くれしゅうぞう)(1865〜1932 ◯202ページ)が欧州への留学から

---

1) ピエール−ピショー著、帚木蓬生・大西守訳:精神医学の二十世紀. p.82-83, 新潮社, 1995.
2) 相場均・荻野恒一監修:現代精神病理学のエッセンス——フロイト以後の代表的精神病理学者の人と業績(ぺりかん・エッセンス・シリーズ10). p.88, ぺりかん社, 1988.
3) わが国ではしばらく「精神分裂病」という訳語が使われていたが、2002(平成14)年からは「統合失調症」と訳すようになった。このほうが原語の意味に近いとされる。

帰国したのちに，クレペリンの記述精神医学を導入していくことになる。

治療法の発展 精神疾患の治療としては，1917年に進行麻痺に対するマラリア療法が開発されたのをかわきりに，統合失調症の治療としてインスリンショック療法・電気ショック療法・発熱療法・持続睡眠療法などが行われるようになった。電気ショック療法は，高熱や昏睡(こんすい)状態から回復したのちに，精神症状がしばらく軽減するという経験的な知識から生まれたものである。1935年には，外科療法として前頭葉白質切截(せっせつ)術(ロボトミー)が行われるようになった[1]。1952年にはついに，初の抗精神病薬である**クロルプロマジン**が開発された。抗精神病薬の導入は患者の症状軽減に大きな効果をもたらし，精神医療の進展に大きな影響を与えることとなった。

④ 精神医療改革への取り組み

抗精神病薬などの向精神薬の開発や導入により，精神疾患の治療は大きな変化をみた。その後，欧米では入院中心の精神医療を地域中心のケアに転換しようとする改革の動きが生まれた。これを**脱施設化**という。欧米で行われた脱施設化としての精神医療改革の背景には，精神病床の削減などを含んだ精神医療に関連する法律・制度の改正の動きがあった[2,3]。

■アメリカの精神医療改革

ビアーズと精神衛生運動 アメリカで精神疾患患者人権擁護の運動が本格化したのは，20世紀初頭である。ビアーズ C. Beers(1876～1943)による『わが魂にあうまで』の出版(1908年)が，そのさきがけとなった。ビアーズは保険会社の会社員だったが，うつ病になって精神病院に入院し，そこで体験した患者の非人道的な扱いや悲惨な入院環境の実態を，退院後に手記としてまとめて出版したのである。この手記は大きな反響をよんだ。ビアーズはその後，精神衛生運動をおこし，それが1928年のアメリカ精神衛生協会，1948年の世界精神衛生連盟(現 世界精神保健連盟〔WFMH〕)の結成につながった。

ケネディ教書 その後，アメリカでは1950年代末から州立精神病院の脱施設化運動 deinstitutionalization が始まった。脱施設化運動は，精神障害者の人権擁護と，閉鎖的な病院治療中心の精神医療の変革を目的に始められた。この活動と当時の政府側の州立精神病院の経費削減方針が一致していたことや，1963年に当時のケネディ大統領が「精神病および精神薄弱に関する大統領教書」(**ケネ**

---

1) Burti, L & Benson, P. R.：Psychiatric Reform in Italy：Developments Since 1978. *Internationl Journal of Law and Psychiatry*, 19(3-4)：376, 1996.
2) 遠山照彦：イタリア・トリエステを中心に．精神医学レビュー No.15 精神分裂病者のリハビリテーション．p.91，ライフ・サイエンス，1995.
3) Lamb, H. R., 藤田定：アメリカ合衆国における脱施設化とコミュニティー・ケア．精神医学レビュー No.29 日本の精神科医療——国際的視点から—．ライフ・サイエンス，1998.

ディ教書）[1]を発して地域ケアを推進したことなどもあり，アメリカにおける脱施設化は速いペースで進んでいった。

アメリカの州立精神病院では，1955年時点の病床数は55万9000床であった（当時の人口1億6500万人）。それが約40年後の1994年には7万2000床まで減少させた（同2億5000万人）。しかし，地域コミュニティの努力にもかかわらず，現実的には精神障害者のホームレスが増えたとの批判も多い。ホームレスとなった精神障害者の多くは，慢性の重度精神障害者であった。ただしそれは脱施設化運動そのものの問題ではなく，施行された方法に問題があったものと考えられている。

■イタリアの精神医療改革（バザーリア法）

イタリアでは，1960年代から1970年代にかけて，北イタリアを中心に精神病院解体運動がおこった[2]。精神科医**バザーリア** F. Basaglia（1924〜1980）らはトリエステ市で脱施設化をめざした精神医療改革を行い，精神病院の廃絶を訴えた。その運動は全国に波及し，1978年には「バザーリア法」とも称される「180号法」が成立した。この法律により公立精神病院は漸次閉鎖されることになり，新規入院はできなくなった。精神疾患の治療・支援の拠点は地域精神保健センター（CMHCs）に移され，伝統的な精神病院での治療から地域へ基盤をおいたサービスに移行することが可能になった。

イタリアにおける精神科病院の入院患者数は，「180号法」の施行から急速に減少し，ピーク時の1965年には9万人以上だった患者数が，1989年には約2万人となった。また，強制入院の割合は，1975年には全入院の50％だったが，1984年には20％まで低下している。イタリアの実践は，入院医療に頼らずに，地域ケアで患者を支えることが可能だと示したのである。

5 精神保健に関する世界的取り組み

国連原則の採択　これまで紹介してきた欧米における精神障害者の地域ケアの推進や人権尊重の動き，精神疾患の予防（精神保健）の重視を背景として，1991年12月の国連総会において，「**精神疾患を有する者の保護及びメンタルヘルスケアの改善のための諸原則**」（国連原則）が採択された（わが国も批准）。この原則には，精神障害者の人権を尊重した医療を提供すること，その社会参加・社会復帰の促進をはかることなどが盛り込まれている。これを契機に，わが国においても，**人権擁護**という観点から精神障害者の処遇が真剣に考えられるようになった。

1）三宅宏治：日本の精神医療保健関係者の脱病院観についての考察——米国地域精神医療保健改革とそれについての議論をもとに．Core Ethics, 6．2010．
2）遠山照彦：イタリア・トリエステを中心に．精神医学レビュー No.15　精神分裂病者のリハビリテーション．p.91，ライフ・サイエンス，1995．

世界精神保健デー　また，世界保健機構（WHO）は 1992 年，毎年 10 月 10 日を**世界精神保健デー**（世界メンタルヘルスデー World Mental Health Day）と定め，世界精神保健連盟（WFMH）が中心となって，メンタルヘルスについての意識啓発および偏見の排除のための活動を行っている。

　2017 年には世界保健デー（4 月 7 日）のテーマが「うつ病」になるなど，精神疾患対策が世界の人々の健康にとって重要なテーマであることが認識され，各国でメンタルヘルス対策や精神医療改革などが進められている。

B わが国の精神保健医療福祉の歴史

1 「精神衛生法」制定による私宅監置の廃止まで

近世以前　わが国では，奈良時代の 8 世紀につくられた基本法典「養老律令」に癲狂（精神疾患）の福祉に関する記述がある。また現存するさまざまな文献によって，漢方医や僧侶による治療・看護が行われていたことがわかっている。前述したベルギーのゲールのようなコロニーも，京都の岩倉村（◐ Column「京都

> **Column**
>
> **京都岩倉村の伝統的地域ケア**
>
> 　京都の岩倉村の大雲寺に，「物狂いになった後三条天皇の皇女が霊泉を服用して病（やまい）がなおった」という言い伝えがある。この話は 1072 年のこととされるが，この伝説が広まった 1700 年ごろより各地の精神疾患患者が大雲寺に参詣（さんけい）し，近隣農家や茶屋などに宿泊しながら病を癒（いや）した。参詣患者を受け入れた農家や茶屋では経験則から生まれた家族的看護も提供されていたようである。茶屋は明治以降になると精神疾患患者の保養所に発展し，1884（明治 17）年に**岩倉癲狂院**（てんきょういん）が建てられ（のちに岩倉病院へ改称），周辺の保養所とともにコロニー形式の治療圏を形成した。この岩倉のコロニーは，第二次世界大戦終戦直前に岩倉病院が陸軍病院として接収されるまで存続していた。
>
>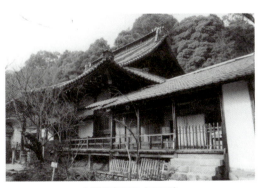
> 大雲寺（1963 年ごろ）
>
>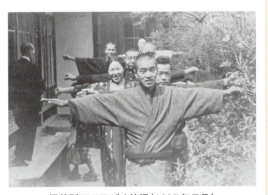
> 保養所でのラジオ体操（1935 年ごろ）
>
> （中村治：洛北岩倉と精神医療——精神病患者家族的看護の伝統の形成と消失．世界思想社，2013 による，左写真は今井洋氏所蔵，右写真は村松照子氏所蔵）

岩倉村の伝統的地域ケア」）をはじめ，日本各地に存在していた。

私宅監置の合法化　しかし，大多数の患者は自宅に監置されて加持祈祷などを受けるのみで，いわゆる「座敷牢」に閉じ込められた者も多かった。

　明治期に入っても，患者の処遇の状況はかわらなかった。明治中期に，旧・相馬藩の藩主だった相馬誠胤を異母弟ら家族が精神疾患を理由に監禁し，それを旧家臣が不法監禁として告発するという事件（**相馬事件**）が発生し，これを契機に精神疾患患者の不法監禁の実態が世間に知れわたり，1900（明治33）年に「**精神病者監護法**」の制定につながった。この法律により精神疾患の患者の監置手続きや監護責任が明確になったが，患者の**私宅監置**を合法的に認めるとともに，患者の監護に携わる責任を家族に負わせるという側面をもっていた。また，治療や看護についての規定はなかった。

「精神病院法」の制定　クレペリンのもとで近代精神医学を学び，帰国後は東京帝国大学医科大学教授を務めていた**呉秀三**[1]らは，1913（大正2）～1918（同7）年にかけて，精神疾患患者の処遇に関する全国調査を行った。そして，その結果をまとめた報告書「精神病者の私宅監置の実況及其統計的観察」を当時の内務省に提出した。そのなかで呉秀三は私宅監置の悲惨な実態を，「わが国十何万の精神病者はこの病を受けたるの不幸のほかに，この国に生まれたるの不幸を重ぬるものというべし」という言葉であらわしている。この調査により入院施設が大幅に不足しているという状況が明らかになり，1919（大正8）年の「**精神病院法**」の制定につながった。

　「精神病院法」では，国の補助による公立病院の増設を目ざしたが，その予算はきわめて少なく，第二次世界大戦終結までに5つの病院が増設されるにとどまった。

「精神衛生法」の制定　第二次世界大戦後の1950（昭和25）年には，戦後新たに制定された憲法のもと，「**精神衛生法**」が制定された。これにより，「精神病者監護法」と「精神病院法」が廃止され，ようやく私宅監置が禁じられた。そして，精神科病院[2]の設置が都道府県に義務づけられた。

2 「精神保健法」における「社会復帰の促進」まで

　「精神衛生法」の制定により私宅監置は禁止され，そのかわりに自傷他害のおそれのある患者の措置入院と，保護義務者の同意による同意入院の制度がつくられた。これにより精神科病院が精神医療の中心となり，国庫補助も

1）呉秀三はその後，巣鴨病院（現都立松沢病院）の院長として，看護長の清水耕一らと患者の治療環境の改善に努めた。また，わが国における最初の本格的な精神病学の教科書『精神病学集要』をあらわした。

2）これまで本章では世界における歴史的経緯や大正期の「精神病院法」の存在を考慮して「精神病院」と表記してきたが，わが国においては2006（平成18）年の「精神病院の用語の整理等のための関係法律の一部を改正する法律」の施行以降，「精神科病院」の表記で統一されているため，以後より「精神科病院」の表記で統一する。

あったために、民間の精神科病院が多くつくられた。

1950年代に入り，わが国でも抗精神病薬による治療が導入され，精神症状を大きく改善することが可能になった。これにより，患者の生活に焦点をあてた新しい治療が生まれた。

生活臨床　1958（昭和33）年，群馬大学において「分裂病再発予防5か年計画」が提唱された。医師と看護者の協力による病室の開放からはじまったこの計画は，のちに「分裂病予後改善計画」と改められた。これらの計画を母体として生まれた治療指針は**生活臨床**とよばれた。生活臨床とは，患者の日常生活に主眼をおいて，これまでの生活を改善するようにはたらきかけ，患者の自立を目ざす治療法である。

生活療法　また，同時期には国立武蔵野療養所（現国立精神・神経センター病院）の精神科医小林八郎らによって**生活療法**（暮らし療法）が提唱され，全国に広がった。この生活療法体系はわが国独自のもので，生活指導（しつけ療法）・レクリエーション療法（遊び療法）・作業療法（働き療法）の3つの柱からなる。生活指導は，日課指導と集団指導体制によって，起床から就寝まで一貫した生活管理を行い，健常な生活習慣を再学習させようとするものである。病棟全体にはり合いと生活リズムを保たせ，また患者どうしの人間的交流や協調性を養うことを目的としていた。また，作業療法やレクリエーション療法も盛んであり，患者のみならず職員もともに行っている病院も多かった（○図6-2）。

生活療法は当時多くの病院で実践され，昭和30年代から昭和40年代におけるわが国の精神医療の大きな特徴ともなった。しかし1970（昭和45）年ごろから，医療従事者側の価値観によって患者の生活様式を修正するものであり，患者の生活や人権を無視しているのではないかという批判を浴びるようになり，縮小していった。

欧米の脱施設化の影響　1960年ころの欧米諸国では，大規模な精神科病院を解体して精神障害者を地域でケアする**脱施設化運動**が盛んになり，わが国においても同様に，入院中心医療から地域精神医療への方向転換をはかろうという気運が高まりはじめた。

ライシャワー事件　しかし，1964（昭和39）年に統合失調症の青年がアメリカのライシャワー駐日大使を刺傷するという事件がおき，状況が一変する。この**ライシャワー事件**によって精神疾患患者と犯罪を結びつける社会的風潮が強まり，精神科病院への患者の隔離を期待する報道も出現した。一部の新聞などは，精神障害者を危険な存在として「野放しの精神障害者」と書き立てるなど，国民の偏見を助長し，患者の人権を無視する報道が行われた。その結果，地域生活への支援は期待どおりに進展せず，欧米諸国で精神病床数が減少していったのと反対に，わが国の精神病床数は増加していくこととなる。

クラーク勧告　その一方，政府は，ライシャワー事件後の日本の精神医療と地域精神衛生

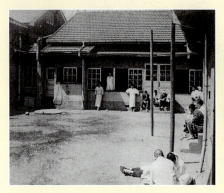
a. 1950年代後半の病院内の風景

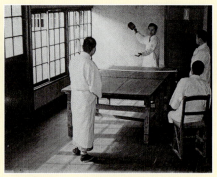
b. レクリエーション療法のひとこま（1950年代後半）

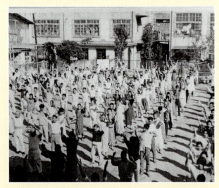
c. 病院内での体操場面（1960年代前半）

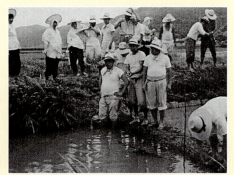
d. 作業療法のひとこま（1960年代後半から1970年代）

（写真提供：河田病院）

○図6-2　1950～1970年代の精神科病院の様子

活動の現状を観察・評価してもらうため，WHOに専門家の派遣を要請した。それに応じて，イギリスのクラーク D. H. Clark 博士が来日し，約3か月間の調査を行った。その後，クラーク博士が日本政府に提出したのが，**クラーク勧告**である。精神病院に長期入院患者が増加している問題を指摘し，それを改善させるために地域福祉やリハビリテーションを充実させること，政府の監督を強化して精神病院を改革することなどの勧告がなされたが[1]，当時の政府は受け入れなかった。

精神保健法の成立　1984（昭和59）年，北関東のある精神科病院において無資格者による医療行為が行われ，また暴行により患者が死亡する事件が発生した。この時期に

1）デービッド・H. クラーク：日本における地域精神衛生――WHO への報告　1967年11月より1968年2月に至る3ヵ月間の顧問活動に基づいて（和訳）．精神衛生資料（16）．国立精神衛生研究所，1969．

は，精神科病院における同様の不祥事が頻発し，それが契機となって国内外からわが国の入院医療を中心とした精神医療および強制入院のみ規定する「精神衛生法」への批判が強まった。これに対応するため，1987（昭和62）年に「精神衛生法」を改正し，**精神保健法**が成立した。

この改正は，精神障害者の人権擁護と社会復帰の促進を法律上明記し，本人の同意に基づく入院（任意入院）の制度が創設されるなど，画期的なものであった。

3 「地域生活中心」を目ざす精神保健医療福祉制度の改革まで

1 「医療から福祉へ」

医療から福祉へ 欧米における精神医療や障害者福祉の動向なども伝わり，1990年ごろまでには，わが国でも精神障害者を医療だけでなく福祉の対象者であるとみなす考え方が広まっていた。これに基づいて，「障害者の雇用の促進等に関する法律」（障害者雇用促進法）や「障害者基本法」の改正などが行われ，精神障害者の社会復帰に向けた取り組みが本格的に行われるようになった。その後，精神障害者の保健医療福祉は「精神科病院から社会復帰施設へ」という流れをさらに進めて，「社会復帰施設から地域社会へ」，すなわち「医療から福祉へ」という新しい流れを形成していくことになった。**精神障害者保健福祉手帳**が制度化され，精神障害者が福祉サービスを受けるようになり，精神障害者の社会参加がはかられるようになった。その後，1995（平成7）年には，「精神保健法」が**精神保健及び精神障害者福祉に関する法律**（精神保健福祉法）へと改正された（⇒209ページ）。

2 障害者プラン・新障害者プランによる退院促進と地域移行の推進

障害者プラン 政府は1993（平成5）年，わが国における新たな障害者対策として，今後10年間の施策の基本的方向を示す「障害者対策に関する新長期計画」を発表した。その重点実施計画として1995年（平成7）12月に制定された**障害者プラン**（ノーマライゼーション7か年戦略）では，従来のリハビリテーションとノー

Column

療養環境の改善

かつて，わが国の多くの精神科病院には鉄格子がはめられていた。しかし，1998（平成10）年に厚生省（当時）から「精神病院療養環境改善整備事業実施要綱」が通達されたことに端を発し，精神科病院の外観はしだいに姿をかえていった。それまでの精神医療の長い歴史のなかで，精神科病院の鉄格子は，まさに偏見の象徴ともいえる存在であった。鉄格子が取り除かれるということは，精神障害者にとっても，またそこで働く看護師にとっても，時代の移りかわりを予感させられるできごとであった。

マライゼーションの理念をふまえ，1996(平成8)〜2002(平成14)年の計画期間内に2〜3万人程度の精神障害者の退院と社会的自立を促進するとした。

新障害者プラン 続く2003(平成15)年度から10年間の「新障害者基本計画」，および重点施策実施5か年計画(**新障害者プラン**)では，今後の精神保健医療福祉対策の基本的な考え方を「入院医療主体から，地域保健・医療・福祉を中心としたあり方への転換」とし，施策に精神病床の削減が盛り込まれた。そのなかで，今後10年間のうちに「受け入れ条件が整えば退院可能」とする患者(社会的入院患者)を約7万2千人と試算した。

新障害者プランのその後 社会的入院患者が7万2千人という数字の示す意味は大きい。たとえば全国の精神病床に対する割合からすれば，試算した時点の病床数の約20％をも占める規模である。この規模での患者の退院が実現すれば，わが国の精神医療の歴史にきざまれる大規模な精神医療改革であるが，その後もなかなか社会的入院の解消にはいたらなかった[1]。新障害者プランは，その後，重点施策実施(後期)5か年計画に引き継がれ，引きつづき退院促進と地域移行の推進がなされた。

❸ 精神保健医療福祉施策の改革ビジョンの策定から現在まで

このように，わが国の精神保健医療福祉は，戦前の私宅監置から，精神障害者を長期間精神科病院に収容してきた入院中心の医療を経て，地域での生活を支援する方向へと転換がはかられ，今日もそれが進められている。

精神保健医療福祉の改革ビジョン 退院促進や地域移行の推進にとどまらない抜本的な精神保健医療福祉制度の改革としては，2004(平成16)年9月，その後のおおむね10年間のビジョンとして「**精神保健医療福祉の改革ビジョン**」(「今後の精神保健医療福祉のあり方に関する検討会」報告書)が発表され，その課題として，①精神障害の正しい理解のための普及・啓発，②精神医療体系の再編：精神病床の機能分化と，基準病床の見直し，③地域生活支援体系の再編，④精神保健医療福祉施策の基盤強化が示された。

精神保健医療福祉の更なる改革に向けて さらに2009(平成21)年には，「精神保健医療福祉の更なる改革に向けて」(「今後の精神保健医療福祉のあり方に関する検討会」報告書)として，「精神保健医療福祉の改革ビジョン」の後期5年間の方向が示された。そこでは，「**地域を拠点とする共生社会の実現**」に向け，「入院医療中心から地域生活中心へ」という基本理念に基づく施策の立案・実施をさらに加速することが示されている(図6-3)。

歴史からなにが学べるか これまで世界およびわが国の精神保健医療福祉の歴史を概観してきたが，精神疾患の患者(精神障害者)がどのような迫害を受け，苦しんできたかがわ

---

1) 長期入院患者への退院支援とは別に，新規入院患者の早期退院が進められた結果，入院患者数は減少傾向にある。

(厚生労働省：精神保健医療福祉の更なる改革に向けて．2009による)

⬤ 図 6-3　今後の精神保健医療福祉の方向性

かるだろう。近代に入っても，社会から隔離され，長期間の入院をしいられてきた。入院治療が終われば退院し，地域で生活することがあたり前とみなされるようになってきたのは，近年のことである。

　一方，精神疾患に対する社会のとらえ方も変化している。精神疾患は，時代によって「脳の病気」または「心の病気」と特徴づけて理解される傾向があり，現代は，この両者を使い分ける傾向にある。近年，わが国では「心の時代」「心の健康」などといわれるように，うつ病や自殺の問題，不登校や引きこもりなどは，国民の「心の健康問題」として取り扱われることが多くなった。一般の人々の健康問題としてよびかけるときには，「心」という親しみやすい概念を用いることが多いといえる。こうした現象は，精神疾患というものが特定の人がかかる病気ではなく，誰もがかかりうる病気であるという認識を広めることにつながっている。

　一方，統合失調症などは，マスメディアでも「脳の疾患」として取り上げられることが多くなった。精神障害者のなかには「脳の疾患」という理解を歓迎する声もある。そこには「得体の知れない病気」ではなく，「原因のある病気」として位置づけられるという安心感がある。

　しかし，精神疾患に対する偏見はいまなお残っており，一般の人々が十分な理解を示すようになるまでには，まだ時間が必要とされるだろう。この章で学んできた精神保健医療福祉の歴史をもう一度思い返し，看護師として，その偏見を払拭することの重要性を理解してほしい。

まとめ

- 古代より18世紀末まで，精神疾患の患者は迫害の対象であった。
- 19世紀に入り，徐々に近代精神医学が体系化されていった。
- 1952年に最初の抗精神病薬が発見され，精神症状を大きく改善することが可能になり，その後，急速に抗精神病薬による治療が広がった。
- 1950年代以降，欧米で入院中心の精神医療からの脱却を目ざす脱施設化運動が広がり，1990年代以降は世界的なメンタルヘルス対策や精神医療改革が行われている。
- わが国では近代まで，精神疾患の患者は，自宅の納屋や座敷牢などに監置されている状態が続いた。
- 呉秀三は，精神疾患患者の処遇に関する全国調査を行い，私宅監置の悲惨な実態を明らかにした。
- 第二次世界大戦後の1950（昭和25）年に「精神衛生法」が制定され，ようやく私宅監置が廃止された。
- 「精神衛生法」以降，全国で多くの精神科病院が開設され，欧米での脱施設化の動きとは逆に，日本の精神病床数は急増していった。入院の長期化や患者の人権擁護，地域医療の整備などは現在も続く精神医療の課題である。

復習問題

❶ 次の文章の空欄を埋めなさい。

▶ 18世紀末のフランスで患者を拘束していた鎖を外し，「精神病者の解放」を行った医師は（①　　　　）である。

▶ 1952年，世界で最初の抗精神病薬となる（②　　　　　　）が発見された。

▶ 20世紀初頭のアメリカでビアーズが精神病院の入院体験記『（③　　　　　　）』を出版した。

▶ 明治中期の旧藩主家の家督相続をめぐる（④　　　　）事件をきっかけに，私宅監置を制度化する「（⑤　　　　　　）」法が制定された。

▶ 欧米で脱施設化運動が進むなか，わが国では1964年，（⑥　　　　　）事件がおこり，入院中心医療から地域精神医療への方向転換は進まなかった。

▶ 1967年，WHOの顧問として来日し，日本の精神医療や地域精神保健活動の現状を視察した（⑦　　　　　）は，長期入院の改善，精神科リハビリテーションの充実などを勧告した。

▶ 2004（平成16）年，入院中心医療から地域医療と地域生活支援への転換を目ざす抜本的な精神保健医療福祉制度改革を進めるための展望を示す「（⑧　　　　　　）」が発表された。

❷ 左右を正しく組み合わせなさい。

①フロイト　　　・　　・Ⓐ早発性認知症
②ピネル　　　　・　　・Ⓑ統合失調症
③クレペリン　　・　　・Ⓒ道徳療法
④ブロイラー　　・　　・Ⓓ精神分析

第7章 精神保健医療福祉と法律

学習目標
- わが国の精神保健医療福祉制度の基本となる法律である「精神保健及び精神障害者福祉に関する法律」（精神保健福祉法）の成立までの経緯および法の内容を学ぶ。
- 「精神保健福祉法」以外の精神保健医療福祉に関連する法律を学ぶ。
- これらの法律により精神障害者の権利がどのようにまもられているか，精神障害者はどのような福祉サービスを受けることができるかを理解する。

A 精神保健及び精神障害者福祉に関する法律（精神保健福祉法）

「精神保健及び精神障害者福祉に関する法律」（精神保健福祉法）は，わが国の精神保健医療福祉制度の基本となる法律であり，「精神保健法」（旧法）の改正により1995（平成7）年7月に制定されて以後，定期的に見直しがなされている。

1 精神保健福祉法への歩み

はじめに，「精神保健福祉法」の歩みを概説する（◯図7-1）。

●精神病者監護法　精神保健医療福祉に関するわが国の法律は，私宅監置を合法的に認めた1900（明治33）年の「**精神病者監護法**」にはじまる。しかし，この法律は精神障害者の**私宅監置**を合法的に認め，監護に携わる責任を家族に負わせるものであり，劣悪な環境におかれている患者も多かった。1919（大正8）年に「**精神病院法**」が制定されたものの，精神病院の設置は進まず，「精神病者監護法」の廃止や私宅監置の廃止にはいたらなかった。こうした状況は第二次世界大戦後まで続くこととなる（戦前の精神保健医療については◯201ページ）。

●精神衛生法の制定　1950（昭和25）年5月，精神障害者に適切な医療・保健の機会を提供するために「**精神衛生法**」が制定された。この法の制定により，「精神病者監護法」と「精神病院法」が廃止され，長年続いていた私宅監置がようやく廃止された。

「精神衛生法」においては，これまでの精神病者を精神障害者と定義し，その対象を拡大した。課題であった精神病院の設置が都道府県に義務づけら

精神衛生法

1950（昭和25）年　制定
- 対象者の拡大：中毒性精神病者（アルコール・薬物など）・精神薄弱者・精神病質者
- 精神病院の設置を都道府県に義務づけ
- 入院制度の創設：措置入院・同意入院・仮入院
- 精神衛生鑑定医制度の創設

1964年　ライシャワー事件

1965（昭和40）年　改正
- 緊急措置入院制度の創設
- 自傷他害のおそれのある入院患者が無断で退去した場合，所轄の警察署長に探索を求めることができることを規定
- 精神衛生相談所の設置：精神衛生に関する相談・指導，知識の普及
- 通院医療費公費負担制度：通院医療費の2分の1を公費負担

1984年　北関東の病院で看護職員による患者暴行死事件発覚

精神保健法

1987（昭和62）年　改正
- 精神医療審査会の設置
- 任意入院・応急入院制度の創設，同意入院を医療保護入院に変更
- 精神障害者社会復帰施設の規定：精神障害者生活訓練施設，精神障害者授産施設
- 精神衛生鑑定医を精神保健指定医に変更
- 入院時の書面による告知義務，行動制限や通信の自由についての規定
- 徴収報告等，改善命令

1994年　障害者基本法制定
1994年　地域保健法制定

精神保健福祉法

1995（平成7）年　改正
- 精神障害者保健福祉手帳の創設
- 通院患者リハビリテーション事業の制度化
- 社会復帰施設の充実：生活訓練施設（援護寮）・授産施設・福祉ホーム・福祉工場
- 医療保護入院などを行う精神科病院における常勤の精神保健指定医の必置
- 通信公費負担医療事務などの合理化
- 市町村の役割を明示：正しい知識の普及・啓発や相談指導などの充実
- 公費優先のしくみを保険優先のしくみに変更

2003年　心神喪失等の状態で重大な他害行為を行った者の医療及び観察等に関する法律制定
2005年　障害者自立支援法制定
2013年　障害者自立支援法改正（障害者の日常生活及び社会生活を総合的に支援するための法律）

2013（平成25）年　改正
- 保護者制度の廃止，医療保護入院の「保護者の同意」は「家族等のいずれかの者の同意」に変更（2014〔平成26〕年4月施行）

◯図7-1　精神保健福祉法の歴史

れ，国や地方公共団体立以外の精神病院を指定病院とすることも可能となった。また，現在の入院制度の基本をなす，**措置入院**（◯215ページ）・**同意入院**（現在は医療保護入院）・**仮入院制度**[1]（現在は応急入院が相当），および**精神衛生鑑定医制度**（現在は精神保健指定医制度）が定められた。しかし，精神障害者の対象を拡大したこと，また「本人の同意がなくても入院させることができる」としたことには，入院患者の人権がまもられないのではないかという懸念の声もあった。

精神衛生法の一部改正　1960（昭和35）年前後になると，欧米諸国では大規模な精神病院を解体し，地域でケアを行う脱施設化運動が盛んになり，精神病床数は減少していった。しかし，わが国において精神病床数は増加の道をたどることになる。そのきっかけとなったのは，1964（昭和39）年のライシャワー事件である（◯203ページ）。この事件によって，わが国の精神障害者の在宅医療体制が大きな社会問題となり，警察庁から厚生省（現在の厚生労働省）へ法改正の要望も出された。その結果，1965（昭和40）年に行われた「精神衛生法」の一部改正は，通報や入院制度の強化など保安的な色彩の強いものとなった。この改正では，自傷他害の著しい患者に対する**緊急措置入院制度**（◯215ページ）が新設され，自傷または他害のおそれのある入院中・仮入院中の患者が無断で退去しその行方が不明になったときは，所轄の警察署長に探索を求めることができることも定められた。そのほか，**精神衛生相談所**（現在は精神保健福祉センター）の設置，**通院医療費公費負担制度**（現在も「障害者総合支援法」のもとで存続）などが規定された。

精神保健法　その後1984（昭和59）年におきた精神病院での患者の死亡事件（◯204ページ）をきっかけに，わが国の精神障害者への人権侵害に対して国内外からの批判が高まった。それを背景として，1987（昭和62）年に「**精神保健法**」が制定された。「精神衛生法」の制定から，実に40年ぶりの全面的な法改正であった。

この改正では，**精神医療審査会**（◯214ページ）の設置，**退院請求制度**（◯217ページ）や**任意入院制度**（◯215ページ）が定められるなど，精神障害者の人権保護の制度が整備された。隔離や身体拘束などの行動制限，信書の発受など通信の自由について規定したことは，私宅監置から始まる「患者の人権の擁護」という課題に，積極的に取り組んだ結果であるといえる。また，はじめて精神障害者のリハビリテーションに関する項目が加わるなど，**社会復帰の促進**が強調され，入院中心の精神医療から地域精神医療へという新たな方向性を示すことになった。

1）精神病院の管理者は，精神障害があり，診断に相当の時日を要するとき，後見人，配偶者，親権を行う者その他の扶養義務者の同意がある場合には，本人の同意がなくても，3週間をこえない期間，かりに精神病院へ入院させることができるとされた。

「精神保健法」は，制定後5年をめどに見直しをはかるという付帯決議がなされ，その後定期的な改正がなされた。

精神保健福祉法　1994（平成6）年に「**障害者基本法**」が成立し，これによって精神障害者は福祉施策の対象となる障害者として明確に位置づけられた。さらに，同年には「**地域保健法**」が制定され，地域精神保健の一層の充実が求められた。

これらをふまえ，1995（平成7）年に「精神保健法」が「**精神保健福祉法**」として改正された。この改正では，**精神障害者保健福祉手帳**（◯217ページ）の創設，社会復帰施設の充実など，精神障害者の社会復帰のための保健福祉施策が強化された。同時に，地域精神保健福祉対策の充実がはかられ，社会復帰や自立の促進をはかるという市町村の役割が明示され，それまで都道府県がその役割を担ってきた精神障害者地域生活援助事業に市町村が参画できる方向が示された。あわせて，適切な精神医療の確保をはかるための措置も講じられた。

2005（平成17）年に「**障害者自立支援法**」（2013〔平成25〕年に「**障害者の日常生活及び社会生活を総合的に支援するための法律**」（障害者総合支援法）に改正）が成立したことにより，「精神保健福祉法」からは，居宅介護などほかの障害と共通するサービスを規定する条項が削除され，また精神障害者に対する適切な地域医療等の確保などをはかるための改正が行われた。直近の改正は2013（平成25）年6月であり，保護者制度の廃止や医療保護入院の見直し（◯216ページ，Column「保護者制度の廃止」）などが行われた。この改正「精神保健福祉法」は2014（平成26）年4月に施行された。

2 精神保健福祉法の概要

1 目的と対象

法の目的
（第1条）　この法律は，精神障害者の医療および保護を行い，「障害者総合支援法」と相まって社会復帰の促進およびその自立と社会経済活動への参加の促進のために必要な援助を行いながら，発生の予防と国民の精神的健康の保持・増進に努めることによって，精神障害者の福祉の増進および国民の精神保健の向上をはかることを目的としている。

「精神保健法」（旧法）までの「**医療および保護**」，「**社会復帰の促進**」，「**国民の精神的健康の保持・増進**」に加え，精神障害者の「**自立と社会経済活動への参加の促進**」のための援助という福祉の要素が盛り込まれている（◯図7-2）。

精神障害者の
定義（第5条）　対象となる精神障害者は，統合失調症，精神作用物質による急性中毒またはその依存症，知的障害，精神病質その他の精神疾患を有する者である。

その他の精神疾患のうち，発達障害については，2004（平成16）年に成立した「発達障害者支援法」（◯219ページ）による支援の対象でもある。

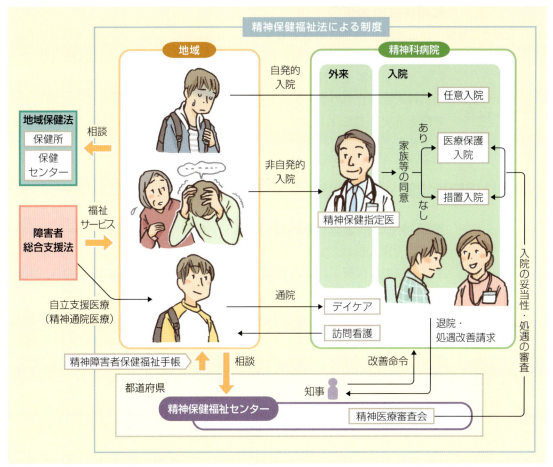

○図7-2　精神保健福祉法によるわが国の精神保健医療福祉のしくみ

❷ 精神保健福祉センター・精神医療審査会

■精神保健福祉センター（第6条）

　都道府県・指定都市は，**精神保健福祉センター**を設置することが規定されている。精神保健福祉センターは，精神保健および精神障害者の福祉に関する総合的技術センターとして，地域精神保健福祉活動推進の中核となる機能を備えた施設である。

　具体的な業務としては，複雑困難な事例についての精神保健福祉相談，保健所・市町村などに対する専門的立場からの技術指導・助言，人材育成，都道府県規模で実施する一般市民に対する普及啓発活動や調査研究などを行う。また，精神医療審査会（後述）の審査に関する事務と自立支援医療（精神通院医療），精神障害者保健福祉手帳の判定に関する業務を担っている。

■精神医療審査会

設置と業務 都道府県に**精神医療審査会**をおき（第12条），措置入院，医療保護入院中の患者について，その入院の必要があるかどうか，またその処遇が適当であるかどうかの審査を行う（第38条の3，5）。

委員
（第13・14条）
精神医療審査会の委員は，都道府県知事が，精神障害者の医療に関し学識経験を有する者（2名以上），精神障害者の保健または福祉に関し学識経験を有する者（1名以上），法律に関し学識経験を有する者（1名以上）から，計5名を選任する。

❸ 精神保健指定医・精神科病院・精神科救急医療

■精神保健指定医（第18条）

厚生労働大臣は，5年以上診断または治療に従事した経験を有し，3年以上精神障害の診断または治療に従事した経験を有する医師で，厚生労働大臣が定める研修を修了した者を**精神保健指定医**（以下，指定医）に指定する。

指定医は，精神科病院などにおいて非自発的入院としての措置入院および医療保護入院の判定や，任意入院患者の退院制限（72時間を限度），行動の制限（隔離・拘束など）の必要性の判定などの職務を行う。そのため精神障害者の入院を受け入れる精神科病院には，指定医を必ず配置しなければならない。

なお，緊急その他やむをえない理由があるときには，指定医のかわりに**特定医師**により，医療保護入院の判定（12時間を限度）と任意入院患者の退院制限（12時間を限度）を行うことができる（第21条第4項）。特定医師は，医籍登録後4年間以上で，2年間以上の精神科臨床経験を有する者について，精神科病院からの申請に基づき，都道府県知事が認定する。

■精神科病院の設置（第19条の7）

都道府県には精神科病院の設置が義務づけられている（国公立等の精神科病院がある場合は適用外）。ただし，厚生労働大臣の定める基準に適合する精神科病院（民間も含む）を都道府県が設置する精神科病院にかわる施設（**指定病院**）として指定すれば，設置を延期することができる。

■精神救急医療の確保（第19条の11）

都道府県は，精神科救急医療が適切に効率的に提供できるように，夜間や休日においても精神障害者やその家族からの相談に応じること，精神科救急医療を提供する医療施設相互間の連携（いわゆる「夜間や休日の輪番制」）を確保することなど，地域の実情に応じた精神科救急医療体制を整備するよう努める。

4 医療および保護

　精神障害者は，その疾患特性や病状によって自分の病気と治療の必要性について理解することがむずかしい場合があり，入院治療の必要性があるのに本人がそれを望まないことがある。そのため，治療や，自傷などの行動からの保護のために，本人の意思によらない非自発的な入院形態を選択せざるを得ないことがある。ただし，医療者には，本人に病状と入院治療の必要性を説明し，できる限り同意に基づいた入院（任意入院）をするように努力をすることが求められている。

■入院

1 任意入院（第20・21条）

　精神科病院の管理者は，精神障害者を入院させる場合，本人の同意に基づいて入院が行われるように努めなければならない。また，任意入院者から退院の申し出があった場合は，その者を退院させなければならない。ただし，指定医による診察の結果，当該任意入院者の医療および保護のための入院を継続する必要があると認めたときは，72時間に限り，その者を退院させないことができる。

2 都道府県知事による入院措置（第29条）

　都道府県知事は，精神障害があり，自傷または他害のおそれがあると認めた者を，医療および保護のために国公立の精神科病院または指定病院に入院させることができる（**措置入院**）。入院は，2人以上の指定医が診察し，各指定医の診察の結果が一致した場合でなければならない。また緊急を要する場合は，指定医1名の診察によって72時間に限り緊急で措置入院をさせることができる（**緊急措置入院**）。

　都道府県知事は，入院を継続しなくてもその精神障害のために自傷または他害のおそれがないと認められたときは，ただちに措置入院者を退院させなければならない。

Column

保護者制度の廃止

　かつて「精神保健福祉法」には，精神障害者の後見人または保佐人，配偶者，親権を行う者が保護者になることを定めた保護者制度があった。保護者には精神障害者に治療を受けさせ，財産上の利益を保護し，医師の指示に従うなどの義務が課せられていた。しかし，家族が保護者となることが多く，家族の高齢化などに伴いその負担が大きくなっているなどの現状から，2013（平成25）年6月の「精神保健福祉法」の改正により，保護者に関する規定（旧第20条）が削除された（2014〔平成26〕年4月より施行）。それによって，医療保護入院（第33条）の「保護者の同意があるとき」は「その家族等のうちいずれかの者の同意があるとき」に改められた。

3 医療保護入院（第33条）

自傷または他害のおそれはないが，精神障害者であり，かつ，医療および保護のため入院の必要がある者であって，家族等のうちいずれかの者の同意があるときは，指定医1名の診察によって本人の同意がなくても入院させることができる（◯215ページ，Column「保護者制度の廃止」）。

家族等とは，当該精神障害者の配偶者，親権を行う者，扶養義務者および後見人[1]または保佐人[2]をいう。ただし，行方の知れない者，この精神障害者に対して訴訟をしている者，未成年者などは家族等にはなれない。また家族等がいないときや意思表示ができないときは，精神障害者の居住地や現在地を管轄する市町村長の同意があれば入院させることができる。

4 応急入院（第33条の7）

指定医の診察の結果，精神障害があり，すぐに入院させなければその者の医療および保護をはかることができないと判定された場合，家族等や本人の同意がなくても，72時間に限り入院させることができる。

■精神科病院における処遇・退院請求

1 精神科病院における処遇（第36条）

精神科病院の管理者は，入院中の患者に対して，医療または保護に欠くことのできない限度において，患者の行動について必要な制限を行うことができる。その場合には，行動制限が必要な理由を患者に説明するとともに，患者の症状に応じて最も制限の少ない方法により行わなければならない。ただし，信書の発受の制限，人権擁護に対する行政担当者および患者の代理人である弁護士との電話・面会の制限は行うことができない。

●通信・面会　通信・面会については，原則として自由に行うことができる必要があるが，患者の医療および保護に欠くことのできない限度で，制限の必要性を慎重に判断することが求められている。また入院病棟内に公衆電話を設置して，見やすいところに，都道府県精神保健福祉主管部局，地方法務局人権擁護主管部局などの電話番号を掲示することが規定されている。

●隔離　患者の隔離については，患者本人または周囲の人に危険が及ぶ可能性が著しく高く，隔離以外の方法で危険を回避することが困難であると，指定医が判断した場合に認められている（12時間をこえない隔離については，指定医の判断は不要である）。患者本人に危険が及ぶ状態とは，自殺企図または自傷行為が切迫している状態などである。

---

1) 後見人：法定代理人となるべき親権を行う者（父母，養親など）などがいないとき，本人にかわって財産管理などを行う者をいう。
2) 保佐人：本人が精神の障害のため弁識能力が著しく不十分の場合，本人の訴訟行為，財産を得ることを目的とする行為などに，家庭裁判所から本人のかわりに同意する権利を受けた者をいう。

身体的拘束● 患者の身体的拘束については，自殺企図または自傷行為および多動・不穏状態が著しく，患者の生命を保護することや身体損傷を防ぐために，身体的拘束以外の方法が見いだされるまでの期間にやむをえず行う行動制限であり，指定医が必要性を判断した場合に認められる。

2 定期の報告（第38条の2）

精神科病院の管理者は，措置入院，医療保護入院者の症状およびその他の報告事項を，定期に，最寄りの保健所長を経て都道府県知事に報告しなければならない。都道府県知事は，精神医療審査会における審査の結果，入院が必要でないと認められた者を退院させ，または精神科病院の管理者に対しその者を退院させることを命じることができる。

3 退院等の請求（第38条の4）

精神科病院に入院中の患者やその家族等は，都道府県知事に対して，その者を退院させること，または精神科病院の管理者にその者を退院させること，もしくは処遇の改善のために必要な措置をとることを命じるよう求めることができる。

退院などの請求があった場合，精神医療審査会は，退院請求をした者および入院している精神科病院の管理者の意見を聞かなければならない。精神医療審査会は，入院中の患者を診察し，診療録などの帳簿書類の提出を求めることができる。その結果，入院が必要でないと認められた者を退院させ，または精神科病院の管理者に対しその者を退院させることを命じることができる。

4 改善命令等（第38条の7）

厚生労働大臣または都道府県知事は，精神科病院の管理者に対して，入院中の患者の処遇に違反したときや，入院中の患者の処遇が著しく適当でない場合は，処遇の改善を命じることができる。

5 無断退去者に対する措置（第39条）

精神科病院の管理者は，入院中の自傷または他害をおよぼすおそれのある患者が無断で退去し，その行方が不明になったときは，所轄の警察署長に探索を求めなければならない。

5 保健および福祉

■精神障害者保健福祉手帳（第45条）

精神障害者は，居住地の都道府県知事に**精神障害者保健福祉手帳**の交付を申請することができる。精神障害の状態にあることについて，2年ごとに審査を受けなければならない。

対象となるのはすべての精神障害であるが，精神障害をみとめない知的障害については**療育手帳制度**の対象となる。

精神障害者保健福祉手帳の等級は⇒表7-1のとおりである。なお，表に示すとおり，この等級は障害年金の等級とは別のものである。

● 表7-1　精神障害者保健福祉手帳の等級

1級	精神障害であって，日常生活の用を弁ずることを不能ならしめる程度のもの（おおむね障害年金1級に相当）
2級	精神障害であって，日常生活が著しい制限を受けるか，または日常生活に著しい制限を加えることを必要とする程度のもの（おおむね障害年金2級に相当）
3級	精神障害であって，日常生活もしくは社会生活が制限を受けるか，または日常生活もしくは社会生活に制限を加えることを必要とする程度のもの（おおむね障害年金3級に相当）

　精神障害者保健福祉手帳を取得している場合には，NHK受信料の減免，所得税・住民税・相続税の控除など，公共料金の割引や税金の控除・減免の措置を受けることができる。ただし，鉄道・バス・タクシーなど交通運賃の割引や，上下水道料金の割引などは，各地域・事業者によって定められているため，全国一律で行われているサービスではない。

■知識の普及・相談・指導
　①**正しい知識の普及（第46条）**　都道府県や市町村は，精神障害についての正しい知識の普及のための広報活動などを通じて，精神障害者の社会復帰およびその自立と社会経済活動への参加に対する地域住民の関心と理解を深めるように努めなければならない。
　②**相談指導等（第47条）**　都道府県および保健所を設置する市または特別区は，必要に応じて，医療を必要とする精神障害者に対し，その精神障害の状態に応じた適切な医療施設を紹介しなければならない。市町村は，必要に応じて精神障害者および家族などからの相談に応じ，これらの人を指導するように努めなければならない。
　③**精神保健福祉相談員（第48条）**　都道府県や市町村は，精神保健福祉センターや保健所に，精神保健および精神障害者の福祉に関する相談に応じ，精神障害者や家族などを訪問して必要な指導を行うために，精神保健福祉相談員をおくことができる。

B 心神喪失等の状態で重大な他害行為を行った者の医療及び観察等に関する法律（心神喪失者等医療観察法）

法の目的　「心神喪失等の状態で重大な他害行為を行った者の医療及び観察等に関する法律」（心神喪失者等医療観察法）は，心神喪失または心神耗弱の状態（精神障害のために善悪の区別がつかないなど刑事責任を問えない状態）で殺

人・強盗・傷害などの重大な他害行為を行った人に適切な医療を提供し，社会復帰を促進することを目的とし，2003(平成15)年に制定された。

申立て・審判 　心神喪失または心神耗弱の状態で重大な他害行為を行い，不起訴処分または無罪などが確定した人について，この制度による処遇が必要かどうかを決定するよう，検察官が地方裁判所に申立てを行う。対象となる人は鑑定を行う医療機関に入院し，裁判官と精神保健審判員(必要な学識経験を有する医師)各1名の合議体による審判によって，処遇が必要かどうか，またその内容の決定が行われる。

医療の実施・地域での処遇 　審判の結果，入院が決定した人に対しては，指定入院医療機関において専門的な医療が行われるとともに，入院期間中から社会復帰調整官(法務省所管の保護観察所に配置されている)による退院後の生活環境の調整が行われる。また，通院による医療の決定を受けた人や退院を許可された人は，社会復帰調整官が中心となって作成する処遇実施計画に基づいて，地域において医療を受ける。期間は原則として3年間である。通院期間中は，保護観察所が中心となり関係機関と連携しながら，地域での処遇が進められる。処遇の終了後は，必要に応じて「精神保健福祉法」「障害者総合支援法」による支援が継続される。

指定入院医療機関は全国に33か所(833床)，指定通院医療機関は3,503か所である(2018〔平成30〕年10月現在)。

C　発達障害者支援法

法の目的 　「発達障害者支援法」は，発達障害を早期に発見し，発達支援を行うことに関する国および地方公共団体の責務を明らかにするとともに，学校教育における発達障害者への支援，発達障害者の就労の支援，発達障害者支援センターの指定などについて定めることにより，発達障害者の自立および社会参加のためのその生活全般にわたる支援をはかることを目的とし，2004(平成16)年に制定された。

法の対象 　この法律において**発達障害**とは，**自閉症，アスペルガー症候群**その他の広汎性発達障害，**学習障害，注意欠陥多動性障害**[1]その他これに類する脳機能の障害であってその症状が通常低年齢において発現するものとして政令で定めるものをいう。また，この法律において**発達障害者**とは，発達障害がある者であって発達障害および社会的障壁により日常生活または社会生活に制限を受けるものをいい，**発達障害児**とは，発達障害者のうち18歳未満のもの

---

1) これらの精神障害についてはDSM-5や未邦訳(2018年10月現在)のICD-11においては分類や名称が異なっている。

をいう。

発達障害者支援センター　都道府県または都道府県知事が指定する社会福祉法人その他の政令で定める法人により**発達障害者支援センター**を設置することができる。発達障害者支援センターの業務は次のとおりである。

(1) 発達障害の早期発見，早期の発達支援などに資するよう，発達障害者およびその家族その他の関係者に対し，専門的な相談に応じ，または情報の提供もしくは助言を行う。
(2) 発達障害者に対し，専門的な発達支援および就労の支援を行う。
(3) 医療・保健・福祉・教育・労働などに関する業務を行う関係機関および民間団体ならびにこれに従事する者に対し発達障害についての情報の提供および研修を行う。
(4) 発達障害に関して，医療・保健・福祉・教育・労働などに関する業務を行う関係機関および民間団体との連絡調整などを行う。

発達障害者支援センターは，全国に94か所設置されている（2018〔平成30〕年10月現在）。

D 障害者の日常生活及び社会生活を総合的に支援するための法律（障害者総合支援法）

1 障害者総合支援法への歩み

精神障害者への福祉制度の整備　わが国においては，精神障害者に対する福祉施策の欠落が長年にわたり指摘されていたが，1994（平成6）年の「**障害者基本法**」（→223ページ）の成立により精神障害者が障害者として明確に位置づけられ，1995（平成7）年に「疾病と障害の共存」の概念に基づき「精神保健法」が「精神保健福祉法」に改正されたことにより，ようやく本格的な福祉制度の整備が始まった。そして1996（平成8）年から2002（平成14）年には障害者対策に関する新長期計画として策定された「**障害者プラン**」（ノーマライゼーション7か年戦略）が実施され，また2002（平成14）年には，その後2003（平成15）年から2012（平成24）年までの10年間の障害者基本計画が策定され，実施されてきた。

こうしたことを背景に，障害者の地域生活と就労を進め，自立を支援する観点から，2005（平成17）年10月に「**障害者自立支援法**」が制定された。これによって，これまで身体障害・知的障害・精神障害といった障害種別ごとに異なる法律に基づいて提供されてきた福祉サービス・公費負担医療などについて，共通の制度のもとで一元的に提供するしくみがつくられた。また，「精神保健福祉法」などの関係法律について必要な改正が行われた[1]。

障害者自立支援法は，2013（平成25）年4月に「**障害者の日常生活及び社会**

生活を総合的に支援するための法律」（障害者総合支援法）に改正された。

2 障害者総合支援法の概要

1 目的・対象

法の目的 　「障害者総合支援法」は，「障害者基本法」の基本的な理念にのっとり，「身体障害者福祉法」，「知的障害者福祉法」，「精神保健福祉法」，「児童福祉法」その他障害者および障害児の福祉に関する法律と相まって，個人としての尊厳にふさわしい日常生活または社会生活を営むことができるよう，必要な障害福祉サービスにかかる給付，地域生活支援事業その他の支援を総合的に行い，障害者および障害児の福祉の増進をはかるとともに，障害の有無にかかわらず国民が相互に人格と個性を尊重し安心して暮らすことのできる地域社会の実現に寄与することを目的とする。

基本理念 　すべての国民が，障害の有無にかかわらず，等しく基本的人権を享有するかけがえのない個人として尊重されるものであることを理念としている。共生社会の実現に向けて，すべての障害者および障害児が可能な限りその身近な場所において必要な日常生活または社会生活を営むための支援を受けられることにより社会参加の機会が確保されることを目ざす。

障害者の定義 　この法律における**障害者**とは，「身体障害者福祉法」第4条に規定する身体障害者，「知的障害者福祉法」にいう知的障害者のうち18歳以上である者および「精神保健福祉法」第5条に規定する精神障害者（「発達障害者支援法」第2条第2項に規定する発達障害者を含み，「知的障害者福祉法」にいう知的障害者を除く）のうち18歳以上である者をいう。さらに難病等（治療方法が確立していない疾病その他の特殊の疾病であって政令で定めるものによる障害の程度が厚生労働大臣の定める程度である者）も本法の障害者の範囲に含まれている。

2 サービス体系

「障害者総合支援法」による自立支援システムの全体像を 図7-3 に示す。
提供される福祉サービスにかかる自立支援給付の体系は，①**介護給付サービス**（居宅介護・重度訪問介護・同行援護，行動援護・重度障害者等包括支援・短期入所・療養介護・生活介護・施設入所支援）と，②**訓練等給付**（自立訓練・就労移行支援・就労継続支援・共同生活援助），③**地域生活支援事業**に再編されている。
また，心身の障害を除去・軽減するための医療について，医療費の自己負

1）この法律の制定により，「精神保健福祉法」からは居宅介護・社会復帰施設などに関する条項が削除された。「精神保健福祉法」に基づいて設置されていた社会復帰施設（精神障害者生活訓練施設〔援護寮〕，精神障害者授産施設，精神障害者福祉ホーム，精神障害者福祉工場，精神障害者地域生活支援センター）は新たなサービス体系に移行することとなった。

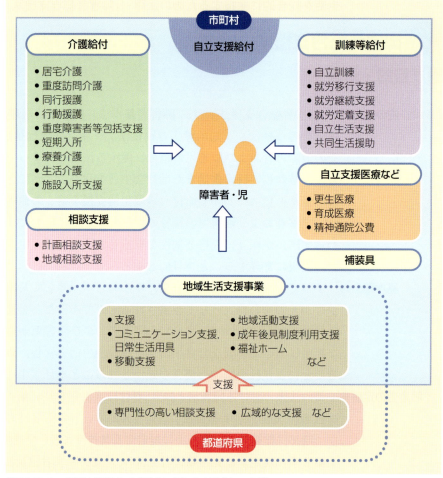

◯ 図7-3　障害者総合支援法に基づく給付・事業

担額を軽減する自立支援医療制度があり，精神障害者の場合には精神疾患の通院医療にかかる医療費の自己負担額を原則1割に軽減する**精神通院医療**が利用できる。長期間にわたり通院医療を要する精神障害者(「重度かつ継続」)の場合には，さらに所得に応じて減額する措置がある。

❸ 障害支援区分・自治体事業など

サービス必要度の判定　サービスの必要度は，必要とされる支援の度合いを総合的に示す**障害支援区分**により判定される。知的障害者・精神障害者の特性に応じて障害支援区分の認定が行われるよう，区分の制定には適切な配慮を行うとしている。

市町村の事業　地域生活支援事業においては，市町村が実施する事業として，①障害者に対する理解を深めるための研修・啓発，②障害者やその家族，地域住民などが自発的に行う活動に対する支援，③市民後見人などの人材の育成・活用をはかるための研修，④意思疎通支援を行う者の養成が追加された。

都道府県の事業　都道府県が実施する事業として，意思疎通支援を行う者のうち，とくに専

門性の高い者(いわゆる指導員)を養成することになった。

直近の改正 直近では2016(平成28)年に改正が行われており(2018年4月施行), 施設入所支援や共同生活援助を利用していた者などを対象として, 定期的な巡回訪問や随時の対応により, 円滑な地域生活に向けた相談・助言などを行う**自立生活援助**や, 就業に伴う生活面の課題に対応できるよう, 事業所・家族との連絡調整などの支援を行う**就労定着支援**などのサービスが創設された。

E 障害者基本法

「障害者基本法」は, 1993(平成5)年に「心身障害者対策基本法」を全面的に改正して制定された。本法の基本理念には**完全参加と平等**の精神が明記され, また本法の制定により精神障害者が障害者の対象として位置づけられた。

法の目的 2011(平成23)年には,「**障害者の権利に関する条約**」(**障害者権利条約** ● 221ページ, Column「障害者の権利に関する条約」)の締結に向けた国内法の整備として, 一部が改正された。「改正障害者基本法」では, すべての国民が, 障害の有無にかかわらず, 等しく基本的人権を享有する個人として尊重されるものであるとの理念にのっとり, すべての国民が, 障害の有無によって分け隔てられることなく, 相互に人格と個性を尊重し合いながら共生する社会を実現することを目的としている。

障害者の定義 本法による障害者の定義は, 身体障害, 知的障害, 精神障害その他の心身の機能の障害がある者であって, **障害および社会的障壁**(事物, 制度, 慣行, 観念など)により継続的に日常生活, 社会生活に相当な制限を受ける状態にあるものである。

差別の禁止 さらに, 障害者に対して, 障害を理由として, 差別することその他の権利利益を侵害する行為をしてはならないことや, 社会的障壁の除去に関する合理的な配慮を行うなど, 差別の禁止に関する条項が設けられている。

国および地方自治体は, 障害者の自立および社会参加の支援などのための施策の総合的かつ計画的な推進をはかるため, 障害者のための施策に関する**障害者基本計画**を策定しなければならないことが規定されている。

F 障害を理由とする差別の解消の推進に関する法律(障害者差別解消法)

「障害者基本法」に障害者に対する差別の禁止が規定されたことで, それを具現化するため, 2013(平成25)年に制定され, 2016(平成28)年4月より施行された。

本法は，障害を理由とする差別の解消の推進に関する基本的な事項，行政機関等および事業者における障害を理由とする差別を解消するための措置などを定めることにより，障害を理由とする差別の解消を推進し，すべての国民が，障害の有無によって分け隔てられることなく，相互に人格と個性を尊重し合いながら共生する社会の実現に資することを目的としている。

差別を解消するための措置として，国・地方公共団体に対しては**合理的配慮**[1]の提供を義務化し，民間事業者に対しては努力義務化している。

G 障害者虐待の防止，障害者の養護者に対する支援等に関する法律（障害者虐待防止法）

本法は，2011（平成23）年に成立し，翌年の10月1日より施行された。障害者に対する虐待の禁止，国等の責務，障害者虐待を受けた障害者に対する保護および自立の支援のための措置，養護者に対する支援のための措置などを定めることにより，障害者虐待の防止，養護者に対する支援などに関する施策を促進し，もって障害者の権利・利益の擁護に資することを目的としている。

虐待防止施策として，障害者虐待を受けたと思われる障害者を発見した者に対して，すみやかに通報することを義務づけた（**通報義務**）。本法による障害者虐待については，①養護者によるもの，②障害者福祉施設従事者などに

Column

障害者の権利に関する条約

「障害者の権利に関する条約」は，障害者の人権や基本的自由の享有を確保し，障害者の固有の尊厳の尊重を促進するために，2006年に国連総会で採択された条約である。わが国は他国よりかなり遅れて，障害者にかかわる国内法の整備を行い，2014（平成26）年1月に条約を締結した。

障害者の権利に関する条約には，障害に基づくあらゆる差別の禁止や障害者の社会参加の促進を実現するための規定が盛り込まれている。

自立した生活および地域社会への包容に関する条項（第19条）には，「障害者が，他の者との平等を基礎として，居住地を選択し，及びどこで誰と生活するかを選択する機会を有すること並びに特定の生活施設で生活する義務を負わないこと。」と明記されている。この規定は，精神科病院における長期入院に対する課題として重く受けとめられており，長期入院患者の地域移行と地域生活の支援がさらに求められている。

1）「障害者権利条約」の第2条では，障害者が他の者と平等にすべての人権および基本的自由を享有し，または行使することを確保するための必要かつ適当な変更および調整であって，特定の場合において必要とされるものであり，かつ，均衡を失したまたは過度の負担を課さないものとされている。

よるもの，③使用者(障害者を雇用する事業主)によるものが規定されている。また市町村・都道府県には障害者虐待対応の窓口となる市町村障害者虐待防止センター，都道府県障害者虐待防止センターの機能を設けることが規定された。

H そのほかの関係法規

1 医療法

「**医療法**」は，医療施設の設備構造や人員配置などを定めている。精神科病院の医師・看護師の人員配置基準は，医療法に基づく厚生省事務次官通知(1958〔昭和33〕年発)によって，一般病床と比べて「医師数は3分の1」「看護職員は3分の2」で運用できる，いわゆる「**精神科特例**」が規定された。

その後，2000(平成12)年の第4次「医療法」改正により，病院の設備構造・人員配置の基準が⇒表7-2のとおり改正され，患者1人あたりの医療者の人数，病床面積や廊下の幅の基準の引き上げなどが行われた。これによって，1958年以来定められていた，設備構造に関する「精神科特例」は廃止され，1床あたりの広さは改正前より50%程度広くなっている。設備構造の基準については，2001(平成13)年3月1日以降に新築(全面改築含む)する病院について適用することとされている。ただし，看護職員の配置については

⇒表7-2 医療法による設備構造・人員配置の基準

		一般病床	療養病床	精神病床	
				大学病院・総合病院の精神病床	その他の精神病床
人員配置	医師	患者16人に対し1人	患者48人に対し1人	患者16人に対し1人	患者48人に対し1人
	看護職員	患者3人に対し1人	患者4人に対し1人	患者3人に対し1人	患者4人に対し1人(※)
	薬剤師	患者70人に対し1人	患者150人に対し1人	患者70人に対し1人	患者150人に対し1人
設備構造	病床面積	6.4 m²/床 既設：1人部屋 6.4 m²/床 　　　その他 4.3 m²/床	6.4 m²/床	一般病床に同じ	一般病床に同じ
	廊下幅	片側居室：1.8 m 両側居室：2.1 m 既設：片側居室 1.2 m 　　　両側居室 1.6 m	片側居室：1.8 m 両側居室：2.7 m 既設：片側居室 1.2 m 　　　両側居室 1.6 m	一般病床に同じ	療養病床に同じ

※経過期間5年。経過期間終了後，当分の間，看護師は入院患者5人に1人とすることができる。その場合，看護補助者を看護師と合わせた数が入院患者4人に1人となるよう配置する。

経過措置が設けられており、現在も「患者5人に対し1人」という規定が残っている。

② 自殺対策基本法

法の概要 「自殺対策基本法」は、わが国の自殺による死亡者数が高い水準で推移しているという重要な課題への対策として、2006(平成18)年に制定された法律である。本法は、自殺対策に関する基本理念を定め、国および地方公共団体等の責務を明らかにするとともに、自殺対策の基本事項を定めることなどにより、自殺対策を総合的に推進し、国民が健康で生きがいをもって暮らすことのできる社会の実現に寄与することを目的としている。

自殺総合対策大綱 また本法では、政府が推進すべき自殺対策の指針として、基本的かつ総合的な自殺対策の大綱を定めることが規定されている。**自殺総合対策大綱**(2017〔平成29〕年7月25日閣議決定)では、誰も自殺に追い込まれることのない社会の実現を目ざし、①地域レベルの実践的な取り組みをさらに推進させること、②若者の自殺対策、勤務問題による自殺対策をさらに推進させること、③自殺死亡率を先進諸国の現在の水準まで減少させることを目ざし、自殺を2026年までに2015(平成27)年比で30％以上減少させることを目標としている。

③ アルコール健康障害対策基本法

アルコールによる健康障害 不適切な飲酒はアルコール健康障害の原因となり、本人の健康の問題のみならず、その家族への深刻な影響や重大な社会問題を生じさせる危険性が高いという課題への対策として、2013(平成25)年に成立し、翌年6月1日より施行された。

目的・概要 本法は、アルコール健康障害対策の基本となる事項を定めることなどにより、アルコール健康障害対策を総合的かつ計画的に推進して、国民の健康を保護し、安心して暮らすことのできる社会の実現に寄与することを目的としている。

本法の基本理念では、アルコール健康障害を有している者とその家族が日常生活および社会生活を円滑に営むことができるように支援するとともに、アルコール健康障害に関連して生ずる飲酒運転、暴力、虐待、自殺などの問題に関する施策との連携をはかることを規定している。また、政府がアルコール健康障害対策の総合的かつ計画的な推進をはかるため、アルコール健康障害対策推進基本計画を策定することが規定されている。

まとめ

- 1950（昭和25）年に制定された「精神衛生法」が，その後，何度かの改正による名称変更を経て，現在の「精神保健及び精神障害者福祉に関する法律」（精神保健福祉法）となっている。
- 1987（昭和62）年に「精神衛生法」を全面的に改正した「精神保健法」が制定された。この改正により，患者の人権保護の制度が整備され，また社会復帰の促進がうたわれて，入院中心の精神医療から地域精神医療への転換という新たな方向性が示された。
- 1994（平成6）年に「障害者基本法」が成立し，これによって精神障害者は福祉施策の対象となる障害者として明確に位置づけられた。さらに，同年には「地域保健法」が制定され，地域精神保健の一層の充実が求められた。
- 1995（平成7）年に「精神保健法」が現行の「精神保健及び精神障害者福祉に関する法律」（精神保健福祉法）に改正された。
- 「精神保健福祉法」は，わが国の精神保健医療福祉制度の基本となる法律であり，精神保健福祉センター，精神医療審査会，精神保健指定医，精神科病院および精神科救急医療体制，医療および保護，保健・福祉，精神障害者社会復帰促進センターなどが規定されている。
- 2005（平成17）年に「障害者自立支援法」（2013〔平成25〕年に「障害者の日常生活及び社会生活を総合的に支援するための法律（障害者総合支援法）に改正）が成立し，精神障害者にも身体障害者・知的障害者と共通の制度のもとで福祉サービスを一元的に提供するしくみがつくられた。

復習問題

❶ 「精神保健及び精神障害者福祉に関する法律」（精神保健福祉法）の規定について説明した次の文章の空欄を埋めなさい。

▶「医療および保護」「（①　　　　　）の促進」「（②　　　　　　　）への参加の促進」が，目的としてうたわれている。

▶措置入院，医療保護入院中の患者について，その入院の必要があるかどうか，またその処遇が適当であるかどうかの審査を行う（③　　　　　　）を，（④　　　　　　）におく。

▶（⑤　　　　　　　）は，措置入院および医療保護入院の判定，任意入院患者の退院制限（（⑥　　　）時間を限度），行動の制限（隔離・拘束など）の必要性の判定などを行う。

▶（⑦　　　　　　　）は，自傷または他害のおそれがあると認めた者を精神科病院に入院させることができる（措置入院）。

▶措置入院は，（⑧　　　）人以上の（⑤）が診察をし，診察の結果が一致した場合でなければならない。

▶医療保護入院は，（⑨　　　　　）のうちいずれかの者の同意と，（⑤）1名の診察による，本人の同意のない入院である。

▶（⑨）がいないときなどは居住地や現在地を管轄する（⑩　　　　　　）の同意があれば入院させることができる。

▶精神科病院の管理者は，措置入院，医療保護入院者の症状およびその他の報告事項を，定期に（⑪　　　　　　）に報告しなければならない。

▶ 精神科病院の入院患者や家族等は，（⑫　　　　　）に，退院や処遇の改善を求めることができる。

▶ 精神障害者は，居住地の都道府県知事に，（⑬　　　　　）手帳の交付を申請することができる。手帳の所持者は，精神障害の状態にあることについて，（⑭　　）年ごとに審査を受けなければならない。

❷ **次の文章の空欄を埋めなさい。**

▶ 「障害者基本法」による障害者の定義は，「身体障害，知的障害，（①　　　　　　　　　）であって，障害および（②　　　　　）により継続的に日常生活，社会生活に相当な制限を受ける状態にあるもの」である。

▶ 「障害を理由とする差別の解消の推進に関する法律」（障害者差別解消法）は，差別を解消するための措置として，国・地方公共団体に対しては（③　　　　　　　　）の提供を義務化している。

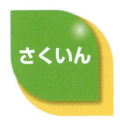

数字・欧文

AA　97
ACT　190
ADHD　20, 108, 157
ASD　157
BPSD　91
CAGE チェックリスト　97
CBT　121, 163
CVPPP　149
DALY　2
DSM-5　41, 81
DV　31
DV 防止法　31
ECT　118
EE　30, 84
GAF　132
HDS-R　79
HIV による認知症　91
ICD　41
　── -10　41, 81
　── -11　82
ICF　165
ICIDH　165
IQ　73, 79
LD　157
mECT　118
MMPI　79
MSE　129
NaSSA　116
POS　133
PTSD　102
SNRI　90, 116
SSRI　90, 116
SST　122, 164
WAIS　79
WISC　79
Y-G 性格検査　79

和文

あ

愛着　12, 15
　── 形成の不全　19
　── 行動　16
アイデンティティ　21, 22
　── の障害　154
アイデンティティクライシス　22
アウトリーチ　191
アカシジア　118, 160
アキネジア　160
悪性症候群　118, 161
アクティングアウト　152
アスペルガー症候群　21, 108
アセスメント　129
アドヒアランス　159
アヘン　99
アメンチア　69
アルコール　95
　── による認知症　98
アルコール依存　95, 155
　── の看護　155
　── の治療　96
アルコール幻覚症　98
アルコール健康障害対策基本法　226
アルコール嫉妬妄想　98
アルコール中毒　97
アルコールてんかん　98
アルコール離脱　98
アルツハイマー病の認知症　91
アンダーウッド　62
アントン症候群　78
アンビバレンス　24, 61

い

生きにくさ　28
意識　5, 68
　── の狭窄　69
　── の障害　68
　── の清明度　68
意識混濁　68
意識障害　68
　── の評価　69
　── の分類　68
意識消失発作　94
意識清明　68
意識変化　69
意識変容　69
いじめ　33
異常運動症　118
依存　95, 155
　── の看護　155
依存性パーソナリティ障害　106
一次妄想　72, 150
一次予防　10
一過性健忘　72
逸脱行動　152
イド　5
イネイブラー　156
イネイブリング　156
意味記憶　72
意欲　74
　── の障害　74
医療相談室　186
医療法　225
医療保護入院　139, 215
医療モデル　167
岩倉癲狂院　201
岩倉村　201
陰性症状　84
陰性転移　61
インフォームドコンセント　135

う

ウェクスラー児童用知能検査　79
ウェクスラー成人知能検査　79
ウェルニッケ失語　76
ウォルピ　121
内田-クレペリン精神作業検査　81
うつ状態　75
うつ病　87
　── の経過・予後　89
　── の病前性格　88
運動失行　77
運動性失語　77

え

英知　27

エス 5
エディプス-コンプレックス 18
エピソード記憶 72
エリクソン 13, 198
エレクトラ-コンプレックス 18
演技性パーソナリティ障害 106
援助関係 54
エンパワメント 11, 64

応急入院 139, 216
おきかえ 8
オレム 62
オレム-アンダーウッドモデル 62, 127

か
絵画統覚検査 79
外出 170
外出・外泊で発生する問題 171
外傷後ストレス障害 102
── の治療 104
開拓利用 54
改訂長谷川式簡易知能評価スケール 79
外泊 170
回避性パーソナリティ障害 106
回復 39, 63
回復期の看護 176
開放処遇 138
── の制限 140
開放病棟 138
外来看護師の役割 184
外来相談窓口 186
外来治療，精神科の 112
外来通院患者の看護 183
解離性健忘 101
解離性障害 101
解離性同一障害 101
解離性遁走 101
化学的拘束 146
学習障害 21, 108, 157
覚醒剤の依存・乱用 99
隔離 143, 216
── 時の看護 144
隔離室 143
隔離・身体的拘束で発生する問題 172
過食 105

過食症 23
仮性認知症 73
家族 28
── がかかえる問題 29
── の感情表出 30, 84
── への援助 65
家族等 215
家族療法 120
カタレプシー 75
過鎮静 118
カナー 107
カプラン 10
過眠症 105
空の巣症候群 26
仮入院制度 211
過労死 35
感覚性失語 76
関係妄想 71
看護過程 132
看護記録 133
看護師の守秘義務 137
ガンサー症候群 73
観察 45
患者 39
── との会話 58
── との約束 51
── の隔離 216
── の権利擁護 51, 133
── の行動制限 138
── の自己決定の援助 136
── の処遇 134
── の身体的拘束 217
患者-看護師関係 54
患者情報の管理 137
患者数 41
患者理解 55
感情 73
── の障害 73
感情鈍麻 74
感情表出 30
観念運動失行 77
観念失行 77
観念奔逸 71
感応性妄想性障害 87
緘黙 75, 152
関与しながらの観察 48

き
記憶 72
── の障害 72
── の分類 72
危機 10, 14
危機介入 10
危機理論 10

既視感 72
器質性精神障害 90
記述精神医学 198
季節性感情障害 119
機能の全体的評価尺度 132
揮発性溶剤の依存・乱用 99
気分 73
── の障害 73
気分（感情）障害 87, 90
気分安定薬 117
記銘 72
記銘力 68
記銘力障害 72
逆転移 61
逆向健忘 73
キャプラン 10
ギャングエイジ 19
急性一過性精神病性障害 86
急性期の看護 173
急性ジストニア 160
急性ストレス反応 104
急性中毒 95
休息期の看護 175
共依存 30, 96
境界性パーソナリティ障害 106
共感 56
── ，トラベルビーの 49
共感的理解 58
強硬症 75
強直間代痙攣 94
強迫観念 72, 100
強迫行為 100
強迫性障害 100
強迫性パーソナリティ障害 106
恐怖症 100
拒食 75, 105, 152
拒食症 23
拒絶 152
── の看護 152
拒絶症 75
拒薬 152
距離 59
記録 133
緊急措置入院 140, 211, 215
金銭管理 170
近代精神医学 198
緊張型 84
緊張病症候群 75
勤勉 対 劣等感 20

クラーク勧告 204

暮らし療法　203
クラブハウス　192
グループホーム　188
呉秀三　199, 202
クレペリン　83, 198
クロイツフェルト-ヤコブ病の
　認知症　91
クロルプロマジン　199

け

経時的記録　133
芸術療法　123
傾聴　58
系統的脱感作療法　121
傾眠　68
痙攣発作　154
ゲーム障害　82
ゲール-コロニー　196
血管性認知症　91
欠神発作　94
欠損症状　84
血統妄想　71
ケネディ教書　199
ゲルストマン症候群　77
幻覚　70, 149
　――の看護　149
衒奇症　75
幻視　70
現実感覚の障害　75
幻触　70
幻聴　70
見当識　68
健忘　72
権利擁護　51, 133
眩惑　104

こ

行為障害　23, 108
行為心迫　74
抗うつ薬　90, 116
攻撃　6, 8
攻撃本能　6
攻撃的言動　149
後見人　216
抗コリン作用　117
抗コリン症状　161
抗酒薬　97
口唇期　16
構成失行　77
抗精神病薬　86, 115
　――の副作用　160
向精神薬　115
　――の副作用　117
考想化声　85

考想吸入　76
考想奪取　76
考想伝播　76
抗躁薬　117
拘束　144
　――，化学的　146
　――，身体的　144
　――，心理的　146
拘束帯　145
抗てんかん薬　117
行動　74
　――の障害　74
行動化　152
行動制限　138
行動療法　121
抗ドパミン作用　115
抗認知症薬　117
広汎性発達障害　108
抗不安薬　116
興奮状態　148
　――の看護　148
肛門期　17
合理化　8
合理的配慮　224
高齢者デイケア　114
高齢者ナイトケア　114
国際疾病分類　41
　――第10版　81
　――第11版　82
国際障害分類　165
国際生活機能分類　165
国連原則　135, 200
心　1, 4
　――の「安全基地」　15
　――の健康　1
　――の交流　49
　――のはたらき　4
　――の病気　2
心のケアチーム　37
こころのバリアフリー宣言　3
個人精神療法　119
誇大妄想　71
個別性の理解　55
コミュニケーション　57
コルサコフ症候群　72, 98
コンコーダンス　159
昏睡　68
コンプライアンス　159
コンプレックス　7
昏迷　75
昏蒙　68

さ

災害　37

罪業妄想　71
再認　72
催眠療法　123
作業療法　164
　――時の看護　164
作業療法士　181
作為体験　76
錯語　76
錯視　70
錯触　70
錯聴　70
させられ体験　76
錯覚　70
サリヴァン　48
三環系抗うつ薬　116
産出的症状　84
三次予防　11
三無主義　35

し

自我　6, 7
自我意識の障害　75
視覚失調　78
視覚失認　77
視覚性注意障害　78
自我同一性　21, 22
　――の確立　24
　――の障害　154
色彩失認　77
視空間失認　77
自己一致　58
思考　70
　――の障害　70
思考吸入　76
思考制止　71
持効性注射剤　115
思考奪取　71, 76
思考伝播　76
思考途絶　71
思考抑制　71
自己決定　136
自己効力感　136
自己弛緩法　123
自己像の変化　26
仕事と生活の調和　35
仕事依存症　35
自己同一性の障害　154
自己放任　28
自殺　2, 171
　――の予防　171
自殺総合対策大綱　226
自殺対策基本法　226
支持的精神療法　120
支持的なかかわり　162

自主性 対 罪悪感　18
思春期　21
思春期危機　23
思春期妄想症　22
思春期やせ症　23
自傷　153
自傷行為　23
自傷他害　140
ジスキネジア　118, 160
ジストニア　118, 160
施設症　168
持続性妄想性障害　86
私宅監置　202, 209
失外套症候群　78
失語　76
失行　77
失書　77
失読　77
失認　77
疾病及び関連保健問題の国際統計分類　→国際疾病分類
指定病院　140, 214
児童虐待　31
児童虐待の防止等に関する法律　31
児童虐待防止法　31
児童精神科　184
自発的入院　138
私物の管理　169
自閉　152
自閉症　108
自閉症スペクトラム障害　19, 107, 157
自閉スペクトラム症　19, 107, 157
嗜眠　68
社会化　16
社会恐怖　100
社会生活技能訓練　122, 164
―― 時の看護　164
社会的入院　167
―― 患者の数　206
社会復帰の促進　211
社交恐怖　100
社交不安障害　23
ジャパン-コーマ-スケール　69
ジャメヴュ　72
修正型電気痙攣療法　118
集団精神療法　119
重点施策実施5か年計画　206
習癖　18
従来型抗精神病薬　115
就労支援　187
就労定着支援　223

シュナイダーの一級症状　70, 76, 85
守秘義務　137
受容　58
昇華　8
障害　165
障害支援区分　222
障害者基本計画　223
障害者基本法　212, 223
障害者虐待の防止, 障害者の養護者に対する支援等に関する法律　224
障害者虐待防止法　224
障害者権利条約　223, 224
障害者雇用　187
障害者差別解消法　223
障害者自立支援法　212, 220
障害者総合支援法　212, 220, 221
―― による福祉サービス　221
障害者の権利に関する条約　223, 224
障害者の定義　223
――, 障害者総合支援法における　221
障害者の日常生活及び社会生活を総合的に支援するための法律　212, 220, 221
障害者プラン　166, 205
障害調整生命年　2
障害を理由とする差別の解消の推進に関する法律　223
状況的危機　10
衝撃　11
症状　62, 68
―― の自己管理　62
症状群　76
症状精神病　93
状態像　68, 76
情緒不安定性パーソナリティ障害境界型　106
常同行為　75
常同思考　71
小動物幻視　98
小児自閉症　108
承認　11
消耗期の看護　175
処遇　134, 216
―― の基準　134
職業リハビリテーション　124
職場におけるメンタルヘルスケア　36
職場復帰支援　187

ショック体験　11
ジョブコーチ　187
初老期うつ病　156
自律訓練法　123
自立支援医療制度　222
自立生活援助　223
自律性 対 恥と疑惑　17
心気障害　102
心気妄想　71
神経症性障害　100
神経心理学的症状　76
神経性過食症　23, 105
神経性大食症　23, 105
神経性無食欲症　23, 104
進行麻痺　92
信書　141
新障害者基本計画　206
新障害者プラン　206
心神耗弱　218
心身症　109
心神喪失　218
心神喪失者等医療観察法　218
心神喪失等の状態で重大な他害行為を行った者の医療及び観察等に関する法律　218
人生周期　13
真性てんかん　93
振戦せん妄　98
身体化障害　102
身体的拘束　144, 217
―― 時の看護　145
―― で発生する問題　172
―― の要件　145
身体表現性障害　101
身体療法　114
心的外傷後ストレス障害　102
―― の治療　104
心的複合体　7
親密性 対 孤独　24
信頼関係の構築　48
信頼される態度　50
信頼 対 不信　15
心理-社会的モラトリアム　22
心理的拘束　146
心理テスト　79

錐体外路症状　118, 160
睡眠障害　105
睡眠薬　99, 117
―― の依存・乱用　99
スキゾフレニア　198
スキンシップ　16
鈴木-ビネー知能検査　79

スチューデントアパシー
　　　　　　　　　　24, 35
スティグマ　3
　――の再生産・強化　53
ストレス　9
ストレス関連障害　102
ストレスコーピング　9
ストレス脆弱性モデル　9, 128
ストレス対処行動　9
ストレスチェック制度　36
ストレス反応　9
ストレッサー　9
ストレングス　64
ストレングスモデル　166

性格　6
　――の発達　6
性格テスト　79
生活習慣病　170
生活モデル　167
生活療法　203
生活臨床　203
生活歴　127
性器期　22
性機能不全　106
静座不能症　118, 160
脆弱性　9, 128
成熟期　25
生殖性　対　自己停滞　24
精神　1
　――の健康　1
　――の発達　12
精神医療審査会　135, 211, 214
精神医療の動向　42
精神運動発作　94
精神衛生　1
精神衛生鑑定医制度　211
精神衛生相談所　211
精神衛生法　202, 209
精神および行動の障害　41
精神科外来　183
精神科看護者の倫理綱領　51
精神科救急　174
精神科作業療法　124
精神科診断に用いられる検査
　　　　　　　　　　　79
精神科デイケア　114, 186
精神科特例　225
精神科ナイトケア　186
精神科認定看護師　183
精神科病院　113
　――における処遇　216
　――の設置義務　214

精神科病棟特有の看護　169
精神科訪問看護　189
精神科リハビリテーション
　　　　　　　　　123, 165
　――看護　167
精神看護　39
　――における観察　45
　――におけるコミュニケーション　57
　――の機能と役割　44
　――の対象　39, 40
精神看護専門看護師　183
成人期　23
精神救急医療の確保　214
精神作用物質　95
精神作用物質使用による精神および行動の障害　95
精神疾患　2, 40, 41
　――の患者数　41
精神疾患の分類・診断マニュアル　41
精神疾患を有する者の保護及びメンタルヘルスケアの改善のための諸原則　135, 200
精神障害　2, 40, 41, 81
精神障害者　39
　――の数　41
　――の定義　212
精神障害者アウトリーチ推進事業　191
精神障害者保健福祉手帳
　　　　　　　205, 212, 217
精神障害の診断と統計のためのマニュアル第5版　81
精神症状　68
精神状態像　68, 76
精神状態のアセスメント　129
精神性注視麻痺　78
精神遅滞　73, 107
精神通院医療　222
精神的安定をはかる援助　60
精神病院法　202, 209
精神病者監護法　202, 209
精神病者の解放　196
精神病者の私宅監置の実況及其統計的観察　202
精神病床　113
　――数　113
精神分析　198
　――的精神療法　120
精神分裂病　83, 198
精神保健　1
精神保健医療福祉の改革ビジョン　206

精神保健医療福祉の更なる改革に向けて　206
精神保健及び精神障害者福祉に関する法律　205, 211
精神保健ケアに関する法：基本10原則　2
精神保健指定医　134, 214
精神保健福祉士　181
精神保健福祉センター　213
精神保健福祉相談員　218
精神保健福祉普及運動　3
精神保健福祉法　205, 209, 212
　――守秘義務規定　137
精神保健法　205, 211
精神盲　77
精神力動論　4
精神療法　119, 162
　――時の看護　162
　――的管理　120
性の健康に関連する状態　82
性の本能　6
世界精神保健デー　201
世界メンタルヘルスデー　201
摂食障害　23, 104
絶望　27
セリエ　9
セルフケア　62, 128
　――状況のアセスメント
　　　　　　　　　　130
セルフケア能力　128
セルフケア不足　63
セルフケア要件　63
セルフケア理論　62, 127, 130
セルフネグレクト　28
セルフヘルプグループ　192
セロトニン　88, 116
セロトニン・ノルアドレナリン再取り込み阻害薬　90, 116
前意識　5
宣言的記憶　72
全健忘　72
全生活史健忘　72
前成人期　23
漸成発達　14
選択的セロトニン再取り込み阻害薬　90, 116
前頭側頭型の認知症　91
前頭葉白質切截術　199
全般発作　94
潜伏期　20
せん妄　69, 92
　――の治療　92

そ

躁うつ病　90
　──，クレペリンの　198
爽快気分　74
想起　72
双極性障害　87, 90
操作　61
躁状態　74, 151
　──の看護　151
相談支援　188
早発性認知症　83, 198
相貌失認　77
相馬事件　202
側頭葉てんかん　94
続発てんかん　93
素行障害　108
底つき体験　156
素質・ストレスモデル　84
措置入院　140, 211, 215

た

第一反抗期　16
退院後生活環境相談員　180
退院支援相談員　180
退院請求　211, 217
退院促進の支援　167
退院調整　179
退却神経症　24
退行　8
代償　8
対象なき知覚　70
対人操作(性)　61
耐性　95
第二次性徴　21
第二反抗期　21
大発作　94
代理行為　134, 147, 169
多飲症　161
多飲水　161
多重パーソナリティ障害　101
脱施設化　199
脱力発作　94
試し行為　153
短期記憶　72
男根期　18
炭酸リチウム　90, 117
　──による意識障害　118
断酒　96
断酒会　97
単純感覚発作　94
単純部分発作　94

ち

地域移行支援　189
地域活動支援センター　187
地域生活に向けた支援　65
地域相談支援　189
地域定着支援　189
地域で生活する患者の看護　182
地域包括ケアシステム　43
地域保健法　212
地域連携室　186
チーム医療　180
知覚　70
　──の障害　70
近目の接近　59
逐語記録　133
地誌見当識障害　77
チック　20
チック障害　108
知的障害　73, 107
知能　73
　──の障害　73
知能検査　79
知能指数　73, 79
遅発性ジスキネジア　118, 160
着衣失行　77
注意欠如・多動性障害(症)　20, 108, 157
中核症状　90
注察妄想　71
中毒　95
中年期危機　26
聴覚失認　77
長期記憶　72
長期入院　178
　──患者　167
超自我　6
治療的かかわり　54
鎮静薬の依存・乱用　99

つ

追跡妄想　71
通院医療費公費負担制度　211
通院患者の看護　183
通信　141, 216
通信・面会　141, 216
　──の制限　141
通報義務, 障害者虐待の　224
強み　64

て

デイケア　113, 186
定型抗精神病薬　115
抵抗, 治療過程における　163
デイサービス　113
デイナイトケア　186
デイホスピタル　113
適応　11
　──のかたより　12
適応障害　7, 104
適応状態　7
デジャヴュ　72
手続き的記憶　72
デポ剤　115
転移　60
てんかん　93
　──の治療　94
てんかん重積状態　94
転換症状　102
転換性障害　102
転換ヒステリー　102
電気痙攣療法　86, 90, 118, 199
癲狂院　196
転倒・転落　170
電話　142

と

同一化　8, 54
同一視　8
同一性危機　22
同一性混乱　22
同一性 対 同一性混乱　22
同一性の再混乱　26
同一性の出現　49
同意入院　202, 211
投影　8
投影法　80
同感　49
冬季うつ病　119
統合　27
統合失調型障害　86
統合失調感情障害　87
統合失調質パーソナリティ障害　106
統合失調症　82, 83, 198
　──の治療　86
　──の病型　85
　──の予後　85
統合 対 絶望　27
洞察　163
当事者　39
投射　8
道徳療法　197
逃避　8
遠目の接近　59
特定医師　135, 214
特定の恐怖症　100

特定病院　135
特発てんかん　93
閉じ込め症候群　78
ドパミン　84, 115
　── 仮説　84
ドメスティックバイオレンス
　　　　31
トラベルビー　49

な

内観療法　122
ナイトケア　114, 186
ナイトサービス　113
ナイトホスピタル　113

に

ニード　126
二次妄想　71, 150
二次予防　10
入院形態　139
入院治療，精神科の　113
乳幼児期　15
任意入院　139, 211, 215
人間対人間の関係　49
認知（行動）療法　90, 121, 163
　── 時の看護　163
認知症　28, 73, 90, 156
　── に伴う行動・心理症状
　　　　91
　── の治療　92
認知のゆがみ　121, 163

ね・の

ネグレクト　13
ノーマライゼーション　166
ノーマライゼーション7か年戦
　略　206
ノルアドレナリン　88, 116
ノルアドレナリン作動性・特異
　的セロトニン作動性抗うつ薬
　　　　116

は

パーキンソニズム　118, 160
パーキンソン病様症状
　　　　118, 160
パーソナリティ　154
パーソナリティ障害　154, 106
パーソナルリカバリー　64
バーンアウト　36
配偶者からの暴力の防止及び被
　害者の保護に関する法律　31
バウムテスト　80
破瓜型　84

曝露法　121
バザーリア　200
長谷川式認知症スケール　79
発達　12
　── の凸凹　158
発達課題　13
発達障害　18, 107, 157
　── の看護　157
　── のスクリーニング　18
　── の定義　219
発達障害者支援センター　220
発達障害者支援法　219
発達段階　13
発達的危機　10
発明妄想　71
パニック障害　100
パニック発作　74, 100
バリント症候群　78
反響言語　75
反響動作　75
反抗期　16, 21
反社会性パーソナリティ障害
　　　　106
ハンチントン病の認知症　91
反動形成　8

ひ

ビアーズ　199
被影響体験　76
被害妄想　71
光刺激療法　119
光療法　119
引きこもり　32
非器質性過眠症　105
非器質性睡眠障害　105
非器質性性機能不全　106
非器質性不眠症　105
非行　23
非自発的入院治療　113
非社会性パーソナリティ障害
　　　　106
微小妄想　71
ヒステリー性格　106
ピック病の認知症　91
非定型抗精神病薬　115
被毒妄想　71
ヒト免疫不全ウイルスによる認
　知症　91
否認　8, 30
ピネル　196
ヒポクラテス　195
ピュサン　196
病的な不安　74
広場恐怖　100

貧困妄想　71

ふ

不安　74, 147
　── の看護　147
不安性パーソナリティ障害
　　　　106
フィンク　11
フォーカスチャーティング
　　　　133
複雑部分発作　94
副作用　160
　──，抗精神病薬の　160
福祉ホーム　188
服薬　159
　── の援助　159
二人組精神病　87
不適応　20
不適応状態　7
不登校　33
部分健忘　72
部分発作　94
不眠症　105
フロイト　4, 198
ブロイラー　83, 198
ブローカ失語　77
プロセスレコード　56
文章完成テスト　79
分離不安　17

へ

平均在院日数　41
閉鎖処遇　139
　── の希望　141
閉鎖病棟　138
ベック　121
ペプロウ　54
ヘロイン　99
ベンゾジアゼピン系薬物　116
ベンダー-ゲシュタルト-テスト
　　　　81

ほ

防衛機制　7, 60
包括型地域生活支援　190
包括的暴力防止プログラム
　　　　149
防御的退行　11
方向づけ　54
訪問看護　112, 189
暴力　149
　── の看護　149
ボウルビー　15

保健師助産師看護師法における
　守秘義務規定　137
保護衣　145
保護室　143
保護者制度　216
保佐人　216
保持　72
ホスピタリズム　168

ま
マタニティブルーズ　25
まだら認知症　91
麻薬　99
　──の依存・乱用　99
麻薬及び向精神薬取締法　162
慢性期の看護　178

み
ミオクローヌス発作　94
未視感　72
水中毒　161
見捨てられ不安　153
ミッドライフクライシス　26
ミドルクライシス　26
ミネソタ多面人格目録　79

む
無為　152
無意識　5
無為・自閉　152
　──の看護　152
無動症　160
無動無言症　78

め
明識困難　68
命題的記憶　72
酩酊　97
命令自動症　75
メタンフェタミンの依存・乱用
　　99
滅裂思考　71
面会　141, 216
　──の制限　142
メンタルステータスイグザミ
　ネーション　129
メンタルヘルス　1, 2
メンタルヘルスアクションプラ
　ン 2013-2020　3
メンタルヘルス指針　36

も
妄想　71, 149
　──の看護　149
妄想型　84
妄想気分　72
妄想性パーソナリティ障害
　　106
妄想知覚　72, 85
妄想着想　72
もうろう状態　69
燃え尽き症候群　36
モラトリアム　22
モラトリアム症候群　22
モラルトリートメント　197
森田正馬　122
森田療法　122
モルヒネ　99

や
約束をまもる　51
薬物療法　158
　──時の看護　158
やせ症　104
矢田部-ギルフォード性格検査
　　79

ゆ
遊戯期　18
有機溶剤の依存・乱用　99
遊戯療法　123
ユング　25, 198

よ
幼児期初期　16
陽性症状　84
陽性転移　61
抑圧　7
抑うつ気分　74
抑うつ状態　151
　──の看護　151
抑制　7
抑制帯　145
吉本伊信　122
予防　10
四環系抗うつ薬　116

ら
ライシャワー事件　203, 211
ライフサイクル　13
ラポール　49
　──の形成　56

り
乱用　95

り
離院　172
リエゾン　182
リエゾン精神医学　182
リエゾン精神看護　182
リエゾンナース　182
リカバリー　11, 63, 166
力動的精神療法　120
離婚　29
離人感　76
離人症　76
離脱症状　155
　──への援助　156
リハビリテーション　166
リハビリテーション看護　167
リビドー　6
療育手帳制度　217
両価性　24, 61
リラクセーション法　123
リワーク支援　187
臨床心理士　181
臨床的リカバリー　64

れ
レクリエーション療法
　　124, 164
　──時の看護　164
レジリエンス　64
レジリエンスモデル　129
レディネス　17
レビー小体型認知症　91
レフ　84
連合弛緩　71, 83

ろ
労働者の心の健康の保持増進の
　ための指針　36
老年期　26
　──の自殺率　28
老年期うつ病　156
老年期精神障害　156
　──の看護　156
ロールシャッハ法　79
ロジャーズ　58
ロボトミー　199

わ
ワーカホリック　35
ワーク-ライフ-バランス　35
わが魂にあうまで　199